Kohlhammer

Die Herausgeberinnen

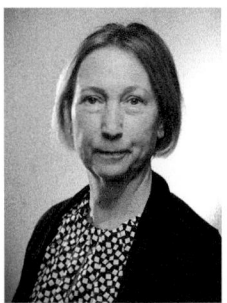

Prof. Dr. Anke Steckelberg, Gesundheits- und Krankenpflegerin, Professorin für Gesundheits- und Pflegewissenschaft an der Martin-Luther-Universität Halle-Wittenberg. Forschungsschwerpunkte: Evidenz-basierte Gesundheitsinformation, Informierte Entscheidung, Decision Coaching, kritische Gesundheitskompetenz.

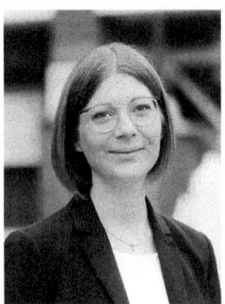

Prof. Dr. Birte Berger-Höger, Gesundheits- und Krankenpflegerin, Juniorprofessorin für Pflegewissenschaft am Institut für Public Health und Pflegeforschung der Universität Bremen. Forschungsschwerpunkt: Entwicklung, Evaluation und Implementierung von komplexen Interventionen zur Förderung der informierten Entscheidungsfindung zwischen Versorgungsgeber und -nehmer.

Anke Steckelberg/Birte Berger-Höger (Hrsg.)

Decision Coaching

Förderung von informierten Entscheidungen
durch Pflegefachpersonen

Verlag W. Kohlhammer

Dieses Werk einschließlich aller seiner Teile ist urheberrechtlich geschützt. Jede Verwendung außerhalb der engen Grenzen des Urheberrechts ist ohne Zustimmung des Verlags unzulässig und strafbar. Das gilt insbesondere für Vervielfältigungen, Übersetzungen, Mikroverfilmungen und für die Einspeicherung und Verarbeitung in elektronischen Systemen.

Die Wiedergabe von Warenbezeichnungen, Handelsnamen und sonstigen Kennzeichen in diesem Buch berechtigt nicht zu der Annahme, dass diese von jedermann frei benutzt werden dürfen. Vielmehr kann es sich auch dann um eingetragene Warenzeichen oder sonstige geschützte Kennzeichen handeln, wenn sie nicht eigens als solche gekennzeichnet sind.

Es konnten nicht alle Rechtsinhaber von Abbildungen ermittelt werden. Sollte dem Verlag gegenüber der Nachweis der Rechtsinhaberschaft geführt werden, wird das branchenübliche Honorar nachträglich gezahlt.

Dieses Werk enthält Hinweise/Links zu externen Websites Dritter, auf deren Inhalt der Verlag keinen Einfluss hat und die der Haftung der jeweiligen Seitenanbieter oder -betreiber unterliegen. Zum Zeitpunkt der Verlinkung wurden die externen Websites auf mögliche Rechtsverstöße überprüft und dabei keine Rechtsverletzung festgestellt. Ohne konkrete Hinweise auf eine solche Rechtsverletzung ist eine permanente inhaltliche Kontrolle der verlinkten Seiten nicht zumutbar. Sollten jedoch Rechtsverletzungen bekannt werden, werden die betroffenen externen Links soweit möglich unverzüglich entfernt.

1. Auflage 2025

Alle Rechte vorbehalten
© W. Kohlhammer GmbH, Stuttgart
Gesamtherstellung: W. Kohlhammer GmbH, Heßbrühlstraße 69, 70565 Stuttgart
produktsicherheit@kohlhammer.de

Print:
ISBN 978-3-17-043669-5

E-Book-Formate:
pdf: ISBN 978-3-17-043670-1
epub: ISBN 978-3-17-043671-8

Vorwort

Liebe Leser*innen,

wir freuen uns, Ihnen dieses Buch vorzustellen, das sich insbesondere an Pflegefachpersonen richtet, aber auch an Angehörige anderer Gesundheitsfachberufe. Es richtet sich an alle, die Menschen in ihrer Entscheidungsfindung durch ein Decision Coaching kompetent unterstützen möchten. Wir möchten mit den gewählten Beiträgen einen tieferen Einblick in die Theorie geben und gleichzeitig den Bogen in die Praxis schlagen.

Im ersten Kapitel (▶ Kap. 1) stellen Krystina B. Lewis und Dawn Stacey das Konzept des Decision Coachings vor. Decision Coaching zielt auf die Unterstützung von Entscheidungsprozessen und stärkt perspektivisch die Entscheidungsfähigkeit. Die Autorinnen führen in die Rolle der Decision Coaches ein und stellen Anwendungsbereiche des Konzeptes vor. Somit wird im ersten Kapitel schon der Bogen von der theoretischen Einführung zur praktischen Anwendung des Decision Coaching Konzepts gespannt.

Im zweiten Beitrag (▶ Kap. 2) gibt Gudrun Kemper einen Einblick in das Thema aus der Perspektive einer Brustkrebsaktivistin. Ihr jahrzehntelanges Engagement zeichnet die Entwicklung des Themas von den Anfängen bis heute nach. Sie hat die Entwicklung des Decision Coachings von den Anfängen an mit begleitet und mit einem Blick in die Zukunft beschreibt sie das Decision Coaching als »Säule«, die Patientinnen stärkt und ihnen hilft, ihre schweren Wege leichter zu bewältigen.

Das dritte Kapitel von Nicole Posch und Julia Lühnen (▶ Kap. 3) führt in das Thema »Evidenzbasierte Entscheidungshilfen« ein und stellt Qualitätskriterien vor. Die Autorinnen betonen, dass die Bewertung und Auswahl von Gesundheitsinformationen eine Schlüsselkompetenz darstellen. Die Fähigkeit, Informationen kritisch zu bewerten ist die Voraussetzung für informierte Entscheidungen. Die Autorinnen beleuchten abschließend den Einsatz von Entscheidungshilfen in der Praxis.

Simone Kienlin und Jürgen Kasper fokussieren im vierten Kapitel, »Decision Coaching Skills«, die Kernkompetenzen und Fertigkeiten der Decision Coaches (▶ Kap. 4). Die Autor*innen stellen heraus, dass Decision Coaching weit über einfache Beratung hinausgeht und ein tiefgehendes Verständnis für die Dynamiken von Entscheidungsprozessen verlangt. Abschließend wird auf den Einsatz von Entscheidungshilfen im Rahmen des Decision Coachings eingegangen.

Das fünfte Kapitel (▶ Kap. 5) behandelt das Thema »Patient*innenwerte und -präferenzen in gesundheitsbezogenen Entscheidungen«. Jana Kaden und Julia Lauberger stellen dabei zunächst die Relevanz heraus. Die Autorinnen machen deutlich, dass eine informierte Entscheidung im Gesundheitskontext nicht nur auf wissenschaftlichen Fakten und medizinischen Empfehlungen basiert, sondern auch auf den persönlichen Werten und Präferenzen der Patient*innen. Die Autorinnen führen dann auch in die Methoden ein, wie die Werte und Präferenzen erhoben werden können.

Isabel Hamm und Frank Vitinius geben im sechsten Kapitel (▶ Kap. 6) eine Übersicht über Gesprächsführungstechniken am Beispiel der präferenzsensitiven Entscheidung von Frauen mit einer *BRCA1/2*-Mutation. Beide betonen, dass eine respektvolle und gezielte Gesprächsführung für den Entscheidungsprozess essenziell ist. Sie erläutern, dass in diesem Kontext eine präferenzsensitive Kommunikation erforderlich ist, bei der die Patientinnen aktiv in den Entscheidungsprozess eingebunden werden.

Das siebte Kapitel fasst die Evidenz zur Wirksamkeit von Decision Coaching zusammen und gibt dabei auch einen Einblick in die Methoden der Evidenzsynthesen (▶ Kap. 7). Anne Christin Rahn und Sascha Köpke diskutieren die Implikationen der Ergebnisse für die Praxis und beleuchten Nutzen und mögliche Risiken.

Juliane Köberlein-Neu, Kerstin Leurs und Sara Söling stellen im achten Kapitel »Erfahrungen von Decision Coaches« (▶ Kap. 8) am Beispiel des Decision Coachings von gesunden Ratsuchenden mit BRCA1/2-Mutation vor. Die Frauen, die vor Entscheidungen wie der Wahl zwischen präventiven Operationen oder alternativen Überwachungsstrategien stehen, stellen die Decision Coaches vor vielseitige Herausforderungen. Die Autorinnen gehen in ihrem Beitrag dabei eindrücklich auf die mit der Rolle des Decision Coaches verbundenen Verantwortungen und Herausforderungen in der praktischen Umsetzung ein.

Im neunten Kapitel wird der Einsatz des Decision Coachings in der Onkologie adressiert (▶ Kap. 9). Birte Berger-Höger betont, dass Patient*innen in der Onkologie häufig vor schwierigen und lebensverändernden Entscheidungen stehen – sei es bei der Wahl von Behandlungsoptionen und der Abwägung von Risiken und Nebenwirkungen von Therapien oder bspw. der Entscheidung über die Teilnahme an klinischen Studien. In solchen Situationen ist es entscheidend, dass Patient*innen eine informierte, selbstbestimmte Entscheidung treffen können, die mit ihren persönlichen Werten und Lebenszielen übereinstimmt.

Der zehnte Beitrag (▶ Kap. 10) fokussiert die Erfahrungen von »Decision Coaching in der Pädiatrie«. Bonnie Wooten hat selbst langjährige Erfahrung in der Arbeit als Decision Coach und stellt in ihrem Beitrag heraus, dass Entscheidungsprozesse im Bereich der Pädiatrie oft besonders komplex und emotional sind, da sie nicht nur die betroffenen Kinder, sondern auch die Eltern in die Entscheidungsfindung einbeziehen. Die Familien müssen häufig nicht nur die medizinischen Fakten verstehen, sondern auch ihre Ängste, Wünsche und Werte in den Entscheidungsprozess einfließen lassen. Decision Coaching bietet hierfür eine unterstützende Struktur, die es ermöglicht, die verschiedenen Perspektiven und Bedürfnisse der Beteiligten zu berücksichtigen.

Einen weiteren Einblick in die Praxis stellt Jeanette Finderup im elften Kapitel vor (▶ Kap. 11). Die »Implementierung von Decision Coaching im Bereich der Nephrologie« in Dänemark gibt einen Einblick in die komplexen und oft lebensverändernden Entscheidungen von Patient*innen mit fortgeschrittener Niereninsuffizienz, die Entscheidungen zur Dialyseform Hämodialyse oder Peritonealdialyse treffen. Die Autorin berichtet abschließend, wie Decision Coaching nachhaltig in die Praxis eingeführt wurde.

Im zwölften Kapitel (▶ Kap. 12) stellen Anne Christin Rahn, Christoph Heesen und Sascha Köpke Praxiserfahrungen aus der Neurologie vor. Sie besprechen Entscheidungssituationen, die oft durch eine hohe Komplexität und Unsicherheit geprägt sind: Patient*innen müssen nicht nur medizinische Informationen verstehen, sondern auch mit der Tatsache umgehen, dass die Krankheitsverläufe häufig unvorhersehbar sind und es keine eindeutigen, »richtigen« Entscheidungen gibt. Die Autor*innen erläutern die speziellen Informationsbedarfe von Menschen mit neurologischen Erkrankungen, die oft neben der medizinischen Aufklärung auch emotionaler, sozialer und psychologischer Unterstützung bedürfen.

Abschließend zeichnet Rita Schmutzler in ihrem Ausblick (▶ Kap. 13 Ausblick) den Weg vom Paternalismus hin zu einer evidenzbasierten Versorgung, in der die bestmöglichen Chancen und Zugänge zur Versorgung realisiert werden. Sie stellt heraus, dass dieses Modell sich nur in interprofessioneller Teamarbeit mit Fokus auf einer wertschätzenden, motivierenden und partnerschaftlichen Kommunikation mit Bürger*innen realisieren lässt.

Inhalt

Vorwort			5
1	**Das Konzept von Decision Coaching**		**15**
	Krystina B. Lewis und Dawn Stacey		
	1.1	Einleitung	15
	1.2	*Was* ist Decision Coaching?	16
		1.2.1 Definition	16
		1.2.2 Kompetenzen für Decision Coaching	16
		1.2.3 Frameworks/Theorien/Konzeptionelle Modelle für Decision Coaching	17
	1.3	*Wer* kann Decision Coaching durchführen?	21
		1.3.1 Training für Decision Coaching	22
		1.3.2 Einbindung der Rolle des Decision Coaches in die klinische Praxis	23
	1.4	*Warum* sollen Menschen in Entscheidungsfindungen gecoacht werden?	23
	1.5	*Wie* funktioniert Decision Coaching?	24
	1.6	*Wo* kann Decision Coaching angeboten werden?	25
	1.7	Fazit	27
	1.8	Literatur	27
2	**Perspektive der Ratsuchenden**		**31**
	Gudrun Kemper und Anke Steckelberg		
	2.1	Interview	31
	2.2	Literatur	36
3	**Evidenzbasierte Entscheidungshilfen**		**37**
	Nicole Posch und Julia Lühnen		
	3.1	Einführung und Definitionen	37
		3.1.1 Die informierte Entscheidung	37
		3.1.2 Evidenzbasierte Gesundheitsinformationen und Entscheidungshilfen für Patient*innen	37
	3.2	Qualität von evidenzbasierten Gesundheitsinformationen und Entscheidungshilfen	38
		3.2.1 Nationale und internationale Qualitätskriterien	38

		3.2.2	Grundlegende Qualitätskriterien für evidenzbasierte Gesundheitsinformationen und Entscheidungshilfen...............	42
		3.2.3	Anwendung der Qualitätskriterien...................................	50
	3.3	Bewertung von Gesundheitsinformationen................................		51
		3.3.1	Qualitätssiegel im Internet...	51
		3.3.2	Instrumente zur Messung der Qualität von Gesundheitsinformationen...	51
		3.3.3	MAPPinfo (Mapping the Quality of Health Information).........	52
	3.4	Anwendung von evidenzbasierten Entscheidungshilfen für Patient*innen		55
	3.5	Literatur..		55
4	**Decision Coaching Skills**...			**60**
	Simone Kienlin und Jürgen Kasper			
	4.1	Vorbemerkungen...		60
	4.2	Coaching ist nicht-direktive Beratung..		60
	4.3	Unser Zugang zur Definition der Decision Coaching-Fertigkeiten		61
	4.4	Decision Coaching-Fertigkeiten entlang der Chronologie der Entscheidung..		62
		4.4.1	Schritt 1 – Problemdefinition: Warum muss eine Entscheidung getroffen werden...	62
		4.4.2	Schritt 2 – Schlüsselbotschaft: Warum sollte sich die Patientin oder der Patient am Treffen dieser Entscheidung beteiligen	63
		4.4.3	Schritt 3 – Alternativen: Die Vermittlung der Alternativen/ evidenzbasierte Gesundheitsinformation	65
		4.4.4	Schritt 4 – Abwägen: Die Erörterung von Präferenzen und Bedenken auf Seiten der Patient*innen...............................	66
		4.4.5	Schritt 5 – Entscheiden: Der Übergang zur Entscheidung........	67
		4.4.6	Schritt 6 – Wie geht es weiter?: Vereinbarungen nach der Entscheidung oder zum Abschluss des Coachings	68
	4.5	Nicht-chronologische Fertigkeiten im Gespräch		69
		4.5.1	Metakommunikation über die Art und Weise der Kommunikation...	69
		4.5.2	Die gegenseitige Sicherung des gegenseitigen Verständnisses.....	70
	4.6	Die Verwendung von Entscheidungshilfen für Patient*innen		71
	4.7	Diskussion...		72
	4.8	Literatur		74
5	**Patient*innenwerte und -präferenzen in gesundheitsbezogenen Entscheidungen**			**76**
	Jana Kaden und Julia Lauberger			
	5.1	Werte und Präferenzen in gesundheitsbezogenen Entscheidungssituationen..		76
	5.2	Werte und Präferenzen im Kontext von Shared Decision Making		77
	5.3	Der Einfluss von Werten und Präferenzen auf Entscheidungen		79

5.4		Erhebung von Werten und Präferenzen im Kontext wissenschaftlicher Studien	80
	5.4.1	Informationen aus wissenschaftlichen Studien in das Decision Coaching einbeziehen	80
	5.4.2	Vorgehen bei der Erhebung von Werten und Präferenzen von Personengruppen	80
5.5		Werte und Präferenzen in der Praxis: Weshalb ist Klarheit so wichtig? ...	81
	5.5.1	Klärung von Werten und Präferenzen	81
	5.5.2	Value Clarification – Methoden und Tools zur Klärung von Werten und Präferenzen	82
	5.5.3	Weitere Einflussfaktoren auf die Entscheidungsfindung im Zusammenhang mit persönlichen Werten und Präferenzen	87
	5.5.4	Abschließende Schritte im Coaching-Gespräch	88
5.6		Literatur	88

6 Gesprächsführungstechniken im Rahmen der präferenzsensitiven Entscheidung bei *BRCA1/2* Mutation... 91
Isabel Hamm und Frank Vitinius

6.1		Ausgangssituation der Beteiligten	91
	6.1.1	Ausgangssituation Ratsuchende	91
	6.1.2	Ausgangssituation Decision Coach	92
6.2		Grundlagen der Gesprächsführung	93
	6.2.1	Vertrauensbildende Maßnahmen	93
	6.2.2	Gesprächsrahmen	94
6.3		Gesprächsführungstechniken	97
	6.3.1	Aktives Zuhören	97
	6.3.2	Ratsuchenden- versus Decision Coach-zentrierte Kommunikation	97
	6.3.3	Fragetypen	98
	6.3.4	Teach Back	98
	6.3.5	Spiegeln (Mirroring)	99
6.4		Literatur	100

7 Wirksamkeit: Nutzen und Schaden von Decision Coaching 101
Anne Christin Rahn und Sascha Köpke

7.1		Hintergrund	101
	7.1.1	Entscheidungsunterstützende Interventionen	101
	7.1.2	Decision Coaching	101
	7.1.3	Relevante Ergebnisparameter	102
	7.1.4	Kombinations- und Vergleichsinterventionen	103
7.2		Methodik	103
7.3		Ergebnisse	105
7.4		Diskussion	107
7.5		Literatur	108

8	**Erfahrungen von Decision Coaches**		**110**
	Juliane Köberlein-Neu, Kerstin Leurs und Sara Söling		
	8.1	Einführung	110
	8.2	Hintergrund	111
		8.2.1 Zusammenfassende Darstellung des Projekts EDCP-BRCA	111
		8.2.2 Erhebung und Auswertung von Erfahrungen der Decision Coaches im Projekt EDCP-BRCA	112
		8.2.3 Kontext der Decision Coaches	114
	8.3	Erfahrungen der Decision Coaches bei der Unterstützung von Frauen mit nachgewiesener *BRCA1/2*-Mutation	115
	8.4	Schlussbetrachtung	118
	8.5	Literatur	120
9	**Decision Coaching in der Onkologie**		**121**
	Birte Berger-Höger		
	9.1	Einleitung	121
	9.2	Entscheidungsfindung in der Onkologie	122
		9.2.1 Entscheidungen im Krankheitsverlauf	122
		9.2.2 Entscheidungsleitende Kriterien in der Onkologie	122
		9.2.3 Informationsbedarfe von onkologischen Patient*innen	123
	9.3	Modellprojekte in der Onkologie	124
		9.3.1 Beispiele aus der Praxis: Entscheidungscoaching für Frauen mit duktalem Carcinoma in situ und für Frauen mit *BRCA1/2*-Mutation	124
		9.3.2 Decision Coaching für Frauen mit einem duktalen Carcinoma in situ	124
	9.4	Ausblick	128
	9.5	Literatur	129
10	**Decision Coaching in der Pädiatrie**		**132**
	Bonnie Wooten		
	10.1	Implementation von Decision Coaching im Bereich der Pädiatrie	132
		10.1.1 Fragestellung	132
		10.1.2 Hintergrund	132
	10.2	Ziele	134
	10.3	Methoden	134
		10.3.1 Bedarfsanalyse	134
		10.3.2 Stichprobe und Datenerhebung	135
		10.3.3 Analyse	135
		10.3.4 Stärken und Limitationen der Bedarfserhebung	137
	10.4	Planung/Transformation	137
	10.5	Bewertung des Erfolgs und Identifikation von Barrieren	139
		10.5.1 Quantitative- retrospektive Analyse von Entscheidungsergebnissen	139
	10.6	Diskussion	141

	10.7	Schlussfolgerungen	144
	10.8	Weitere Informationsquellen	144
	10.9	Danksagung	145
	10.10	Literatur	145

11 Implementierung von Decision Coaching im Bereich der Nephrologie ... 147
Jeanette Finderup

	11.1	Einführung	147
	11.2	Wahl der Dialyseform	147
	11.3	Die Entwicklung der Intervention	148
	11.4	Die Intervention »Shared Decision Making und Dialyseauswahl«	150
		11.4.1 Der erste Schritt – Gespräch über die Wahlmöglichkeiten	153
		11.4.2 Der zweite Schritt – Gespräch über die Optionen	154
		11.4.3 Der dritte Schritt – Entscheidungsgespräch	154
	11.5	Evaluierung der Intervention	154
		11.5.1 Qualitative Evaluierung	155
		11.5.2 Quantitative Evaluierung	155
		11.5.3 Follow-up Evaluierung	156
	11.6	Implementierung der Intervention	156
		11.6.1 Verbreitung in einem neuen Krankenhaus	157
		11.6.2 Monitoring der Implementierung	157
	11.7	Beteiligung der Patient*innen und Kliniker*innen in der Forschung	158
	11.8	Zusammenfassung	159
	11.9	Literatur	159

12 Decision Coaching in der Neurologie ... 161
Anne Christin Rahn, Christoph Heesen und Sascha Köpke

	12.1	Einleitung Gesundheitsentscheidungen in der Neurologie	161
	12.2	Informationsbedarfe von Menschen mit neurologischen Erkrankungen	163
		12.2.1 Informationsbedarfe von Menschen mit Multipler Sklerose	163
		12.2.2 Informationsbedarfe von Menschen mit einem Schlaganfall	164
		12.2.3 Informationsbedarfe von Menschen mit Morbus Parkinson	165
		12.2.4 Vielfache Unterstützungsbedarfe und der Beitrag des Decision Coachings	165
	12.3	Decision Coaching Ansätze in der Neurologie	166
		12.3.1 SHARE TO CARE	166
		12.3.2 Decision Coaching für Menschen mit Multipler Sklerose	166
		12.3.3 Decision Coaching zur medikamentösen Rezidivprävention bei Schlaganfall	167
		12.3.4 Decision Coaching zu weiteren neurologischen Indikationen	168
	12.4	Fazit	168
	12.5	Literatur	169

| 13 | Ausblick | 172 |

Rita Schmutzler

| | 13.1 | Literatur | 174 |

Nachwort 175

Die Autor*innen 176

Stichwortverzeichnis 179

1 Das Konzept von Decision Coaching

Krystina B. Lewis und Dawn Stacey[1]

1.1 Einleitung

Die Einbeziehung der Patient*innen in Gesundheitsentscheidungen steht weltweit im Vordergrund der Gesundheitssysteme, wobei ein Schwerpunkt auf der Umsetzung der gemeinsamen Entscheidungsfindung liegt (National Institute for Health and Care Excellence Guidelines, 2021; Davison et al., 2022; Steffensen, 2022). Die gemeinsame Entscheidungsfindung (Shared Decision Making, SDM) ist ein Prozess, bei dem Patient*innen und ihr(e) Ärzt*innen zusammenarbeiten, um Gesundheitsentscheidungen zu treffen. Shared Decision Making stützt sich auf die besten verfügbaren Erkenntnisse über die Erkrankung, die Optionen, einschließlich Nutzen und Schaden, und die von den Patient*innen geäußerten Präferenzen (Coulter & Collins, 2011; Makoul & Clayman, 2006). Es hat sich gezeigt, dass Shared Decision Making die Behandlungsergebnisse und Erfahrungen der Patient*innen verbessert, die Wahrnehmung des Gesundheitspersonals verbessert und die Gesundheitskosten optimiert (Légaré et al., 2018; Légaré et al., 2014). Gesundheitsentscheidungen können jedoch komplex sein und für Einzelne eine Herausforderung darstellen, da viele unsicher sind, was die beste Wahl für ihre Situation ist oder gar wie sie überhaupt zu einer Entscheidung kommen können. Um die Einbeziehung der Patient*innen in Shared Decision Making zu ermöglichen, können Maßnahmen wie Decision Coaching und Entscheidungshilfen für Patient*innen eingesetzt werden (Stacey et al., 2017). 2018 hat der Sachverständigenrat zur Begutachtung der Entwicklung im Gesundheitswesen ausdrücklich Decision Coaching empfohlen, um eine angemessene Inanspruchnahme von Gesundheitsleistungen sicherzustellen (Advisory Council on the Assessment of Developments in the Health Care System, 2018).

Decision Coaching ist eine nicht-direktive Unterstützung durch eine Gesundheitsfachperson, um Patient*innen darauf vorzubereiten, sich aktiv an Gesundheitsentscheidungen zu beteiligen (Jull et al., 2021; Zhao et al., 2022). Decision Coaches können Entscheidungshilfen einsetzen, die die Entscheidung explizit machen, Informationen über Optionen und deren mögliche Folgen liefern und den Patient*innen helfen, ihre Erwartungen an die Folgen der Optionen zu klären (Rahn et al., 2021). Durch Decision Coaching können die von Patient*innen wahrgenommenen Barrieren für die Teilnahme am Shared Decision Making überwunden werden, indem Informationen erläutert werden, Präferenzen geklärt und kommuniziert werden und ihnen dabei geholfen wird, im Prozess der Entscheidungsfindung voranzukommen (Joseph-Williams et al., 2014).

Das Ziel dieses Kapitels ist Decision Coaching als eine Maßnahme zur Entscheidungsunterstützung vorzustellen, indem fünf Schlüsselfragen beantwortet werden: Was ist

---

[1] Aus dem Englischen übersetzt von Birte Berger-Höger und Anke Steckelberg.

Decision Coaching? Wer kann Decision Coaching durchführen? Warum sollen Menschen in Entscheidungsfindungen gecoacht werden? Wie funktioniert Decision Coaching? Wo kann Decision Coaching durchgeführt werden? Die in diesem Kapitel vorgestellten Inhalte werden von den Autor*innen in den nachfolgenden Kapiteln weiter vertieft. Im gesamten Kapitel verwenden wir den Begriff »Patient*innen«, der für Kinder oder Erwachsene steht, die allein oder zusammen mit einer wichtigen Bezugsperson (z. B. einem Familienmitglied) vor einer Entscheidung im Bereich der Gesundheitsfürsorge stehen und ein Decision Coaching erhalten können.

1.2 *Was* ist Decision Coaching?

1.2.1 Definition

Decision Coaching wird von einer ausgebildeten Gesundheitsfachperson angeboten, die nicht-direktive Unterstützung leistet, um Patient*innen bei der Vorbereitung einer Gesundheitsentscheidung zu helfen und um eine informierte Entscheidung zu erzielen, die auf evidenzbasierten Erkenntnissen und im Einklang mit den Präferenzen der Patient*innen ist (Jull et al., 2021; Rahn et al., 2021; Stacey et al., 2008). Es ist ein Prozess, in den mindestens zwei Personen involviert sind: der Decision Coach (Gesundheitsfachperson) und die ratsuchende Person, die vor der Gesundheitsentscheidung steht. In der Regel bereitet der Decision Coach die Person auf das Behandlungsgespräch vor, in dem die eigentliche Entscheidung mit der Ärztin oder dem Arzt getroffen wird. Non-direktive Unterstützung bedeutet, dass Decision Coaches weder eine Option gegenüber einer anderen bevorzugen oder empfehlen, noch eine Entscheidung für die Ratsuchenden treffen. Vielmehr passt der Decision Coach die Unterstützung an die individuellen Bedarfe der Patient*innen an. Zu den veränderbaren Entscheidungsbedarfen gehören Entscheidungskonflikte (Unsicherheit über die beste Vorgehensweise), mangelndes Wissen, unklare Werte hinsichtlich der Auswirkungen der Optionen sowie der Mangel an Unterstützung und Ressourcen (Hoefel et al., 2020). Um die Entscheidungsbedarfe zu adressieren, können Decision Coaches die Patient*innen mit zusätzlichen evidenzbasierten Informationen versorgen, wie z. B. Entscheidungshilfen in Papierform oder Online-Tools, die allein oder in einer Konsultation mit dem Behandlungsteam genutzt werden können (Jull et al., 2021; Rahn et al., 2021; Stacey et al., 2017). Gegen Ende des Decision Coachings kann der Decision Coach gemeinsam mit der Patientin oder dem Patienten deren Wertvorstellungen zu den Auswirkungen der Optionen reflektieren und ermitteln, welche Option die Patientin oder der Patient bevorzugt.

1.2.2 Kompetenzen für Decision Coaching

Kompetenzen sind der Kernsatz von Wissen, Fähigkeiten, Einstellungen und Verhaltensweisen, die erforderlich sind, um bestimmte Rollen effektiv auszuüben (College of Nurses of Ontario, 2023). Gesundheitsfachpersonen, von denen erwartet wird, dass sie Patient*innen schulen, evidenzbasierte Informationen diskutieren oder Menschen in ihre Gesundheitsversorgung einbeziehen, sind in der Lage, auch Decision Coaching anzubieten (Joseph-Williams et al., 2014; Politi et al., 2013). Obwohl diese Tätigkeiten durchaus in den Aufgabenbereich der Pflegepraxis fallen, kann Decision Coaching auch von anderen Gesundheitsfachpersonen (z. B. Genetikberater*innen, Sozialarbeiter*innen, Psycholog*innen) durchgeführt werden.

Gemäß der International Patient Decision Aids Standards (IPDAS) Collaboration (Rahn et al., 2021), gehört es zu den Kompetenzen des Decision Coaches:

- Patient*innen dabei zu helfen, evidenzbasierte Informationen für eine spezifische Entscheidung zu verstehen und anzuwenden,
- Wertvorstellungen der Patient*innen in Bezug auf die Auswirkungen der Optionen und ihre bevorzugte Option zu klären,
- Patient*innen zu ermutigen, ihre Wertvorstellungen und Präferenzen anderen mitzuteilen (Familien, Ärzt*innen),
- eine Beziehung zur Patientin oder zum Patienten aufzubauen,
- die Entscheidungsbedarfe der Patient*innen (z. B. die Akzeptanz des Gesundheitszustands zu erleichtern, das Verständnis über die Optionen einzuschätzen und Faktoren zu ermitteln, die die Umsetzung der gewählten Option beeinflussen können) zu berücksichtigen, und
- ihnen dabei zu helfen, Fragen für das ärztliche Beratungsgespräch vorzubereiten oder sie zu unterstützen, das Beratungsgespräch im Nachgang zusammenzufassen.

Decision Coaching endet nicht mit der Entscheidung selbst; es soll die Patientin oder den Patienten auch bei der Umsetzung der bevorzugten Wahl unterstützen. Dies kann eine kontinuierliche Beratung, die Beseitigung von Barrieren, die die Implementierung der gewählten Option behindern, die Koordinierung mit Gesundheitsfachpersonen und den Zugang zu geeigneten Ressourcen einschließen. Pflegefachpersonen können sich auf diese Kompetenzen als Ausgangspunkt beziehen, um besser verstehen zu können, was für ein effektives Decision Coaching erforderlich ist, und/oder um die Kenntnisse und Fähigkeiten zu ermitteln, die sie dafür entwickeln müssen.

1.2.3 Frameworks/Theorien/Konzeptionelle Modelle für Decision Coaching

Drei theoretische Frameworks, Theorien und konzeptionelle Modelle beziehen die Rolle des Decision Coachs explizit ein (▶ Tab. 1.2). Sie gehen davon aus, dass Patient*innen, die durch ein Decision Coaching unterstützt werden, eher in der Lage sind, informierte und wertebasierte Entscheidungen zu treffen. In chronologischer Reihenfolge der Entwicklung, gehört dazu das Ottawa Decision Support Framework (O'Connor et al., 1998; Stacey et al., 2020) (▶ Tab. 1.1), das Framework für Decision Coach-vermitteltes Shared Decision Making, welches das Ottawa Decision Support Framework einbezieht (Stacey et al., 2008) (▶ Abb. 1.1), und das Interprofessional Shared Decision Making Model (Légaré et al., 2011) (▶ Abb. 1.2). Das Ottawa Decision Support Framework wird am häufigsten für die Entwicklung von Decision Coaching Interventionen benutzt (Jull et al., 2021).

Andere Frameworks, Theorien und Modelle, die nicht explizit die Rolle des Decision Coaches einbeziehen, werden ebenfalls für die Entwicklung von Decison Coaching Interventionen angewendet. Dazu gehören das Situation-Choices-Objectives-People-Evaluation-Decisions (SCOPED) Framework (Belkora et al., 2008; Belkora et al., 2013; Bozic et al., 2013) sowie die sechs Schritte des Shared Decision Making wie von Kasper et al. vorgeschlagen (Kasper et al., 2012) und ein unter demselben Namen kürzlich veröffentlichtes Modell, das speziell auf die Harmonisierung von SDM-Theorie, Messung und Interventionen abzielt (Clayman et al., 2023). Decision Coaching wird auch von der International Patient Decision Aids Standards (IPDAS) Collaboration als eine wertvolle Maßnahme angesehen, um Patient*innen im Umgang mit Entscheidungshilfen und in den Entscheidungsfindungsprozessen zu unterstützen (Joseph-Williams et al., 2013; Rahn et al., 2021).

1 Das Konzept von Decision Coaching

Tab. 1.1: Das Ottawa Decision Support Framework (ODSF) (O'Connor et al., 1998; Stacey et al., 2020)
Quelle: Nachdruck mit Genehmigung von der Ottawa Patient Decision Aid Research Group.
Copyright © 2020 Ottawa Patient Decision Aid Research Group, Ottawa, Ontario, Kanada.

Entscheidungsbedarf	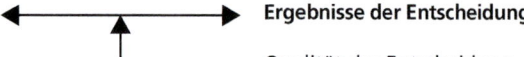	Ergebnisse der Entscheidungsfindung
• Schwierige Entscheidungsart/ schwieriges Timing • Nicht-rezeptive (unempfängliche) Entscheidungsphase • Entscheidungskonflikt (Unsicherheit) • Unzureichendes Wissen & unrealistische Erwartungen • Unklare Werte • Unzureichende Unterstützung und Ressourcen* • Persönliche und klinische Bedarfe 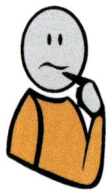		Qualität der Entscheidung • Informiert • Wertebasiert Qualität des Entscheidungsprozesses • Reduzierter Entscheidungsbedarf Auswirkungen • Umsetzung/Fortführung der gewählten Option • Angemessene Inanspruchnahme und Kosten von Gesundheitsdienstleistungen 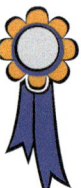

Entscheidungsunterstützung
Aufbau einer Beziehung und Erleichterung der interaktiven Kommunikation

- Entscheidung klären & zur Teilnahme einladen
- Einschätzen des Entscheidungsbedarfs
- Adressierung der Unterstützungsbedarfe bei der Entscheidungsfindung angepasst an die individuellen Bedarfe:
  – Unterstützung der Aufnahmefähigkeit für Informationen/Beratung
  – Bereitstellung von Informationen/Wahrscheinlichkeiten für patient*innenrelevante Ergebnisparameter (Nutzen und Schaden) und Überprüfung des Verständnisses
  – Klärung der persönlichen Werte: Welche Optionsmerkmale sind ausschlaggebend
  – Besprechung der Rollen im Entscheidungsprozess
  – Unterstützung des Abwägungsprozesses und Aktivierung von Ressourcen
  – Überwachung der Unterstützungsbedarfe bei der Entscheidungsfindung und/oder Erleichterung des Fortschritts in den Phasen der Entscheidungsfindung

Klinische Beratung	Entscheidungshilfen	Entscheidungs-Coaching
		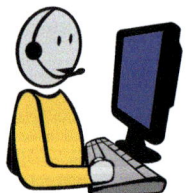

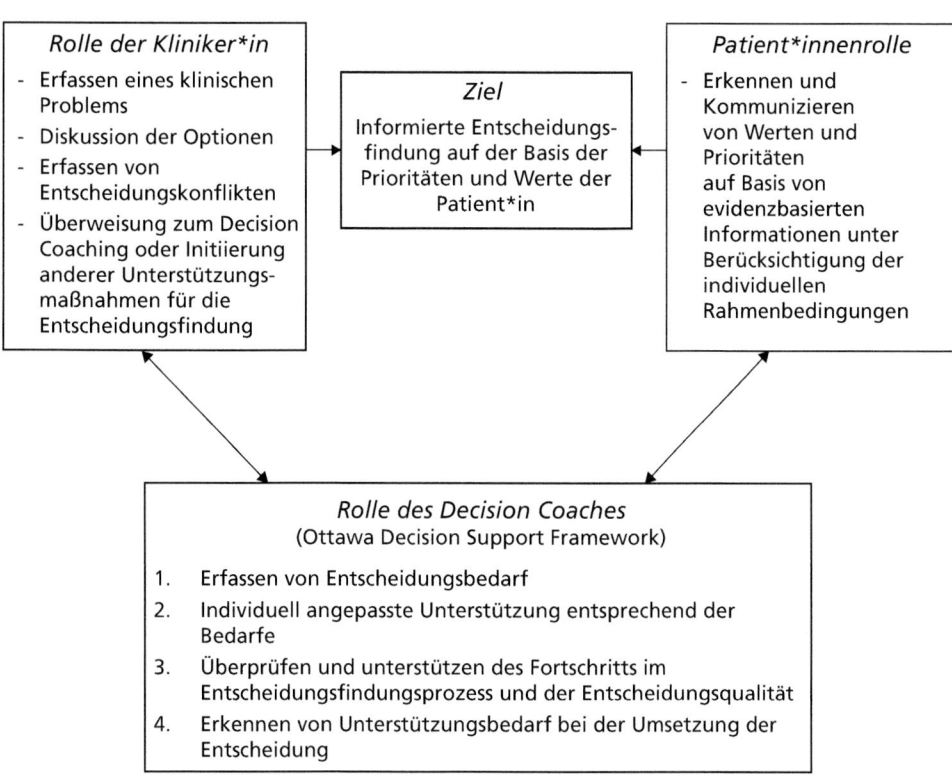

Abb. 1.1: Das Framework für Decision Coach-vermitteltes Shared Decision Making (Stacey et al., 2008) Quelle: Nachdruck mit Genehmigung von der Ottawa Patient Decision Aid Research Group. Copyright © 2020 Ottawa Patient Decision Aid Research Group, Ottawa, Ontario, Kanada.

1 Das Konzept von Decision Coaching

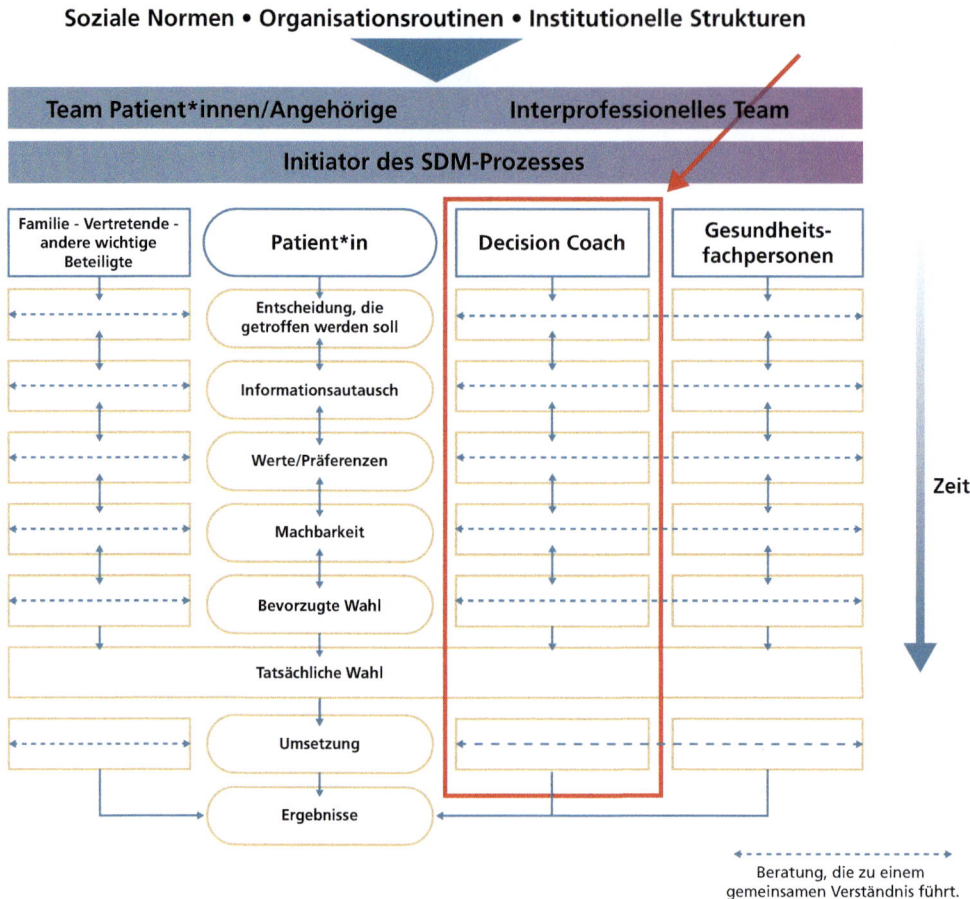

Abb. 1.2: Das Interprofessional Shared Decision-Making Model (Légaré et al., 2011) Quelle: Nachdruck mit Genehmigung von der Ottawa Patient Decision Aid Research Group. Copyright © 2010 Ottawa Patient Decision Aid Research Group, Ottawa, Ontario, Kanada.

Tab. 1.2: Decision Coaching in Frameworks, Theorien und konzeptuellen Modellen

Author, Jahr, Land	Decision Coaching Modell/Framework	Grundlegende Prinzipien im Zusammenhang mit Decision Coachings
O'Connor (1998) Stacey (2020), Kanada	Ottawa Decision Support Framework	Entscheidungsunterstützende Maßnahmen, einschließlich Decision Coaching, werden eingesetzt, um auf die Entscheidungsbedarfe der Patient*innen einzugehen und die Qualität des Entscheidungsprozesses und der Entscheidung zu verbessern. Dies kann sich positiv auf die Umsetzung der gewählten Option und die Inanspruchnahme von Gesundheitsleistungen auswirken.

Tab. 1.2: Decision Coaching in Frameworks, Theorien und konzeptuellen Modellen – Fortsetzung

Author, Jahr, Land	Decision Coaching Modell/Framework	Grundlegende Prinzipien im Zusammenhang mit Decision Coachings
Stacey (2008), Kanada	Framework for Decision Coach vermitteltes Shared Decision Making	Decision Coaching ist eine entscheidungsunterstützende Maßnahme zur Verbesserung der Qualität von Entscheidungen und des Entscheidungsprozesses. Der Decision Coach unterstützt sowohl die Patient*innen als auch die Ärzt*innen dabei, das gemeinsame Ziel einer informierten Entscheidungsfindung auf der Basis der Prioritäten und Werte der Patient*innen zu erreichen.
Légaré (2011), Kanada	Interprofessional Shared Decision-Making Model	Angestrebt wird ein integrierter und kohärenter Ansatz zur gemeinsamen Entscheidungsfindung, um gemeinsame patient*innenorientierte Ziele zu erreichen. Die Patientin bzw. der Patient steht im Mittelpunkt des Modells und ist ein eigenständiges und aktives Mitglied des interprofessionellen Teams. Das interprofessionelle Team übernimmt dabei zwei zentrale Rollen: Initiierung des Shared Decision Making-Prozesses und das Decision Coaching.

1.3 *Wer* kann Decision Coaching durchführen?

Das Decision Coaching kann von jeder geschulten Gesundheitsfachperson in Echtzeit persönlich, telefonisch oder virtuell durchgeführt werden. Im Gegensatz dazu wird eine automatisierte Unterstützung wie eine interaktive Sprachantwort nicht als Decision Coaching angesehen. Aufgrund des häufigen Kontakts mit Patient*innen sind Pflegefachpersonen gut als Decision Coaches geeignet. Andere Gesundheitsfachpersonen, die nicht-direktives Decision Coaching durchgeführt haben, sind Hebammen, Apotheker*innen, Genetikberater*innen, Gesundheitspädagog*innen, Psycholog*innen und Sozialarbeiter*innen. Kürzlich wurde von Zisman-Iliani & Byrne (2023) vorgeschlagen, dass Gesundheitshelfer*innen (z. B. Peer-Support-Mitarbeitende, Laienhelfer*innen im Gesundheitswesen) in psychiatrischen Diensten ebenfalls Decision Coaching anbieten können, als Teil einer Lösung, um den Zwang in der psychiatrischen Versorgung zu verringern, und in Anerkennung ihres Fachwissens über die Erfahrungen, die sie beim Zugang zu psychiatrischen Diensten und in der Genesung machen. Decision Coaches können Mitglieder des interprofessionellen Behandlungsteams sein oder sie können unabhängig von diesem von einem spezialisierten Dienstleister zur Unterstützung der Entscheidungsfindung gestellt werden, der unabhängig vom Gesundheitsteam ist (Woolf et al., 2005). Teil eines interprofessionellen Teams zu sein, hat den Vorteil, dass die Gesundheitsfachperson in der Rolle des Decision Coaches in der Regel über die für die Entscheidung relevante klinische Expertise verfügt. Es ist jedoch nicht erforderlich, dass der Decision Coach über die für die Entscheidung relevanten klinischen Fachkenntnisse verfügt, da das Hauptziel darin besteht, die Patient*innen auf die Diskussion mit ihren Ärzt*innen bzgl. der Entscheidung vorzubereiten und den Entscheidungsfindungsprozess zu unterstützen (Jull et al., 2021; Stacey et al., 2013).

1.3.1 Training für Decision Coaching

Das Training für Decision Coaching beinhaltet die Erweiterung des Wissens und der Fähigkeiten, um Patient*innen darauf vorzubereiten, ihre Optionen mit ihrer Ärztin oder ihrem Arzt zu besprechen. Wenn die Gesundheitsfachpersonen ihr Wissen und ihre Fähigkeiten in Decision Coaching vor kurzem weiterentwickelt haben, sind sie eher in der Lage das Decision Coaching in der klinischen Praxis umzusetzen (Zhao et al., 2022). Leider wird Decision Coaching in der Regel nicht in der primärqualifizierenden Pflegeausbildung oder in anderen Ausbildungscurricula für Gesundheitsfachberufe gelehrt, die auf die Berufszulassung vorbereiten. Die erforderlichen Kenntnisse und Fähigkeiten müssen daher im Rahmen von Fort- und Weiterbildungsprogrammen erworben werden (Stacey et al., 2009; Stacey et al., 2006). Dazu gibt es einige effektive Tools und Strategien zur Verbesserung des Wissens und der Fähigkeiten in Decision Coaching.

Das Ottawa Decision Support Tutorial ist ein theoriebasiertes, frei zugängliches englischsprachiges Online-Schulungsprogramm (https://decisionaid.ohri.ca/ODST). Die Lernziele fokussieren darauf, den Teilnehmenden dabei zu helfen, ihr Wissen im Bereich der Entscheidungsunterstützung so zu erweitern, dass sie in der Lage sind, Entscheidungstypen zu identifizieren, Entscheidungskonflikte zu erkennen und Instrumente zu nutzen, um Patient*innen auf die gemeinsame Entscheidungsfindung vorzubereiten. In einer randomisierten kontrollierten Studie hatten examinierte Pflegefachpersonen, die dieses Tutorial absolvierten, ihr Wissen über Entscheidungsunterstützung im Vergleich zu Pflegefachpersonen, die es nicht absolvierten, verbessert (Stacey et al., 2006). Nachfolgende Studien haben ebenfalls gezeigt, dass das Ottawa Decision Support Tutorial die Kenntnisse eines breiten Spektrums von Kliniker*innen und Studierenden der Krankenpflege verbessert hat (Boland et al., 2019; Murray et al., 2010; Stacey et al., 2008). Der Inhalt des Tutorials wurde mit der Aktualisierung des Ottawa Decision Support Frameworks zum 20-jährigen Jubiläum überarbeitet (Stacey et al., 2020).

In persönlichen Decision Coaching Workshops können die Gesundheitsfachpersonen ihre Fähigkeiten für das Decision Coaching ausbauen. Die Workshops nutzen Rollenspiele und interaktive Lernaktivitäten wie die Integration von Best-Practice Beispielen für qualitativ hochwertiges Decision Coaching (z. B. Live, Videos). Frühere Untersuchungen, auch randomisierte kontrollierte Studien, haben gezeigt, dass sich die Fähigkeiten zum Decision Coaching durch edukative Maßnahmen im Vergleich zu Kontrollinterventionen oder im Vorher-Nachher Vergleich verbessert haben (Murray et al., 2010; Stacey et al., 2006; Stacey et al., 2008). Dieser Workshop verwendet den Ottawa Personal Decision Guide als strukturierten Ansatz für die Vermittlung von Decision Coaching.

Skripte, Protokolle oder Werkzeuge wie der Ottawa Personal Decision Guide (https://decisionaid.ohri.ca/docs/das/OPDG.pdf, Zugriff am 03.12.2024) können helfen, den Coaching-Prozess zu steuern und die Art und Weise, wie er durchgeführt wird, zu standardisieren. Der Ottawa Personal Decision Guide wurde ins Deutsche übersetzt (https://www.gesundheitsinformation.de/zum-ausfuellen-eine-entscheidungshilfe.html, Zugriff am 03.12.2024) und für das Coaching von zwei Personen angepasst (z. B., Elternteil und Kind) (https://decisionaid.ohri.ca/docs/das/OPDGx2.pdf, Zugriff am 03.12.2024). Diese Tools werden sowohl für Schulungen als auch für die Arbeit in den klinischen Praxen angewendet. Eine Pilotstudie zum Decision Coaching in Verbindung mit dem Ottawa Personal Decision Guide für Kinder und Familien, die über die Insulinverabreichung entscheiden, hat gezeigt, dass es möglich ist, für Erwachsene konzipierte wirksame Maßnahmen zur Entscheidungsunterstützung an den pädiatrischen Kontext anzupassen (Feenstra et al., 2015). Eine Folgestudie nahm sogar Kinder im Alter von sechs Jahren auf, die zunächst ihre Werte und Präferenzen in Bezug auf die Optionen der Insulinverabreichung mitteilten, was ein Schlüsselelement war, um Machtgefälle im Entscheidungsprozess zu mildern (Feenstra et al., 2015; Lawson et al., 2020).

Das Decision Support Analysis Tool ist ein Instrument zur Messung der Qualität des angebotenen Decision Coachings und wurde als Instrument zur Beobachtung durch Dritte während der Trainingsworkshops eingesetzt, um den Decision Coaches Feedback zu geben (Decision Support Analysis Tool, 2008; Guimond et al., 2003; Stacey et al., 2008). Frühere Studien haben gezeigt, dass dieses Instrument am besten für den Einsatz in einer Trainingsumgebung geeignet ist (Butow et al., 2010).

1.3.2 Einbindung der Rolle des Decision Coaches in die klinische Praxis

Es gibt einige Möglichkeiten, die Rolle des Decision Coaches in den Prozess der evidenzbasierten medizinischen Entscheidungsfindung einzubeziehen. Nach der Diagnose können Patient*innen von einem Decision Coach angesprochen werden, um die Optionen für das Entscheidungsgespräch mit der Ärztin oder dem Arzt vorzubereiten. Bei diesem Ansatz ist der Decision Coach eine Ergänzung zur ärztlichen Konsultation und bereitet die Patientin oder den Patienten auf die Entscheidungsfindung vor.

Ein zweiter Ansatz ist ein teambasiertes Modell mit einer Gesundheitsfachperson des interprofessionellen Teams, die als Decision Coach agiert und bei einer Besprechung zwischen Patient*in/Familie und Ärzt*innen teilnimmt (Légaré et al., 2011).

Bei einem dritten Ansatz berät der Decision Coach das Team für Patient*innen mit Entscheidungskonflikten. Das Team kann z. B. einen Decision Coach beauftragen, der sich unabhängig vom direkten Betreuungsumfeld mit der Patientin oder dem Patienten trifft. Die Vorteile dieses Ansatzes beinhalten die Neutralität des Decision Coaches und die höhere Qualität des Coachings, da ihm die nötige Zeit für das Coaching zur Verfügung steht. Dieses letzte Modell wurde in ein pädiatrisches Programm für Patient*innen und Familien, die vor medizinischen oder chirurgischen Entscheidungen stehen, erfolgreich integriert (Kregel et al., 2023; Wooten & Campbell, 2021).

1.4 *Warum* sollen Menschen in Entscheidungsfindungen gecoacht werden?

Patient*innen profitieren von formalisierter Unterstützung in ihrer Gesundheitsversorgung (Shay & Lafata, 2015). Decision Coaches tragen zu einer Umgebung bei, in der Patient*innen sich mit ihrer Gesundheit befassen können und in der sie bei informierten Entscheidungen unterstützt werden, die mit ihren Wertvorstellungen, Präferenzen und Behandlungszielen übereinstimmen. Gesundheitsfachpersonen, die Patient*innen ein nicht-direktives Decision Coaching bei Gesundheitsentscheidungen anbieten, werden wahrscheinlich keinen Schaden anrichten und zu gewissem Nutzen führen. Tatsächlich ergab eine systematische Auswertung von 28 randomisierten kontrollierten Studien, dass Decision Coaching mit oder ohne andere evidenzbasierte Interventionen das Wissen der Patient*innen verbessert (Jull et al., 2021). Einzelne Studien über Decision Coaching berichteten, dass die Patient*innen größeres Selbstvertrauen, Zufriedenheit bei der Entscheidung, weniger Ängste, besseres Verständnis für die persönlichen Bedürfnisse, mehr Vertrauen, bessere Beziehungen zu den Fachkräften und positive Auswirkungen auf die Gesundheit berichten. Die Patient*innen bereuten ihre Entscheidung nicht und hatten auch keine anderen Beeinträchtigungen durch das Decision Coaching. Auch wenn der Einsatz von Decision Coaching in der Regel durch eine bestimmte Entscheidung ermöglicht wird, können die von Patient*innen bei der Erstentscheidung erworbenen Fähigkeiten bei späteren Gesundheitsentscheidungen angewendet werden, ob für sich oder für andere wichtige Personen in ihrem Leben.

Es gibt nur wenige Studien, die die Vorteile von Decision Coaching für die Coaches oder Ärzt*innen betrachten. Eine Studie berichtet, dass spezialisierte onkologische Pflegefachpersonen, die Decision Coaching für Frauen mit Brustkrebs angeboten hatten, positive Erfahrungen machten (Berger-Höger et al., 2019). Sie erkannten, dass Frauen, die ein Decision Coaching erhielten, ein besseres Wissen über ihre Krankheit und ihre Behandlungsmöglichkeiten erlangten.

1.5 *Wie* funktioniert Decision Coaching?

Es ist wenig darüber bekannt, wann, in welcher Intensität und für wen ein Decision Coaching erforderlich oder wünschenswert ist, wenn es allein oder in Kombination mit Entscheidungshilfen angeboten wird. Einige Studien zeigen, dass Decision Coaching für manche Menschen hilfreich ist, jedoch für andere weniger hilfreich. In einer randomisierten kontrollierten Studie über eine Entscheidungshilfe mit Decision Coaching für Patient*innen in Kanada, die eine Operation zum Ersatz eines implantierbaren Kardioverter-Defibrillators in Erwägung zogen, wurde die Akzeptanz des von der Pflegekraft geleiteten Decision Coachings von den Teilnehmenden unterschiedlich bewertet. Dies deutet darauf hin, dass diese Komponente möglicherweise nicht von allen Patient*innen benötigt wurde (Lewis et al., 2021). Eine andere Studie, in der ein auf die Bedürfnisse der Patient*innen zugeschnittenes Decision Coaching untersucht wurde, zeigte, dass Erwachsene mit fortgeschrittener Nierenerkrankung in Dänemark im Durchschnitt zwei Sitzungen für das Decision Coaching benötigten (zwischen 1 und 4 Sitzungen) (Finderup et al., 2020). Der Grund für mehrere Decision Coachings könnte darin liegen, dass die Patient*innen überlegten, mit einer lebenslangen Behandlung zu beginnen.

Ein internationales Team führte einen Realist Review durch, um zu beschreiben, wie und unter welchen Umständen Decision Coaching für Patient*innen, die gesundheitliche Entscheidungen treffen müssen, wirkt (Zhao et al., 2022). Die Ergebnisse deuten darauf hin, dass das Decision Coaching im Rahmen eines triadischen Beziehungsprozesses zwischen den Patient*innen, dem Decision Coach und den Ärzt*innen stattfindet, wobei die entsprechenden Überlegungen vor, während oder nach dem Decision Coaching berücksichtigt werden können. Patient*innen, Ärzt*innen und Decision Coaches tragen unabhängig voneinander und gemeinsam dazu bei, dass das Decision Coaching auf die folgenden Weisen funktioniert:

a) Decision Coaches erwerben Wissen und Fähigkeiten.
b) Decision Coaches, Patient*innen und Ärzt*innen setzen sich für die Einbeziehung der Patient*innen in die Entscheidungsfindung ein.
c) Patient*innen sind bereit, sich dem Decision Coach anzuvertrauen und merken, dass ihre Entscheidungsbedarfe erkannt werden, dass sie Wissen erwerben und Unterstützung erhalten.
d) Patient*innen und Decision Coaches tauschen Informationen aus und teilen ein gemeinsames Verständnis für die Werte der Patientin oder des Patienten.
e) Decision Coaches setzen sich dafür ein, dass die Patient*innen in die Entscheidungsfindung einbezogen werden und dass sie dabei unterstützt werden.
f) Patient*innen bekommen Unterstützung und Zeit, um die Optionen zu überdenken.
g) Decision Coaches haben Zugang zu Ressourcen und Unterstützung durch die Leitung.

Diese Ergebnisse haben unser Verständnis von Decision Coaching erweitert und beschreiben, wie sich Decision Coaching von anderen evidenzbasierten Interventionen zur Entscheidungsunterstützung, wie z. B. Entscheidungshilfen für Patient*innen und Beratungen, unterscheidet.

1.6 *Wo* kann Decision Coaching angeboten werden?

In der Gesundheitsversorgung kann Decision Coaching sinnvollerweise dort angeboten werden, wo Kinder und Erwachsene vor schwierigen Gesundheitsentscheidungen stehen. Studien zum Decision Coaching haben sich auf Entscheidungen im Bereich Screening und Behandlung konzentriert. Zu den Screening-Entscheidungen gehören Krebsvorsorgeuntersuchungen und Gentests. Beispiele für Behandlungsentscheidungen umfassen fortgeschrittene Nierenerkrankungen, (z. B. Peritoneal- oder Hämodialyse zu Hause oder im Krankenhaus), Herz-Kreislauf-Erkrankungen (z. B. implantierbare Kardioverter-Defibrillatoren, Arrhythmien), Krebserkrankungen (z. B. Prostatakrebs, Brustkrebs), Diabetes mellitus Typ 1 und 2 (z. B. wegen eins neuen Medikaments, Insulinverabreichung), psychische Gesundheit (z. B. Depression, bipolare Störung) und Geburtshilfe (z. B. Ort für die Geburt, Art der Entbindung). Diese Entscheidungen werden in verschiedenen Settings getroffen, z. B. ambulant in Praxen oder Kliniken, in Spezialprogrammen, bei der Visite am Krankenbett oder in der Gemeinde. Das Decision Coaching wurde auch eingesetzt, um Patient*innen und ihre Betreuenden bei der Entscheidungsfindung für das Lebensende zu unterstützen (Dionne-Odom et al., 2022; Green et al., 2018).

Benachteiligte Gruppen und Minderheiten profitieren mehr von einer Unterstützung bei der Entscheidungsfindung (Durand et al., 2014). Je nach ihren spezifischen Bedürfnissen können besondere Überlegungen und Anpassungen erforderlich sein. So wurden z. B. in Kanada Anstrengungen unternommen, um durch einen kulturell sensiblen und kollaborativen Ansatz die Einbeziehung in informierte und wertebasierte Gesundheitsentscheidungen zu ermöglichen. Die einzigartigen kulturellen, historischen und sozialen Kontexte der indigenen Völker haben Einfluss auf die Gesundheit und die damit verbundenen Entscheidungen, die neben indigenen Weltanschauungen, traditionellen Heilpraktiken und ganzheitlichen Ansätzen für Gesundheit und Wohlbefinden berücksichtigt werden müssen. In einer qualitativen Studie über die Wahrnehmungen von urbanen indigenen Frauen mit rheumatoider Arthritis in Kanada bzgl. der gemeinsamen Entscheidungsfindung, wurde Decision Coaching als eine nützliche Strategie identifiziert (Umaefulam et al., 2022). In dieser Studie schlugen die Frauen vor, dass entweder eine Pflegekraft, ein Älterer oder ein bekanntes Familienmitglied die Rolle übernimmt. In einer anderen Studie haben Jull et al. (2015) den Ottawa Personal Decision Guide kulturell angepasst und getestet, um die Entscheidungsfindung indigener Frauen in Kanada zu unterstützen. Dies beinhaltete eine positive Umformulierung aller Items sowie weitere Anpassungen, bezogen auf die Sprache, das Format und Layout, um den Zugang zu erleichtern und den Bedürfnissen der Frauen bei der Entscheidungsfindung besser gerecht zu werden. Die Frauen betrachteten den Ottawa Personal Decision Guide als einen Gesprächsleitfaden, der von einem qualifizierten Decision Coach genutzt werden sollte, und beschrieben den Decision Coach als unverzichtbar für ihre Entscheidungsfindungsprozesse. Eine Teilnehmerin sagte: »Sie reden gerne. So machen sie ihre Entscheidungen« (Jull et al., 2015).

Bei der Implementierung von Decision Coaching in Gesundheitsprogramme oder Krankenhäuser müssen Kultur, Zugang zu den Trainingsprogrammen und Zugang zu anderen Maßnahmen zur Entscheidungsunterstützung, wie z. B. Entscheidungshilfen für Patient*innen, bedacht werden. Zhao et al. (2022) betonten die Notwendigkeit, organisatorische Aspekte zu untersuchen, die die Umsetzung von Decision Coaching in der klinischen Praxis erleichtern oder behindern könnten. Frühere Untersuchungen haben gezeigt, dass in Dänemark die Umsetzung eines krankenhausweiten Programms zur Unterstützung der Patientenbeteiligung an der Entscheidungsfindung mit der Einführung einer patientenzentrierten Versorgungskultur begonnen wurde (Steffensen et al., 2023). Ein weiterer wichtiger Faktor ist die Schulung von Angehörigen der Gesundheitsfachberufe in Decision Coaching und im erweiterten Sinne Shared Decision Making (Feenstra et al., 2015; Stolz-Klingenberg et al., 2022).

Letztendlich müssen die Angehörigen der Gesundheitsfachberufe dabei unterstützt werden, das Decision Coaching einzubeziehen, indem andere Maßnahmen zur Entscheidungsunterstützung zugänglich gemacht werden. Die Implementierung der gemeinsamen Entscheidungsfindung in einem großen Krankenhaus umfasste ein Decision Coaching und den Zugang zu relevanten Entscheidungshilfen für Patient*innen, die für die einzelnen klinischen Abteilungen entwickelt wurden (Danner et al., 2020; Stolz-Klingenberg et al., 2022; Stolz-Klingenberg et al., 2023).

Nichtsdestotrotz bestehen weiterhin Barrieren im organisatorischen Umfeld und im Gesundheitssystem, die den Grad der Integration und Nachhaltigkeit des Decision Coachings in der Praxis beeinträchtigen (Scholl et al., 2018). Weitere Arbeiten sind erforderlich, um die Faktoren zu ermitteln und zu verstehen, die die Implementierung von Decision Coaching Interventionen und die Kontexte, in denen es eingesetzt wird, beeinflussen; dies ist Gegenstand einer laufenden systematischen Übersichtsarbeit (Berger-Höger et al., 2023).

1.7 Fazit

In diesem Kapitel haben wir das Konzept von Decision Coaching vorgestellt, in dem wir die Fragen *Was, Wer, Warum, Wie* und *Wo* beantwortet haben. Decision Coaches, die Patient*innen für die Teilnahme an Gesundheitsentscheidungen vorbereiten, verbessern die Qualität von deren Entscheidungen. Decision Coaching kann von jeder geschulten Gesundheitsfachperson, einschließlich Pflegefachpersonen, in jedem Setting durchgeführt werden, in dem komplexe und schwierige Gesundheitsentscheidungen getroffen werden. Wenn Decision Coaching mit evidenzbasierten Gesundheitsinformationen kombiniert wird, verbessert sich das Wissen der Patient*innen. Es gibt evidenzbasierte Trainingsprogramme und Ressourcen, die Gesundheitsfachpersonen bei der Verbesserung ihrer Kompetenzen in Decision Coaching unterstützen, sowie mehrere erfolgreiche Beispielprojekte für die Umsetzung von Decision Coaching in den Gesundheitsprogrammen und -systemen.

1.8 Literatur

Advisory Council on the Assessment of Developments in the Health Care System (2018). *Needs-Based Regulation of the Health Care Provision Short - Summary of the Report.* Zugriff am 26.07.2023 unter https://www.svr-gesundheit.de/fileadmin/Gutachten/Gutachten_2018/Kurzfassung_engl_2018.pdf

Belkora, J. K., Loth, M. K., Chen, D. F. et al. (2008). *Monitoring the implementation of Consultation Planning, Recording, and Summarizing in a breast care center.* Patient Educ Couns, 73(3), 536-543. https://doi.org/10.1016/j.pec.2008.07.037

Belkora, J., Miller, M., Crawford, B. et al. (2013). *Evaluation of question-listing at the Cancer Support Community.* Transl Behav Med, 3(2), 162-171. https://doi.org/10.1007/s13142-012-0186-8

Berger-Höger, B., Lewis, K. B., Cherry, K., et al. (2023). *Determinants of practice for providing decision coaching to facilitate informed values-based decision-making: protocol for a mixed-methods systematic review.* BMJ Open. Nov 15;13(11):e071478. https://doi.org/10.1136/bmjopen-2022-071478. PMID: 37968011; PMCID: PMC10660977.

Berger-Höger, B., Liethmann, K., Muhlhauser, I. et al. (2019). *Nurse-led coaching of shared decision-making for women with ductal carcinoma in situ in breast care centers: A cluster randomized controlled trial.* Int J Nurs Stud, 93, 141-152. https://doi.org/10.1016/j.ijnurstu.2019.01.013

Boland, L., Légaré, F., Carley, M. et al. (2019). *Evaluation of a shared decision making educational program: The Ottawa Decision Support Tutorial.* Patient Educ Couns, 102(2), 324-331. https://doi.org/10.1016/j.pec.2018.09.008

Bozic, K. J., Belkora, J., Chan, V. et al. (2013). *Shared decision making in patients with osteoarthritis of the hip and knee: results of a randomized controlled tria*l. J Bone Joint Surg Am, 95 (18), 1633-1639. https://doi.org/10.2106/JBJS.M.00004

Butow, P., Juraskova, I., Chang, S. et al. (2010). *Shared decision making coding systems: how do they compare in the oncology context?* Patient Educ Couns, 78(2), 261-268. https://doi.org/10.1016/j.pec.2009.06.009

College of Nurses of Ontario. (2023). *Entry-to-practice competencies for registered nurses.* Toronto, Canada. Zugriff am 26.07.2023 unter https://www.cno.org/globalassets/docs/reg/41037-entry-to-practice-competencies-2020.pdf

Clayman, M. L., Scheibler, F., Ruffer, J. U. et al. (2023). *The Six Steps of SDM: linking theory to practice, measurement and implementation.* BMJ Evid Based Med. https://doi.org/10.1136/bmjebm-2023-112289

Coulter, A., & Collins, A. (2011). *Making Shared Decision-Making a Reality: No Decision About Me Without Me.* The King's Fund. Zugriff am 23.07.2023 unter https://www.kingsfund.org.uk/sites/default/files/Making-shared-decision-making-a-reality-paper-Angela-Coulter-Alf-Collins-July-2011_0.pdf

Danner, M., Geiger, F., Wehkamp, K. et al. (2020). *Making shared decision-making (SDM) a reality: protocol of a large-scale long-term SDM implementation programme at a Northern German University Hospital.* BMJ Open, 10(10), e037575. https://doi.org/10.1136/bmjopen-2020-037575

US Preventive Services Task Force; Davidson, K. W., Mangione, C. M., Barry, M. J. et al. (2022). *Collaboration and Shared Decision-Making Between Patients and Clinicians in Preventive Health Care Decisions and US Preventive Services Task Force Recommendations.* JAMA, 327 (12), 1171-1176. https://doi.org/10.1001/jama.2022.3267

Decision Support Analysis Tool. (2008). Zugriff am 26.07.2023 unter https://decisionaid.ohri.ca/docs/develop/Tools/DSAT-10_English.pdf

Dionne-Odom, J. N., Wells, R. D., Guastaferro, K., et al. (2022). *An Early Palliative Care Telehealth Coaching Intervention to Enhance Advanced Cancer Family Caregivers' Decision Support Skills: The CASCADE Pilot Factorial Trial.* J Pain Symptom Manage, 63(1), 11-22. https://doi.org/10.1016/j.jpainsymman.2021.07.023

Durand, M. A., Carpenter, L., Dolan, H. et al. (2014). *Do interventions designed to support shared decision-making reduce health inequalities? A systematic review and meta-analysis.* PLoS One, 9(4), e94670. https://doi.org/10.1371/journal.pone.0094670

Feenstra, B., Lawson, M. L., Harrison, D. et al. (2015). *Decision coaching using the Ottawa family decision guide with parents and their children: a field testing study.* BMC Med Inform Decis Mak, 15(5). https://doi.org/10.1186/s12911-014-0126-2

Finderup, J., Lomborg, K., Jensen, J. D., & Stacey, D. (2020). *Choice of dialysis modality: patients' experiences and quality of decision after shared decision-making.* BMC Nephrol, 21(1), 330. https://doi.org/10.1186/s12882-020-01956-w

Green, M. J., Van Scoy. L. J., Foy, A. J. et al. (2018). *A Randomized Controlled Trial of Strategies to Improve Family Members' Preparedness for Surrogate Decision-Making.* Am J Hosp Palliat Care, 35 (6), 866-874. https://doi.org/10.1177/1049909117744554

Guimond, P., Bunn, H., O'Connor, A. M. et al. (2003). *Validation of a tool to assess health practitioners' decision support and communication skills.* Patient Educ Couns, 50(3), 235-245. https://doi.org/10.1016/s0738-3991(03)00043-0

Hoefel, L., O'Connor, A. M., Lewis, K. B. et al. (2020). *20th Anniversary Update of the Ottawa Decision Support Framework Part 1: A Systematic Review of the Decisional Needs of People Making Health or Social Decisions.* Med Decis Making, 40 (5), 555-581. https://doi.org/10.1177/0272989X20936209

Joseph-Williams, N., Elwyn, G., & Edwards, A. (2014). *Knowledge is not power for patients: a systematic review and thematic synthesis of patient-reported barriers and facilitators to shared decision making.* Patient Educ Couns, 94(3), 291-309. https://doi.org/10.1016/j.pec.2013.10.031

Joseph-Williams, N., Newcombe, R., Politi, M. et al. (2013). *Toward Minimum Standards for Certifying Patient Decision Aids: A Modified Delphi Consensus Process.* Med Decis Making, 34(6), 699-710. https://doi.org/10.1177/0272989X13501721

Jull, J., Köpke, S., Smith, M. et al. (2021). *Decision coaching for people making healthcare decisions.* Cochrane Database Syst Rev, 11, CD013385. https://doi.org/10.1002/14651858.CD013385.pub2

Kasper, J., Hoffmann, F., Heesen, C. et al. (2012). *MAPPIN'SDM–the multifocal approach to sharing in shared decision making.* PLoS One, 7(4), e34849. https://doi.org/10.1371/journal.pone.0034849

Kregel, M., Evans, N., Wooten, B. et al. (2023). *A Shared Decision-Making Process Utilizing a Decision Coach in Pediatric Epilepsy Surgery.* Pediatr Neurol, 143, 13-18. https://doi.org/10.1016/j.pediatrneurol.2023.02.012

Lawson, M. L., Shephard, A. L., Feenstra, B. et al. (2020). *Decision coaching using a patient decision aid for youth and parents considering insulin delivery methods for type 1 diabetes: a pre/post study.* BMC Pediatr, 20(1), 1. https://doi.org/10.1186/s12887-019-1898-4

Légaré, F., Adekpedjou, R., Stacey, D. et al. (2018). *Interventions for increasing the use of shared decision making by healthcare professionals.* Cochrane Database Syst Rev, 7, CD006732. https://doi.org/10.1002/14651858.CD006732.pub4

Légaré, F., Stacey, D., Gagnon, S. et al. (2011). *Validating a conceptual model for an inter-professional approach to shared decision making: a mixed methods study.* J Eval Clin Pract, 17(4), 554-564. https://doi.org/10.1111/j.1365-2753.2010.01515.x

Légaré, F., Stacey, D., Turcotte, S. et al. (2014). *Interventions for improving the adoption of shared decision making by healthcare professionals.* Cochrane Database Syst Rev, 9, CD006732. https://doi.org/10.1002/14651858.CD006732.pub3

Lewis, K. B., Birnie, D., Carroll, S. L. et al. (2021). *Decision Support for Implantable Cardioverter-Defibrillator Replacement: A Pilot Feasibility Randomized Controlled Trial.* J Cardiovasc Nurs, 36 (2), 143-150. https://doi.org/10.1097/JCN.0000000000000694

Makoul, G., & Clayman, M. L. (2006). *An integrative model of shared decision making in medical encounters.* Patient Educ Couns, 60(3), 301-312. https://doi.org/10.1016/j.pec.2005.06.010

Murray, M. A., Stacey, D., Wilson, K. G., & O'Connor, A. M. (2010). *Skills training to support patients considering place of end-of-life care: a randomized control trial.* J Palliat Care, 26(2), 112-121.

National Institute for Health and Care Excellence (2021). *Shared decision-making.* Zugriff am 26.07.2023 unter https://www.nice.org.uk/guidance/ng197/resources/shared-decision-making-pdf-66142087186885

O'Connor, A. M., Tugwell, P., Wells, G. A. et al. (1998). *A decision aid for women considering hormone therapy after menopause: decision support framework and evaluation.* Patient Educ Couns, 33(3), 267-279.

Politi, M. C., Dizon, D. S., Frosch, D. L. et al. (2013). *Importance of clarifying patients' desired role in shared decision making to match their level of engagement with their preferences.* BMJ, 347, f7066. https://doi.org/10.1136/bmj.f7066

Rahn, A. C., Jull, J., Boland, L. et al. (2021). *Guidance and/or Decision Coaching with Patient Decision Aids: Scoping Reviews to Inform the International Patient Decision Aid Standards (IPDAS).* Med Decis Making, 41(7), 938-953. https://doi.org/10.1177/0272989X21997330

Scholl, I., LaRussa, A., Hahlweg, P. et al. (2018). *Organizational- and system-level characteristics that influence implementation of shared decision-making and strategies to address them - a scoping review.* Implement Sci, 13(1), 40. https://doi.org/10.1186/s13012-018-0731-z

Shay, L. A., & Lafata, J. E. (2015). *Where is the evidence? A systematic review of shared decision making and patient outcomes.* Med Decis Making, 35(1), 114-131. https://doi.org/10.1177/0272989X14551638

Stacey, D., Chambers, S. K., Jacobsen, M. J., & Dunn, J. (2008). *Overcoming barriers to cancer-helpline professionals providing decision support for callers: an implementation study.* Oncol Nurs Forum, 35(6), 961-969. https://doi.org/10.1188/08.ONF.961-969

Stacey, D., Higuchi, K. A., Menard, P. et al. (2009). *Integrating patient decision support in an undergraduate nursing curriculum: an implementation project.* Int J Nurs Educ Scholarsh, 6(10). https://doi.org/10.2202/1548-923X.1741

Stacey, D., Kryworuchko, J., Belkora, J. et al. (2013). *Coaching and guidance with patient decision aids: A review of theoretical and empirical evidence.* BMC Med Inform Decis Mak, 13(2), S11. https://doi.org/10.1186/1472-6947-13-S2-S11

Stacey, D., Légaré, F., Boland, L. et al. (2020). *20th Anniversary Ottawa Decision Support Framework: Part 3 Overview of Systematic Reviews and Updated Framework.* Med Decis Making, 40(3), 379-398. https://doi.org/10.1177/0272989X20911870

Stacey, D., Légaré, F., Lewis, K. et al. (2017). *Decision aids for people facing health treatment or screening decisions.* Cochrane Database Syst Rev, 4, CD001431. https://doi.org/10.1002/14651858.CD001431.pub5

Stacey, D., Murray, M. A., Légaré, F. et al. (2008). *Decision coaching to support shared decision making: a framework, evidence, and implications for nursing practice, education, and policy.* Worldviews Evid Based Nurs, 5(1), 25-35. https://doi.org/10.1111/j.1741-6787.2007.00108.x

Stacey, D., O'Connor, A. M., Graham, I. D., & Pomey, M. P. (2006). *Randomized controlled trial of the effectiveness of an intervention to implement evidence-based patient decision support in a nursing call centre.* J Telemed Telecare, 12(8), 410-415. https://doi.org/10.1258/135763306779378663

Stacey, D., Taljaard, M., Drake, E. R., & O'Connor, A. M. (2008). *Audit and feedback using the brief Decision Support Analysis Tool (DSAT-10) to evaluate nurse-standardized patient encounters.* Patient Educ Couns, 73(3), 519-525. https://doi.org/10.1016/j.pec.2008.07.016

Steffensen, K. D. (2022). *Welcome to the »International Shared Decision Making Conference 2022«.* Z Evid Fortbild Qual Gesundhwes, 171(5). https://doi.org/10.1016/j.zefq.2022.05.010

Steffensen, K. D., Hansen, D. G., Espersen, K. et al. (2023). *»SDM:HOSP«- a generic model for hospital-based implementation of shared decision making.* PLoS One, 18(1), e0280547. https://doi.org/10.1371/journal.pone.0280547

Stolz-Klingenberg, C., Bünzen, C., Coors, M. et al. (2022). *Sustainability of large-scale implementation of shared decision making with the SHARE TO CARE program.* Front Neurol, 13, 1037447. https://doi.org/10.3389/fneur.2022.1037447

Stolz-Klingenberg, C., Bünzen, C., Coors, M. et al. (2023). *Comprehensive Implementation of Shared Decision Making in a Neuromedical Center Using the SHARE TO CARE Program.* Patient Prefer Adherence, 17, 131-139. https://doi.org/10.2147/PPA.S388432

Umaefulam, V., Fox, T. L., & Barnabe, C. (2022). *Decision Needs and Preferred Strategies for Shared Decision-Making in Rheumatoid Arthritis: Perspectives of Canadian Urban Indigenous Women.* Arthritis Care Res (Hoboken), 74(8), 1325-1331. https://doi.org/10.1002/acr.24579

Woolf, S. H., Chan, E. C., Harris, R. et al. (2005). *Promoting informed choice: transforming health care to dispense knowledge for decision making.* Ann Intern Med, 143(4), 293-300. https://doi.org/10.7326/0003-4819-143-4-200508160-00010

Wooten, B., & Campbell, C. (2021). *How a shared decision-making coach in pediatrics can boost patient confidence, satisfaction*. Canadian Nurse. Zugriff am 26.07.2023 unter https://community.cna-aiic.ca/dev-cn-en/blogs/cn-content/2021/06/07/how-a-shared-decision-making-coach-in-pediatrics-c

Zhao, J., Jull, J., Finderup, J. et al. (2022). *Understanding how and under what circumstances decision coaching works for people making healthcare decisions: a realist review*. BMC Med Inform Decis Mak, 22(1), 265. https://doi.org/10.1186/s12911-022-02007-0

2 Perspektive der Ratsuchenden

Gudrun Kemper und Anke Steckelberg

Dieser Beitrag basiert auf einem Interview mit Gudrun Kemper, welches Anfang 2024 geführt wurde. Die Aktivistin Gudrun Kemper schaut auf rund 20 Jahre Mitarbeit in Organisationen der Frauengesundheitsbewegung zurück. Hierzu zählten *Breast Cancer Action, Arbeitskreis Frauengesundheit in Medizin, Psychotherapie und Gesellschaft e. V.*, in dem sie u. a. Mitglied des Vorstands von 2008 bis 2014 war, *Netzwerk Frauengesundheit Berlin* u. a. Sie war Mitglied in Leitliniengremien und medizinischen Fachgesellschaften und ist Autorin themenbezogener Beiträge zur Brustkrebsversorgung in Fachbüchern und Fachzeitschriften. Gudrun Kemper arbeitet an einer wissenschaftlichen Bibliothek und lebt in Berlin.

2.1 Interview

Gudrun, wenn du mal zurückdenkst, was war der Zündfunke für Dich, für die Entscheidung, dich im Bereich Brustkrebsversorgung zu engagieren?
Der Zündfunke war damals mit Sicherheit diese Versorgungskatastrophe gewesen, anders kann ich es nicht bezeichnen. Also, dieses praktisch hilflos, in größter Not, vor den Türen der Medizin zu landen. Nicht zu wissen, was kann ich jetzt hier alles falsch machen? Mein Leben hängt davon ab. Ja, Leben und Tod, diese vollkommene Hilflosigkeit, das hat mich sehr nachhaltig auf diesen Pfad gebracht, wo ich immer gedacht habe, das kann nicht sein und es kann so nicht bleiben. Wenn ich zurückschaue, seitdem ich meine Diagnose erhalten habe, sind wieder mehr als eine Million Frauen in Deutschland neu erkrankt. Ich frage mich, wie können die Frauen das schaffen? Wobei es heute natürlich Verbesserungen gibt, aber zu der Zeit, als ich erkrankt bin, war die Situation desaströs. Es gab keine qualitätsgesichert arbeitenden Einrichtungen für die Diagnose von Brustkrebs, keine spezialisierten Brustzentren, es fehlten evidenzbasierte Informationsmaterialien und Breast Care Nurses, die niedrigschwellig für Fragen erreichbar sind und fachlich beraten und begleiten können. Das alles gab es nicht.

Du bist ja dann sehr schnell in die Rolle der Aktivistin gekommen, hast Dich für eine bessere Versorgung eingesetzt. War das erstmal als Einzelkämpferin oder gab es eine Vernetzung mit anderen Frauen?
Vor dem Hintergrund des Versorgungsnotstands, »Der Spiegel« titelte mit »Katstrophe für die Frauen« (Stockinger 2002), hatte bundesweit bereits eine Vernetzung mit anderen Selbsthilfegruppen stattgefunden. Ich bin dann inmitten dieser vielgestaltigen Selbsthilfebewegung gelandet, mit allen Problemen und Intransparenzen, die es damals gab. Da musste ich erst mal lernen, die Spreu vom Weizen zu trennen und zu schauen, wo kriege ich jetzt vielleicht eine unabhängige Information her? Weil die meisten Selbsthilfegruppen

und Informationsveranstaltungen ebenso wie übrigens auch die großen Krebskongresse von der Pharmaindustrie gesponsert wurden. Wo gibt es eine Gruppe, Organisationen, die unabhängig sind? Das war dann auch der ausschlaggebende Punkt, ein eigenes Projekt zu gründen, weil die industriellen Einflüsse durch die Finanzierungsnot von Selbsthilfegruppen gerade in diesem Feld Brustkrebs, wo sehr viel Geld verdient wird, sichtbar waren. Da ist es schwierig, unabhängige Beratung und Information zu finden. Das heißt, die Punkte, »Wo bekomme ich Informationen?«, »Wo bekomme ich Beratung?«, waren ganz zentrale Defizite.

Gab es noch weitere Punkte?
Die Qualität der medizinischen Leistungsanbieter war sehr intransparent. Ich denke, es ist selbst heute trotz der Zertifizierungen für Patientinnen immer noch nicht leicht, die richtige Behandlungseinrichtung auszuwählen, so dass sie sich darauf verlassen können, die bestmögliche medizinische Behandlung zu erhalten. Wobei das Label des zertifizierten Brustzentrums an sich, das heute etabliert ist, schon wegweisend ist und den erkrankten Frauen zumindest eine definierte Qualität schon anbieten kann. An der Zentrenbildung haben wir Frauen intensiv mitgearbeitet, damit nicht mehr jedes Krankenhaus ohne entsprechende Expertise und Infrastruktur die Frauen behandelt. Das war eine von den Forderungen: spezialisierte, an Bedarfen von Frauen orientierte Behandlungseinrichtungen. Das ist seitdem erreicht worden. Und dann eben bestimmte Qualitätsmerkmale innerhalb der Behandlungseinrichtungen. Stichwort Breast Care Nurses: eine niedrigschwelligere begleitende Beratung, mit informeller und psychosozialer Begleitung und praktischem Rat in den unterschiedlichen Entscheidungssituationen und Erkrankungsstadien. Also vielleicht nicht immer mit jeder Frage gleich den Arzt oder die Ärztin befragen, wo oftmals keine Zeit da ist, sondern mehr vorsortieren auf Augenhöhe und ein bisschen entspannter die vorhandenen Möglichkeiten mit einer Fachexpertin anzusprechen.

Es gab Vorbilder. Großbritannien hat das schon in den 1980er Jahren begonnen, diesen Weg, den Frauen eine Nurse zur Beratung an die Seite zu stellen. Das wurde dann aufgenommen in die sogenannten »Europäischen Anforderungen an spezialisierte Brustzentren«. Also eigentlich so ein Konzept, wo man gedacht hat, man entwickelt es auf europäischer Ebene für alle Länder in Europa mehr oder weniger gleichzeitig weiter, was ja ein sehr kluger Ansatz war. Wenn ich allerdings überlege, was heute draus geworden ist, 20 Jahre später, muss ich sagen, dass dieser rote Faden, den es gab, irgendwie wieder verloren gegangen ist. Aber die Idee, die 1999 in der europäischen Leitlinie für Brustzentren ausformuliert wurde, da war das eigentlich perfekt in Form gegossen worden für den Start damals. Und von daher war es leicht für uns, diese Anforderung aufzunehmen.

Kannst du das noch weiter illustrieren? 2008 hattest du zu diesen Aktivitäten, diese Ideen in Deutschland zu installieren, einen Vortrag auf dem Krebskongress gehalten. Welche Hürden waren da zu nehmen?
Das heißt, mit der Etablierung der Breast Care Nurses waren unsere damaligen Forderungen nicht erfüllt. Was hat noch gefehlt? Es ging darum, den Leistungsanbietern die Bedarfe von Frauen aufzuzeigen. Frauen wollen die Entscheidungen, die sie treffen müssen, verstehen. Zuvor waren verschiedene Workshops zum Thema Breast Care Nurse im Europäischen Parlament durchgeführt worden (Jöns, 2006). Expertinnen und Aktivistinnen aus verschiedenen europäischen Ländern haben dabei qualitative Ansätze des Einsatzes von Breast Care Nurses für Frauen erörtert. Eine Europapolitikerin, Karin Jöns, selbst Betroffene und Mitglied des Europäischen Parlaments, hatte dabei unter anderem die Ausbildung von Breast Care Nurses auf die Agenda gestellt. Bereits damals hat man sich Gedanken gemacht, bestimmte Lehrinhalte für Breast Care Nurses auf EU-Ebene festzuschreiben und Ausbildungsgänge qualitativ abzusichern. Zumindest für die EU-Ebene ist dieser Ansatz jedoch dann irgend-

wann leider wieder versandet. In Deutschland war diese Idee von den Patientinneninitiativen breit mitgetragen worden. Aber auch die damalige »Brustkrebsbewegung«, so wie sie in den USA zum Beispiel Anfang der 1990er Jahre im Schlepptau der AIDS-Bewegung entstanden war, existiert im Prinzip heute so nicht mehr. Die Selbsthilfebewegung hat sich durch Internet, Social Media und sich verändernde gesellschaftliche Rahmenbedingungen gewandelt. Heute können sich Frauen online in Foren oder beispielsweise Facebookgruppen austauschen. Da bin ich nicht ganz so auf dem Laufenden, diese Optionen sind unverbindlicher, zugleich auch intransparenter und frauengesundheitspolitische Forderungen fallen dabei unter den Tisch. Die Frage der informierten Entscheidungsfindung bleibt für die Patientin jedoch bis heute zentral.

Wir haben mit dem *Netzwerk Frauengesundheit Berlin* 2006 eine schriftliche Befragung zum Stand der stationären Brustkrebsversorgung in den Berliner Zentren zur Rolle der Breast Care Nurses durchgeführt (Netzwerk Frauengesundheit Berlin, 2006). Das heißt, wir haben hier in Berlin sämtliche Brustzentren über die AG Brustkrebs angeschrieben und einen Fragenkatalog vorgelegt: Wie viele Breast Care Nurses sind in den Zentren beschäftigt? Wie können die Patientinnen sie erreichen? Fast alle Behandlungseinrichtungen hatten sich damals beteiligt. Wir konnten zeigen, dass immer noch große Unterschiede in der Versorgungslandschaft bestehen. Das bedeutete, dass die Forderungen für die Verbesserung der stationären medizinischen Versorgung von Frauen mit Brustkrebs längst nicht erfüllt waren. Wir als Frauen wollten natürlich die Begleitung durch Breast Care Nurses, die wir bei den Fragen, die uns unter der Behandlung begleiten, direkt kontaktieren können.

Dieses Engagement adressierte jetzt insbesondere die strukturellen Aspekte, die gefordert waren. Die Idee, Breast Cancer Action ins Leben zu rufen, zielte dann insbesondere darauf, Informationen bereitzustellen?

Es war schwierig, vertiefende sowie industrieunabhängige Informationen zu erhalten. Selbst die heute verfügbaren Patientinnenleitlinien zu Brustkrebs sind verbesserungsfähig. Sie sind nicht entscheidungsorientiert und modular aufgebaut. Wir hatten die Berechtigung, vertiefende Informationen aus amerikanischen Initiativen zu nutzen, die dort ausgearbeitet worden waren von feministischen Frauen und Gesundheitsexpertinnen. Evidenzbasierung, Arbeit auf Basis von wissenschaftlich belegten Forschungsergebnissen war in unserer »Schwesterorganisation« Breast Cancer Action bereits Alltag (evidence-based vs. eminence-based medicine). Die Finanzierung der Arbeit vor dem Hintergrund von Interessenkonflikten, speziell Pharmageldern, haben wir abgelehnt. Also das war praktisch der Startpunkt. Informationsbereitstellung kam auch eigenständig von uns. Nehmen wir zum Beispiel Mammografie-Screening als den Einstieg ins Thema. Wie sieht die Datenlage da wirklich aus? Auch unabhängige Informationen zu neuen Medikamenten wurden immer wieder an uns herangetragen. Wir haben dazu, wieder jeweils mit Genehmigung, über Artikel aus dem unabhängigen arznei-telegramm berichtet. Frauen werden mit Werbung konfrontiert, heute speziell über Social Media, und müssen Entscheidungen treffen können – unabhängige Information ist essentiell.

Ihr habt das als Gruppe initiiert. Wie viel Frauen waren da eingebunden? Wie viele haben dieses Projekt gestemmt?

Im Kernteam für das *Breast Cancer Action Project* waren wir zunächst fünf Frauen. Wir haben uns mit verschiedenen Arbeitsgruppen vernetzt, beispielsweise mit der *AG Brustkrebs* im *Arbeitskreis Frauengesundheit*, wo wir zwischen zehn und 15 Frauen gewesen sind, auch einige der dort organisierten Frauenärztinnen haben uns aktiv unterstützt. Im Netzwerk Frauengesundheit Berlin haben wir ebenfalls eine Arbeitsgruppe gehabt, wo vielleicht auch etwa acht Frauen aktiv an dem Thema gearbeitet haben, die aus verschiedenen Fachdisziplinen kamen. Wir haben dort mit Medizinsoziologinnen, mit

Forscherinnen von der Charité, Ärztinnen aus dem Mammographie-Screening-Programm, mit Mitarbeiterinnen aus dem Senat von Berlin usw. zusammengearbeitet.

Welche Resonanz kam von Frauen, die auch von Brustkrebs betroffen waren zu diesen Aktivitäten?
Wir konnten anhand der Webstatistiken und an Umfragen, die wir online rausgegeben haben, sehen, dass das Interesse groß war. Wir hatten damals ein sehr gutes Ranking mit hohen Zugriffszahlen auf unsere Informationsseiten. Die Website war damals im deutschsprachigen Raum eine der am höchsten gerankten Webseiten zum Thema Brustkrebs. Das Interesse der Frauen war groß. Wir hatten auch sehr viele schriftliche und telefonische Anfragen, telefonische Beratung mussten wir aus Ressourcengründen jedoch einstellen. Die meisten Patientinnen, und gerade Frauen in der Lebenssituation mit Beruf, Familie usw. können die Kraft kaum aufbringen, sich nebenher noch zu engagieren. Es bleibt eine überwiegend passive Nutzung, indem man sich eben Informationen abruft oder vielleicht auch Fragen per E-Mail adressiert. Und man muss auch sehen, dass die Frauen zum Teil sehr krank sind. Es braucht, wenn man Patientinnen durchgängig erreichen will, grundsätzlich professionellere Hilfen mit Fachexpertinnen, die in den Behandlungseinrichtungen vor Ort sind.

Wo habt ihr Unterstützung für Euer Engagement erfahren? Welche Barrieren gab es?
Hemmschuhe gab es in dem Sinne, dass wir in verschiedenen etablierten medizinischen Einrichtungen zum Teil auch Gegenwind bekommen haben. Selbsthilfe wurde hier als ergänzendes Leistungsangebot, das kostenlos beansprucht werden kann, verstanden. Kritische Fragen, gesundheitspolitische Anliegen, auch das Ansprechen von Dingen, die z. B. schiefgelaufen sind, stießen dagegen auf Ablehnung. So unglaublich es klingt, die Auseinandersetzung mit den Ursachen der Erkrankung, Umweltbelastungen etwa, wurden tatsächlich richtiggehend sanktioniert. Es blieb nur die Demonstration vor dem Krebskongress draußen vor der Tür. In den mit uns vernetzten Frauenorganisationen wurden wir im Gegensatz dazu sehr gut verstanden und mit Priorität mitgetragen. Wir haben Selbsthilfe in dem Sinne verstanden, dass wir das, was wir wollten, selbst entwickelt, selbst weitergetragen haben, selbst das Konzept entwickelt haben, selbst programmiert haben, selbst die Informationen zusammengesammelt, Texte übersetzt haben usw., was damals noch wesentlich schwieriger gewesen ist als heute. Heute gibt es sehr gute Übersetzungstools zum Beispiel, aber wir mussten uns Schlüsseltexte selbst übersetzen, woran wir zum Teil mit mehreren Frauen gemeinsam gearbeitet haben. Und es gab nichts, worauf wir uns sonst hätten stützen können – Punkt. Tragend waren die unabhängigen Frauengesundheitsprojekte, mit denen wir zusammengearbeitet haben, von dort gab es auch Wertschätzung. Wie immer bei feministischen Frauengesundheitsfragestellungen – von Verhütung über Schwangerschaftsabbruch, Schwangerschaft, Geburt oder Stillzeit, gute Kinderbetreuung – ist auch der Umgang mit Brustkrebs ein wichtiges Thema, bei dem Frauen selbst aktiv werden müssen. Die Anwendung von schonenden OP-Verfahren, zunächst in den USA und auch die Begleitung durch die Breast Care Nurses in Großbritannien, haben betroffene Frauen durchgesetzt. Die Brustkrebsversorgung ist generell eine wichtige Frage einer frauenspezifischen Gesundheitsversorgung. Die Stimme derjenigen, die mit den medizinischen Leistungen leben müssen, sollte dazu gehört werden.

Was brauchen Frauen, die sich engagieren wollen, die einen Beitrag leisten wollen, Versorgung zu verbessern? Welche Forderungen hättest du jetzt für die Aktivistinnen?
Patientinnen, die in den Brustzentren in Behandlung sind, werden ja oftmals Selbsthilfegruppen angeboten. Allerdings den strukturellen Ansatz, wo zum Beispiel auch gesundheitspolitische Forderungen von Frau-

en aufgenommen werden, sehe ich heute kaum noch. Und ja, wir haben die Patientenvertretung im Gesetz verankert, Stichwort auch z. B. »Gemeinsamer Bundesausschuss«. Die Interessenvertretung dort erfolgt im Zusammenhang mit Brustkrebs jedoch weniger krankheitsspezifisch, jedenfalls ohne betroffene Frauen, und greift da relativ kurz.

Grundsätzlich glaube ich, kann man schon festhalten, dass dieses Thema, das zum Beispiel Anfang des Jahrtausends doch relativ hoch gehängt worden ist, auch mit den Gesetzen, die man da geschaffen hat zur Patientenvertretung, dass das doch wieder sehr stark in den Hintergrund gerückt ist und dass eigentlich so eine strukturelle Arbeitsebene, wo Patientinnen sich einbringen können, mit Forderungen, dass die eigentlich fehlt. Wenn man das Gesundheitswesen an Patientinnen orientiert aufbauen möchte, dann bräuchte es sowas eigentlich. Aber ich sehe das momentan nicht. Es ist wie so eine Art Backlash, ein Rückschlag, also das steht eine Weile auf der politischen Tagesordnung und dann versandet es wieder. Und die Medizin heute, das ist ein weites Geschäftsfeld. Und Politik? Die Politik selbst nimmt da wahrscheinlich zu wenig den Faden auf und schafft da zu wenig Rahmenbedingungen.

Wir haben aus Selbsthilfegruppen in der Vergangenheit immer wieder auch Forderungen gehört, dass für die Beteiligung in den verschiedenen Gruppen in der Versorgung, die Möglichkeit sich zu qualifizieren fehlt, zum Beispiel, um qualifiziert als Patientinnenvertretung an Leitlinien mitzuarbeiten oder um sich in anderen Gremien fachlich fundiert Gehör verschaffen zu können. Wie hast du das erlebt?
Ja, ich würde das unterstreichen. Fortbildungsangebote, zum Beispiel, gibt es auch, denke ich, heute überhaupt nicht mehr. Man hat ja dieses kleine Projekt, das Verbraucher*innentraining der Arbeitsgruppe von Ingrid Mühlhauser an der Universität Hamburg mit Britta Tenter gehabt. Aber ich denke, dass da etwas fehlt, das strukturell besser verankert werden müsste.

Ich weiß auch nicht, ob man diese Frage überhaupt so sehr heute noch allein auf das Thema Brustkrebs zuschneiden kann, das ist eben damals aufgrund der großen Missstände natürlich ein größeres Thema gewesen. Generell kann man festhalten, für Patient*innenvertretungen gibt es keine wirklichen Fortbildungswege. Und man sieht dann eben immer, es gibt Menschen, es gibt Frauen, die vielleicht dann ein Studium in dem Bereich anfangen und dann sich professionalisieren und da vielleicht weiterarbeiten, zum Beispiel in Richtung Medizinsoziologie oder ja, so wie das bei euch in der Pflegewissenschaft eben stattfindet.

Aber für die Patientinnen, die vom Standpunkt der Patientinnenvertretung her sich Fortbildung vielleicht wünschen, gibt es keine Angebote. Abgesehen davon sehe ich auch, dass die Lebenssituation von Frauen heute so auslastend ist: Vollzeittätigkeit, Familie oder, wie es bei mir jetzt ist, mit einer Pflegesituation in der Familie. Da hast Du einfach die Kraft gar nicht mehr, das auch noch nebenbei zu schaffen. Von daher ist diese Forderung, auch noch einen Ausbildungsgang für Patientinnen anzubieten, schwierig. Ich weiß nicht, inwiefern es überhaupt angenommen werden könnte.

Du hast ja die Idee, Decision Coaches zu etablieren von Anfang an mitbegleitet. Welche Forderungen hast Du an wen, um dieses Thema »Verbesserung der Versorgung von Frauen mit Brustkrebs« zukünftig noch weiter voranzutreiben?
Ja, was man natürlich hoffen und sich wünschen könnte, wäre im Prinzip, dass diese Arbeit, die wir begonnen haben, von den Decision Coaches, die Patientinnen in den Entscheidungssituationen individuell begleiten, tatsächlich auch weitergetragen wird und sich weiterhin direkt an den Interessen von Frauen orientiert wird und dass die Frau Begleitung hat, dass die Frau Fragen adressieren kann, dass ihr die Wege zu den notwendigen Informationen geebnet werden, dass nicht so viele Fragen offen bleiben, dass auch eine psychosoziale Begleitung zusätzlich dabei mit stattfinden kann. Das

heißt, sagen wir mal zum Beispiel der Umgang mit Ängsten in verschiedenen Erkrankungsphasen, sei es bei der Primärdiagnose oder bei einer metastasierten Erkrankung, dass man einfach verlässlich weiß, da ist jemand da, neben den Ärzt*innen, der Aufklärung leistet und medizinische Versorgung anbietet. Die Entscheidungsfindung gerade bei Brustkrebs braucht oft viel Zeit, Ruhe und Vertrauen, die Möglichkeit, viele Fragen zu stellen. Die Entscheidungen sind weitreichend. Einmal durchgeführt, sind medizinische Interventionen bei Brustkrebs nicht umkehrbar. Die Patientin muss damit gut weiterleben können. Es muss gründlich abgewogen werden, oftmals auch mehrfach. Die medizinische Versorgung ist sehr, sehr schnell geworden. Die Patientinnen sind nur noch drei, vier Tage stationär in den Einrichtungen. Da bleibt oft wenig Zeit für Information und ein sorgfältiges Abwägen von Entscheidungen, und die Patientin läuft ohne ausreichende Unterstützung Gefahr, unter die Räder zu kommen.

Gibt es für dich Dinge, die du den Decision Coaches mit auf den Weg geben möchtest?
Den Patientinnen würde ich mit auf den Weg geben, sich nur in solchen Zentren behandeln zu lassen, in denen Beratung durch Breast Care Nurses angeboten wird. Die Einrichtungen sollten dabei europäischen Anforderungen an Brustzentren qualitativ und quantitativ einhalten, als unterste Grenze. Die Leistungsanbieter dürfen nicht an der falschen Stelle sparen. Dieser niedrigschwelligere Zugang einer Beratung durch Breast Care Nurses sollte jeder Patientin offenstehen und muss verfügbar sein.

Decision Coaches würde ich mit auf den Weg geben, die Anliegen der Patientin ins Zentrum ihrer Arbeit zu stellen, die Patientinnen stark zu machen, sie zu stärken, vorzubereiten und zu begleiten für medizinische Beratungsgespräche, in kritischen Situationen, etwa bei einer Diagnoseeröffnung, bei den notwendigen Behandlungsentscheidungen oder besonders auch z. B. bei einer Krankheitsprogression. Auch bei einer metastasierten Erkrankung ist es wichtig, dass da jemand ist, der das Leid, durch das die Patientin ja gehen muss, auch ein bisschen mittragen kann, oder auch eben sehen kann, welche Unterstützung ist jetzt notwendig für die einzelne Patientin, was natürlich sehr unterschiedlich sein kann. Dazu gehört auch zu erkennen, was Patientinnen brauchen, welche Hilfen es gibt, um jeweils eine Entscheidung treffen zu können, die ihren Lebenssituationen und ihren individuellen Bedürfnissen entspricht. Das können im Internet angebotene Apps für die Betroffenen nicht leisten.

Ich wünsche mir, dass da eine Säule für die Patientinnen geschaffen wird, die die Patientinnen stärkt und die damit hilfreich ist, diese schweren Wege, durch die die Patientinnen gehen, leichter zu bewältigen. Das würde ich mir wünschen.

2.2 Literatur

Jöns, K. (2006). *Berufsbild mit Zukunft: Anforderungen an Breast Care Nurses (Brustschwestern).* Zugriff am 08.03.2024 unter https://archive.org/details/bcaction.de-berufsbild-mit-zukunft-anforderungen-an-breast-care-nurses-brustschwestern/page/n1/mode/2up.

Netzwerk Frauengesundheit Berlin, Arbeitskreis Brustkrebs (2006). *Stand der stationären Versorgung von Frauen mit Brustkrebs in Berlin Essentials, Ergebnisse und Forderungen.* Zugriff am 08.03.2024 unter https://www.frauengesundheit-berlin.de/fileadmin/user_upload/Materialien_FNGB/Brustkrebs/Brustkrebs_Positionspapier_2006.pdf.

Stockinger, G. (2002). *»Katastrophe für die Frauen«.* DER SPIEGEL, Zugriff am 08.03.2024 unter https://www.spiegel.de/wissenschaft/katastrophe-fuer-die-frauen-a-387efb77-0002-0001-0000-000022019408.

3 Evidenzbasierte Entscheidungshilfen

Nicole Posch und Julia Lühnen

3.1 Einführung und Definitionen

Wer nach einem Gesundheitsthema sucht, findet in der Regel eine Vielzahl von Informationen, Webseiten oder auch Videos, die sich mit diesem Thema beschäftigen. Die Qualität der Angebote ist dabei aber oft fraglich (Daraz et al., 2019; Posch et al., 2020; Zhang et al., 2015). Beispielsweise ist nicht immer erkennbar, woher die Informationen stammen und wer sie mit welchem Interesse bereitgestellt hat. Laien, aber auch Professionellen im Gesundheitswesen fällt es oftmals schwer, die Qualität von Gesundheitsinformationen zu beurteilen (Griebler et al., 2021; Marbach-Breitrück et al., 2023; Wegwarth, 2018). Dabei sind qualitativ hochwertige, evidenzbasierte Gesundheitsinformationen und Entscheidungshilfen für Patient*innen Voraussetzung dafür, dass Menschen informierte Entscheidungen in Gesundheitsfragen treffen können (Marteau et al., 2001).

3.1.1 Die informierte Entscheidung

Von einer informierten Entscheidung spricht man, wenn sie auf Basis ausreichenden Wissens und in Übereinstimmung mit den persönlichen Werten und Präferenzen getroffen und umgesetzt wird (Marteau et al., 2001).

Das bedeutet, Menschen benötigen verständliche Informationen zu allen Handlungsalternativen sowie zu deren möglichem Nutzen und Schaden, um eine Gesundheitsentscheidung informiert zu treffen. Es soll ihnen eine realistische Einschätzung der Wahrscheinlichkeiten für den Erfolg oder Misserfolg von Maßnahmen sowie der potentiellen Risiken ermöglicht werden. Nur dann können diese Informationen anhand der individuellen Lebenssituation sowie den persönlichen Zielen und Präferenzen abgewogen und eine Entscheidung entsprechend dieser Wünsche und Bedürfnisse getroffen werden (Marteau et al., 2001). Die informierte Entscheidung kann individuell oder im Prozess der gemeinsamen Entscheidungsfindung zusammen mit dem Behandlungsteam getroffen werden (Charles & Gafni, 2014; Charles et al., 1997).

3.1.2 Evidenzbasierte Gesundheitsinformationen und Entscheidungshilfen für Patient*innen

Um informierte Entscheidungen zu treffen, braucht es evidenzbasierte Gesundheitsinformationen. Diese basieren auf aktuellen wissenschaftlichen Erkenntnissen und stellen umfassend alle relevanten Informationen zu Gesundheitsentscheidungen dar. Sie sind verständlich und informieren objektiv, ohne Empfehlungen zu geben oder zu bevormunden. Je nach Ziel der Entscheidung können sie Informationen zu Verlauf und Auswirkungen von Erkrankungen, Maßnahmen zur Prävention und Gesundheitsförderung, Früherkennung, Diagnostik, Behandlung, Pflege, Palliation, Rehabilitation, Nachsorge oder Krankheitsbewältigung enthalten. Nutzen und Schaden von Maßnahmen werden anhand patient*innenrelevanter Ergebnisparameter wie Mortalität, Morbidität und der gesundheitsbezogenen Lebensqualität dargestellt (Lühnen et al., 2017).

Evidenzbasierte Entscheidungshilfen für Patient*innen (engl. *patient decision aids*) sind Gesundheitsinformationen, die aktiv bei einer Entscheidungsfindung unterstützen sollen. Sie enthalten zusätzliche Elemente (sogenannte *Value Clarification Tools*, also Instrumente zur Klärung persönlicher Werte und Präferenzen), wie zum Beispiel Anleitungen für den Weg zur Entscheidung, Möglichkeiten Optionen direkt zu vergleichen oder entsprechende Fragelisten. Diese Elemente sollen helfen, Klarheit über die eigenen Werte und Präferenzen zu gewinnen (Stacey et al., 2017) und so Entscheidungskonflikte und Unsicherheiten zu reduzieren und die Zufriedenheit mit der getroffenen Entscheidung langfristig zu erhöhen (Marteau et al., 2001; O´Connor & Jacobsen, 2003).

Der Erstellungsprozess von evidenzbasierten Gesundheitsinformationen und Entscheidungshilfen folgt einem transparenten methodischen Vorgehen. Orientierung bieten die Leitlinie evidenzbasierte Gesundheitsinformation (Lühnen et al., 2017), die Gute Praxis Gesundheitsinformation (Arbeitsgruppe GPGI, 2016), die Gute Gesundheitsinformation Österreich (Österreichische Plattform Gesundheitskompetenz, 2020) und die Kriterien der International Patient Decision Aid Standards (IPDAS) Collaboration (International Patient Decision Aid Standards (IPDAS) Collaboration, 2017).

Im Folgenden lernen Sie mehr über die zentralen Elemente der Erstellung von Gesundheitsinformationen und Entscheidungshilfen sowie die Bedeutung dazugehöriger Qualitätskriterien. Des Weiteren bekommen Sie eine Übersicht zu unterschiedlichen Bewertungstools von Gesundheitsinformationen und werden über den momentanen Wissensstand zum Einsatz von Entscheidungshilfen informiert.

3.2 Qualität von evidenzbasierten Gesundheitsinformationen und Entscheidungshilfen

Qualitätskriterien für evidenzbasierte Gesundheitsinformationen und Entscheidungshilfen wurden schon vielfach beschrieben. Die Anforderungen an angemessene Informationen beruhen auf ethischen Leitlinien (General Medical Council, 2020) und rechtlichen Vorgaben (Bundesgesetzblatt, 2013). Bei der Entwicklung von Qualitätskriterien wurden aber unterschiedliche Schwerpunkte gesetzt und die Kriterien mehr oder weniger umfassend beschrieben. Es wurden unterschiedliche Erstellungsprozesse durchlaufen, so dass die Kriterien z. B. auf systematischen Evidenzsynthesen oder dem Konsens von Expert*innen oder den Selbstverpflichtungen von Ersteller*innen beruhen können.

3.2.1 Nationale und internationale Qualitätskriterien

3.2.1.1 Gute Praxis Gesundheitsinformation

Die Gute Praxis Gesundheitsinformation (Arbeitsgruppe GPGI, 2016) ist ein Positionspapier des Netzwerks Evidenzbasierte Medizin e. V. (EbM-Netzwerk). Es wurde von einer

Arbeitsgruppe von Wissenschaftler*innen, Kliniker*innen, Patient*innenvertretenden und Ersteller*innen von Gesundheitsinformationen entwickelt. Die Version 2.0 wurde 2016 veröffentlicht (Arbeitsgruppe GPGI, 2016). Die Gute Praxis Gesundheitsinformation beschreibt Anforderungen an die Qualität von Gesundheitsinformationen und möchte Ersteller*innen bei der Entwicklung von evidenzbasierten Gesundheitsinformationen unterstützen. Durch Unterzeichnung der Guten Praxis Gesundheitsinformation gehen die Ersteller*innen eine Selbstverpflichtung ein, die Anforderungen an Transparenz, Inhalt und Vermittlung umzusetzen. Ein wichtiges Kriterium ist die transparente Beschreibung der gewählten Methoden und Prozesse sowie deren frei zugängliche Publikation, zum Beispiel in einem Methodenpapier (Arbeitsgruppe GPGI, 2016).

Die Gute Gesundheitsinformation Österreich (Österreichische Plattform Gesundheitskompetenz, 2020) beschreibt 15 Qualitätskriterien für Ersteller*innen von Gesundheitsinformationen, um zielgruppenorientierte, evidenzbasierte Broschüren, Webseiten, Videos oder Apps zu erstellen. Die Qualitätskriterien beschreiben unter anderem die Recherche, die Darstellung von Zahlen, Vergleiche und Risiken und die Transparenz über die Herausgebenden. Sie basieren auf der Guten Praxis Gesundheitsinformation 2.0 des EbM-Netzwerks (Arbeitsgruppe GPGI, 2016) und wurden an das österreichische Gesundheitswesen angepasst.

3.2.1.2 Leitlinie evidenzbasierte Gesundheitsinformation

Die Entwicklung der Leitlinie evidenzbasierte Gesundheitsinformation (Lühnen et al., 2017) war ein Projekt des EbM-Netzwerks und den Gesundheitswissenschaften der Universität Hamburg. Die Leitlinie wurde nach der Methodik medizinischer S3-Leitlinien entwickelt und ist seit 2017 online verfügbar (www.leitlinie-gesundheitsinformation.de).

Die Leitlinien-Entwicklungsgruppe setzte sich aus einer heterogenen Gruppe von Ersteller*innen von Gesundheitsinformationen, Methodiker*innen aus dem Bereich der evidenzbasierten Medizin sowie Patient*innenvertretenden zusammen.

Die Leitlinie beschreibt zunächst die ethischen Anforderungen hinsichtlich der Erstellung, den Inhalten und der Transparenz von evidenzbasierten Gesundheitsinformationen. Außerdem beinhaltet sie 21 evidenzbasierte Empfehlungen zur Darstellung von Häufigkeiten, dem Einsatz von Grafiken, Bildern, Narrativen sowie Instrumenten zur Klärung persönlicher Werte und Präferenzen, zu unterschiedlichen Präsentationsformaten und zur Einbeziehung der Zielgruppe in den Erstellungsprozess (▶ Tab. 3.1) (Lühnen et al., 2017).

3.2.1.3 International Patient Decision Aids Standards (IPDAS)

Die IPDAS Collaboration ist eine weltweite Gruppe von Wissenschaftler*innen, Praktiker*innen und Interessenvertretenden, die es sich zum Ziel gesetzt haben, international gültige Qualitätskriterien für Entscheidungshilfen für Patient*innen zu entwickeln (International Patient Decision Aid Standards (IPDAS) Collaboration, 2017). 2006 wurde eine Checkliste mit 74 Items zu z. B. Inhalten, Darstellung von Wahrscheinlichkeiten und dem Erstellungsprozess von Entscheidungshilfen entwickelt (Elwyn et al., 2006). Die Kriterien basierten auf einem zweistufigen Delphi-Prozess, also einer systematischen Befragung zur Relevanz der vorgeschlagenen Qualitätskriterien. Seitdem erfolgten mehrfache Weiterentwicklungen und Aktualisierungen. Die letzte Aktualisierung wurde 2018 initiiert. Daraus sind systematische Übersichtsarbeiten zu verschiedenen Kriterien entstanden, beispielsweise zu einer ausgewogenen Darstellung der Optionen (Martin et al., 2021), der Verwendung von Narrativen (Shaffer et al., 2021) und dem Einsatz von Value Clarification Tools (Witteman et al., 2021).

Tab. 3.1: Übersicht über die Leitlinienempfehlungen (Lühnen et al., 2017)

Empfehlungen		Qualität der Evidenz
Darstellung von Häufigkeiten		
Die alleinige verbale Darstellung von Risiken, Nutzen und Schaden soll nicht eingesetzt werden.	⬇⬇ Starke Empfehlung gegen die Maßnahme	Mittlere Qualität
Nutzen und Schaden sollen durch absolute Risikomaße dargestellt werden.	⬆⬆ Starke Empfehlung für die Maßnahme	Mittlere Qualität
Die Darstellung in Prozent kann statt der Darstellung in natürlichen Häufigkeiten bei Wahrscheinlichkeiten > 1 % eingesetzt werden.	⬌ Offene Empfehlung	Hohe Qualität
Die Darstellung von Number Needed to Treat (NNT), Number Needed to Screen (NNS), Number Needed to Harm (NNH) sollte nicht eingesetzt werden.	⬇ Abgeschwächte Empfehlung gegen die Maßnahme	Mittlere Qualität
In Gesundheitsinformationen sollten gleiche Bezugsgrößen eingesetzt werden.	⬆ Abgeschwächte Empfehlung für die Maßnahme	Hohe Qualität
Einsatz von Grafiken		
Grafiken können ergänzend zu numerischen Darstellungen im Text oder in Tabellen eingesetzt werden.	⬌ Offene Empfehlung	Niedrige Qualität
Wenn Grafiken ergänzend eingesetzt werden, sollten Piktogramme oder Balkendiagramme genutzt werden.	⬆ Abgeschwächte Empfehlung für die Maßnahme	Mittlere Qualität
Wenn Piktogramme ergänzend eingesetzt werden, sollten sortierte Piktogramme genutzt werden.	⬆ Abgeschwächte Empfehlung für die Maßnahme	Mittlere Qualität
Animierte Piktogramme können statt statischer Piktogramme ergänzend eingesetzt werden.	⬌ Offene Empfehlung	Mittlere Qualität

3.2 Qualität von evidenzbasierten Gesundheitsinformationen und Entscheidungshilfen

Tab. 3.1: Übersicht über die Leitlinienempfehlungen (Lühnen et al., 2017) – Fortsetzung

Empfehlungen		Qualität der Evidenz
Wenn Piktogramme ergänzend eingesetzt werden, können anthropomorphische Icons oder geometrische Icons genutzt werden.	⬄ Offene Empfehlung	Niedrige Qualität
Es können kombinierte Darstellungen oder einfache Risikodarstellungen in Grafiken eingesetzt werden.	⬄ Offene Empfehlung	Mittlere Qualität
Einsatz von Bildern und Zeichnungen		
Anatomische Bilder können ergänzend zum Text eingesetzt werden.	⬄ Offene Empfehlung	Mittlere Qualität
Cartoons können ergänzend zum Text eingesetzt werden.	⬄ Offene Empfehlung	Hohe Qualität
Zu dem Einsatz von Fotos kann keine Empfehlung gegeben werden.		Mittlere Qualität
Piktogramme können ergänzend zum Text eingesetzt werden.	⬄ Offene Empfehlung	Mittlere Qualität
Illustrierende Zeichnungen können ergänzend zum Text eingesetzt werden.	⬄ Offene Empfehlung	Mittlere Qualität
Einsatz von Narrativen		
Narrative können nicht empfohlen werden.	⬇ Abgeschwächte Empfehlung gegen die Maßnahme	Niedrige Qualität
Einsatz von Instrumenten zur Klärung persönlicher Werte und Präferenzen		
Zum Einsatz von Instrumenten zur Klärung der Präferenzen kann keine Empfehlung gegeben werden.		Mittlere Qualität
Formate		
Interaktive Elemente können in Gesundheitsinformationen eingesetzt werden.	⬄ Offene Empfehlung	Mittlere Qualität
Gesundheitsinformationen können als Faktenbox (facts box) dargestellt werden.	⬄ Offene Empfehlung	Hohe Qualität

Tab. 3.1: Übersicht über die Leitlinienempfehlungen (Lühnen et al., 2017) – Fortsetzung

Empfehlungen		Qualität der Evidenz
Einbeziehung der Zielgruppen in den Erstellungsprozess		
Die Zielgruppen sollten in den Erstellungsprozess von Gesundheitsinformationen einbezogen werden.	↑ Abgeschwächte Empfehlung für die Maßnahme	Niedrige Qualität

3.2.2 Grundlegende Qualitätskriterien für evidenzbasierte Gesundheitsinformationen und Entscheidungshilfen

Obwohl Qualitätskriterien für evidenzbasierte Gesundheitsinformationen und Entscheidungshilfen national und international schon vielfach beschrieben wurden, umfassen sie nicht alle Aspekte und Fragen, die bei deren Erstellung relevant sein können. Manche Aspekte (z. B. Angemessenheit von Sprache und Design) können sehr von der jeweiligen Adressat*innengruppe abhängen, andere Kriterien sind noch nicht ausreichend untersucht (z. B. der Einsatz von Bildern) (Lühnen et al., 2017). Grundlegend für die Unterstützung bei einer informierten Entscheidung sind aber die im Folgenden dargestellten Qualitätskriterien an den Erstellungsprozess, die Inhalte und die Präsentation von Informationen.

3.2.2.1 Erstellungsprozess von evidenzbasierten Gesundheitsinformationen und Entscheidungshilfen

Evidenzbasierte Gesundheitsinformationen und Entscheidungshilfen basieren auf der aktuellsten wissenschaftlichen Evidenz. Ziel ist, die wissenschaftlichen Erkenntnisse verständlich und für die jeweiligen Adressat*innengruppe angemessen darzustellen (Lühnen et al., 2017). Daher sind bei deren Erstellung hinsichtlich des Vorgehens und der Gestaltung diverse Entscheidungen zu treffen, beispielsweise hinsichtlich der Auswahl der Inhalte, des Formats oder der farblichen und grafischen Gestaltung. Bei der Auswahl sollten unter anderem die Zielsetzung, die Bedarfe der Adressat*innen und der Kontext, in dem die Information genutzt werden soll, berücksichtigt werden. Ob evidenzbasierte Gesundheitsinformationen und Entscheidungshilfen die Adressat*innen tatsächlich bei Gesundheitsentscheidungen unterstützen können, hängt davon ab, wie alle diese Faktoren zusammenpassen, sich beeinflussen und im entsprechenden Kontext wirken.

Aufgrund dieser Komplexität können evidenzbasierte Gesundheitsinformationen zu den *komplexen Interventionen* gezählt werden und der Erstellungsprozess sollte dem Leitfaden zur Entwicklung und Evaluation komplexer Interventionen des britischen Medical Research Councils (MRC) folgen (Skivington et al., 2021). Dieser schlägt vier Phasen vor (▶ Abb. 3.1).

Zu Phase 1 (Entwicklung) gehört, vor Beginn der eigentlichen Erstellung zu prüfen, welche Informationsangebote es zu dem gewählten Thema bereits gibt. Zudem sollten die Informationsbedarfe und Präferenzen der jeweiligen Adressat*innengruppe erfasst werden. Dies kann auf unterschiedlichen Wegen

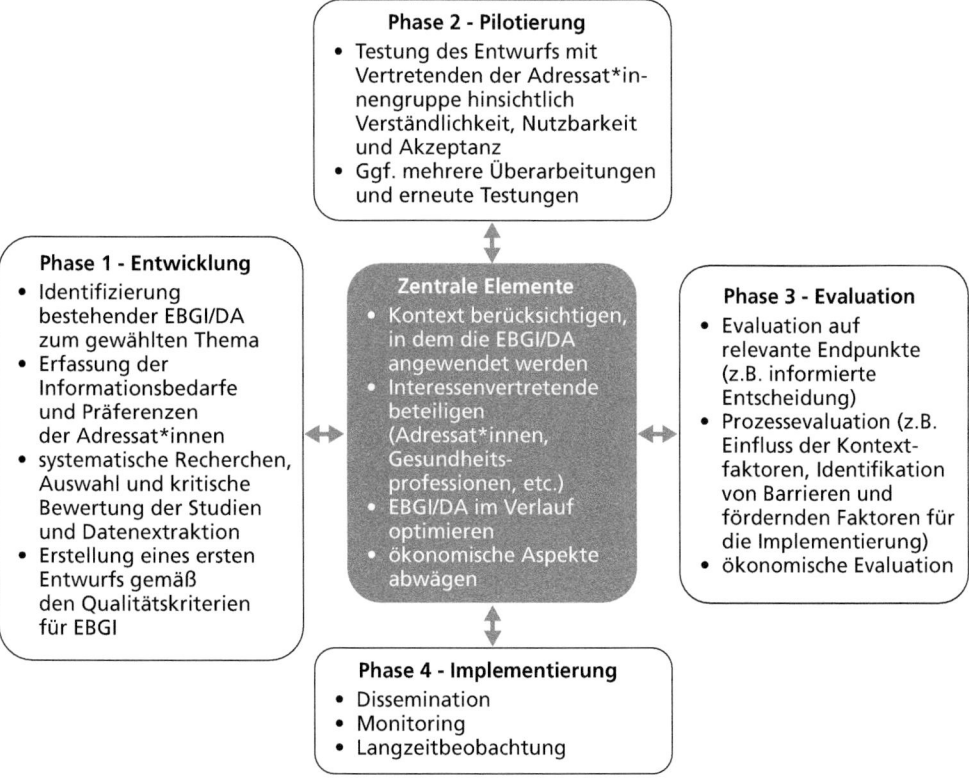

Abb. 3.1: Phasen der Entwicklung und Evaluation komplexer Interventionen am Beispiel evidenzbasierter Gesundheitsinformationen (EBGI) und Entscheidungshilfen (DA) (Darstellung in Anlehnung an Skivington et al., 2021)

geschehen (Nilsen et al., 2006). Zunächst sollten Literaturrecherchen durchgeführt werden, um zu prüfen, ob die Frage nach Bedarfen und Präferenzen schon ausreichend untersucht wurde und die vorliegenden Studienergebnisse genutzt werden können. Beispielsweise gibt es eine Erhebung zu Bedarfen schwer erreichbarer Adressat*innen, speziell sozial benachteiligte Familien und Alleinerziehende sowie ältere Menschen (Zschorlich et al., 2023). Wenn keine Studienergebnisse genutzt werden können oder einzelne Fragestellungen offengeblieben sind, können auch Personen aus der Adressat*innengruppe direkt einbezogen werden (z. B. über Interviews oder Befragungen) (Skivington et al., 2021). Eine weitere Möglichkeit ist, Einträge in Foren oder Social Media Kanälen (z. B. Facebook Gruppen) zu analysieren (Lauberger & Lühnen, 2021). Die Ergebnisse können sowohl die inhaltliche Ausrichtung als auch das Format, die Gestaltung und den Ort der Bereitstellung einer evidenzbasierten Gesundheitsinformation/Entscheidungshilfe beeinflussen. Damit eine Information im Rahmen einer Konsultation oder eines *Decision Coachings* verwendet werden kann, braucht es eventuell unterschiedliche Versionen oder Begleitmaterialien, die das Behandlungsteam in der Anwendung unterstützen.

Stehen die relevanten Inhalte und Fragestellungen fest, die in die Information aufgenommen werden sollen, folgen die systematischen Recherchen, die Auswahl und kritische Bewertung der Studien und die Extraktion der relevanten Daten. Hierbei sind methodische Standards für systematische Übersichtsarbeiten einzuhalten (Sackett et al., 1996; Shea et al., 2017). Zum Beispiel braucht es für diesen Prozess mindestens zwei Personen, die die einzelnen Schritte unabhängig voneinander durchführen und die Ergebnisse abgleichen. Für die Durchführung dieser Arbeitsschritte sind Kenntnisse in den Methoden der evidenzbasierten Medizin erforderlich. Auf Basis der Rechercheergebnisse wird eine erste Version der Information erstellt.

In Phase 2 (Pilotierung) sollte dieser Entwurf mit Vertretenden der Adressat*innengruppe hinsichtlich Verständlichkeit, Nutzbarkeit und Akzeptanz getestet werden. Hierzu werden beispielsweise Einzel- oder Fokusgruppeninterviews geführt. Anhand der Rückmeldungen wird die Information so lange überarbeitet und erneut getestet, bis keine relevanten Änderungsbedarfe mehr identifiziert werden (Skivington et al., 2021).

Zu einem vollständigen Erstellungsprozess gehören auch die Evaluation (Phase 3) und Implementierung (Phase 4) von evidenzbasierten Gesundheitsinformationen/Entscheidungshilfen (Skivington et al., 2021). Oft aber erfolgt keine Umsetzung dieser beiden Phasen in der Praxis. Insbesondere die Evaluation – nach Möglichkeit in einer randomisiert-kontrollierten Studie – ist aufwendig und teuer. Ein relevanter Endpunkt für die Evaluation wäre die informierte Entscheidung, die schon länger als patient*innenrelevanter Endpunkt diskutiert wird (Rummer & Scheibler, 2016). Weitere mögliche Endpunkte sind Wissen, Genauigkeit in der Risikowahrnehmung, Entscheidungskonflikte oder die Klarheit in Bezug auf persönliche Werte (vgl. hierzu auch ▶ Kap. 4.1).

Überlegungen, wie eine evidenzbasierte Gesundheitsinformation/Entscheidungshilfe in die Praxis implementiert und verbreitet werden kann, sollten den gesamten Erstellungsprozess begleiten.

Ein Methodenreport sollte für die Nutzenden der evidenzbasierten Gesundheitsinformationen leicht auffindbar und frei zugänglich sein. In diesem sollte der gesamte Erstellungsprozess transparent darlegt sein, um das Vorgehen und die Inhalte auf ihre Angemessenheit überprüfbar zu machen.

3.2.2.2 Einbeziehung der Adressat*innengruppe in den Erstellungsprozess

Im vorherigen Abschnitt wurde schon beschrieben, an welchen Stellen und wie Adressat*innen in die Erstellung von evidenzbasierten Gesundheitsinformationen/Entscheidungshilfen einbezogen werden können (Nilsen et al., 2006). Es ist ethisch geboten, die Bedarfe, Präferenzen und Wertvorstellungen der Adressat*innengruppen zu berücksichtigen. Hierzu gehören beispielsweise auch geschlechts- und altersspezifische Belange sowie die Belange von Menschen mit Behinderungen. Es ist also die Diversität der Gruppe in den Blick zu nehmen und sensibel und respektvoll mit den unterschiedlichen Perspektiven umzugehen (Lühnen et al., 2017; Synnot et al., 2022).

Darüber hinaus spricht die Leitlinie evidenzbasierte Gesundheitsinformation eine Empfehlung für die Einbeziehung der Adressat*innengruppe in den Erstellungsprozess von evidenzbasierten Gesundheitsinformationen/Entscheidungshilfen aus (Lühnen et al., 2017). Die einbezogenen Studien vergleichen Informationen, die mit und ohne Einbeziehung der Adressat*innen erstellt wurden. Es hat sich gezeigt, dass Informationen mit Einbeziehung das Wissen der Teilnehmenden verbessern und als verständlicher sowie attraktiver wahrgenommen werden können (Aabakken et al., 1997; Atkinson et al., 2011; Chumbley et al., 2002).

3.2.2.3 Inhalte von evidenzbasierten Gesundheitsinformationen und Entscheidungshilfen

Die Zielsetzung der evidenzbasierten Gesundheitsinformationen/Entscheidungshilfen und das methodische Vorgehen im Erstellungsprozess sollten transparent dargestellt werden (Arbeitsgruppe GPGI, 2016; General Medical Council, 2020). Nur so können Nutzende entscheiden, ob die Information geeignet ist, sie bei ihrer Gesundheitsentscheidung zu unterstützen und ob die Inhalte vertrauenswürdig sind.

Evidenzbasierte Gesundheitsinformationen/Entscheidungshilfen sollten daher folgende Informationen beinhalten (Lühnen et al., 2017):

- eine möglichst genaue Definition der Adressat*innen und der Zielsetzung der Information
- Nennung der Verfasser*innen und Möglichkeit zur Kontaktaufnahme
- Informationen zur Finanzierung und Nennung von Sponsor*innen
- Offenlegung von Interessen (z. B. finanzieller Art)
- Beschreibung des methodischen Vorgehens im Erstellungsprozess
- Angabe der verwendeten Informationsquellen
- Aktualität der Information
- Hinweise auf Adressen für weitere Informationen sowie Beratungs- und Unterstützungsangebote

Die ethischen Leitlinien des General Medical Councils (GMC), der britischen Ärzteschaft, haben Kriterien für die Inhalte von evidenzbasierten Gesundheitsinformationen definiert (General Medical Council, 2020). In Deutschland sind Anforderungen an die ärztliche Aufklärung im Patientenrechtegesetz (Bundesgesetzblatt, 2013) formuliert. Zentrale Inhalte von evidenzbasierten Gesundheitsinformationen/Entscheidungshilfen zu therapeutischen, diagnostischen und Screening Maßnahmen sind (Lühnen et al., 2017):

- Beschreibung der Ziele der Maßnahmen
- Erläuterungen zu der Diagnose und eine Angabe, wie hoch ein Erkrankungsrisiko ist

- Informationen zum natürlichen Verlauf (ohne Behandlung) und den möglichen Auswirkungen der Erkrankungen
- Angabe aller Handlungsalternativen (inklusive des Unterlassens von Maßnahmen/»nichts Tun«)
- Wahrscheinlichkeiten für Erfolg, Misserfolg und Nebenwirkungen jeder Maßnahme anhand patient*innenrelevanter Ergebnisparameter wie gesundheitsbezogene Lebensqualität, Morbidität und Mortalität
- bei diagnostischen Maßnahmen: Wahrscheinlichkeiten für falsch-negative und falsch-positive Ergebnisse
- Informationen zu Unsicherheiten und zu fehlender Evidenz
- medizinische, psychosoziale oder finanzielle Folgen
- Planung des weiteren Vorgehens

3.2.2.4 Kommunikation von Nutzen und Schaden und Darstellung von Häufigkeiten

In evidenzbasierten Gesundheitsinformationen und Entscheidungshilfen sollen Wahrscheinlichkeiten für Erfolg, Misserfolg und Nebenwirkungen der Maßnahmen angegeben werden (Lühnen et al., 2017). Dies kann auf unterschiedliche Weise geschehen, wie das folgende Beispiel darstellt:

Das (erfundene) Medikament *Example forte* wird bei einem juckenden Hautausschlag in der Regel über zwei Wochen eingenommen. Dann sollten die akuten Beschwerden abgeklungen sein. Wie bei jedem Medikament können auch bei *Example forte* Nebenwirkungen auftreten. Sie lesen in dem Beipackzettel:

> Kopfschmerzen treten bei Einnahme von Example forte häufig auf.

Wenn Sie diese Information lesen, wissen Sie vielleicht, dass es nach Vorgaben der Europäischen Arzneimittelagentur und dem Bundesinstitut für Arzneimittel und Medizinprodute (BfArM) (Bundesinstitut für Arzneimittel und Medizinprodukte (BfArM), 2007) bedeutet, dass die Nebenwirkung bei 1 bis 10 von 100 Behandelten auftritt. Was ist nun aber, wenn Sie in einer Gesundheitsinformation folgenden Satz lesen:

> In einzelnen Fällen können nach der Einnahme von Example forte Sehstörungen auftreten.

Für diese Angabe gibt es keine Referenzgröße und vermutlich haben Menschen ganz unterschiedliche Annahmen zu der Höhe der Wahrscheinlichkeit. Die Angabe ist also nicht sehr präzise. Hinzu kommt, dass Menschen die Wahrscheinlichkeit für das Auftreten von Ereignissen eher überschätzen, wenn Häufigkeiten mittels sogenannter verbaler Deskriptoren (z. B. selten, gelegentlich, häufig) angegeben werden (Berry et al., 2002). Im Vergleich dazu führen numerische Darstellungen zu einer genaueren Risikoeinschätzung (Berry et al., 2004; Berry et al., 2011; Berry et al., 2003; Man-Son-Hing et al., 2002) und einem verbesserten Wissen (Knapp, Gardner, et al., 2009; Knapp et al., 2004; Knapp, Raynor, et al., 2009).

Um eine realistische Einschätzung von Wahrscheinlichkeiten zu ermöglichen, lautet die Empfehlung für evidenzbasierte Gesundheitsinformationen und Entscheidungshilfen daher, dass die alleinige verbale Darstellung von Wahrscheinlichkeiten, Nutzen und Schaden nicht eingesetzt werden soll (Lühnen et al., 2017). Wenn es die Datenlage erlaubt, also beispielsweise Daten aus qualitativ hochwertigen Studien (randomisiert-kontrollierte Studien oder systematischen Übersichtsarbeiten) vorliegen, sollten numerische Angaben gemacht werden:

> Bei 5 von 100 Personen treten bei Einnahme von Example forte Kopfschmerzen auf.

Wenn keine Zahlen genannt werden können, weil es keine (verlässlichen) Daten gibt, sollte auf die Angabe von Häufigkeiten verzichtet werden. Dafür sollte die damit verbundene Unsicherheit offen kommuniziert werden (Kasper et al., 2020). Beispielsweise kann die fehlende Angabe einer Wahrscheinlichkeit mit einer unsicheren oder widersprüchlichen Datenlage begründet werden.

> Es können nach der Einnahme von Example forte Sehstörungen auftreten. Da keine ausreichenden Daten aus Studien vorliegen, kann keine Aussage dazu getroffen werden, wie viele Personen davon betroffen sind.

Die Kommunikation von Nutzen und Schaden bedeutet aber noch mehr als nur die Angabe von Wahrscheinlichkeiten. Wenn bei der Einnahme von *Example forte* bei 5 von 100 Personen Kopfschmerzen auftreten, bedeutet es nicht, dass sie bei allen wegen der Einnahme von *Example forte* auftreten – auch wenn es häufig so verstanden wird (Mühlbauer & Mühlhauser, 2015). Auch bei Personen, die kein Medikament eingenommen haben, kann es aus anderen Gründen zu Kopfschmerzen kommen. Erst wenn man diese beiden Gruppen – Personen mit und ohne Einnahme des Medikaments – im Vergleich anschaut, kann man den Schaden – das Auftreten von Kopfschmerzen durch die Einnahme des Medikaments – beziffern.

> Bei 5 von 100 Personen treten bei Einnahme von *Example forte* über zwei Wochen Kopfschmerzen auf.
> Bei 3 von 100 Personen, die *Example forte* nicht einnehmen, treten innerhalb von zwei Wochen Kopfschmerzen auf.
> 2 von 100 Personen haben einen Schaden, da bei Ihnen durch die Einnahme von *Example forte* Kopfschmerzen auftreten.

Entsprechend kann auch der Nutzen, also der mögliche Erfolg einer Maßnahme, nur im Vergleich zu einer anderen oder keiner Maßnahme angegeben werden. In Studien erfolgt der Vergleich häufig mit einem Scheinmedikament, also einem Placebo.

3.2 Qualität von evidenzbasierten Gesundheitsinformationen und Entscheidungshilfen

Nur durch den Vergleich mit einer Kontrollgruppe kann ein kausaler Zusammenhang zwischen Maßnahme und (Neben-)Wirkung hergestellt werden.

Wie in ▶ Abb. 3.2 dargestellt, könnte in einer Gesundheitsinformation die Darstellung des Nutzens von *Example forte* bei der Behandlung des juckenden Hautausschlags aussehen.

A – 2 Wochen Einnahme von *Example forte*

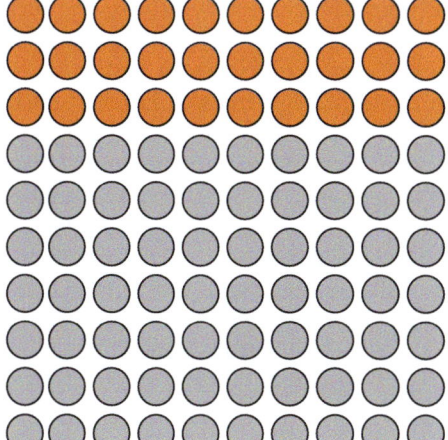

B – 2 Wochen Einnahme eines Placebos

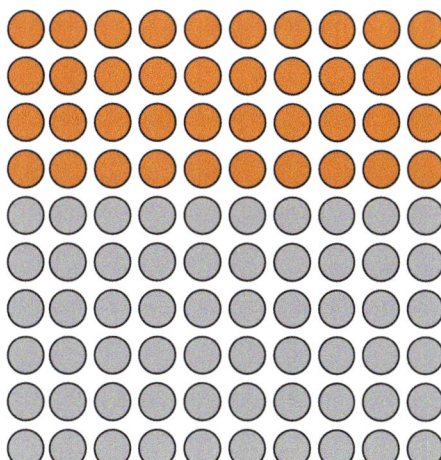

🟠 Personen mit Juckreiz
⚪ Personen ohne Juckreiz

Abb. 3.2: Darstellung des Nutzens (eigene Darstellung)

Ohne die Kontrollgruppe, die ein Placebo einnimmt, hätte man zu dem Schluss kommen können, dass 70 von 100 Personen einen Nutzen haben, da bei Ihnen der Juckreiz abgeklungen ist (▶ Abb. 3.2, Piktogramm A). Dann hätte man aber den natürlichen Verlauf vernachlässigt. Der bedeutet, dass Erkrankungen oder Beschwerden auch ohne Behandlung abklingen können.

Im oben gezeigten Beispiel werden *absolute Risikomaße* verwendet. Die *absolute Risikoreduktion* ist hier 10 % (10 von 100). Diese Darstellungsform der absoluten Risikomaße entspricht den aktuellen Empfehlungen (Lühnen et al., 2017; Trevena et al., 2021). Aber nicht in allen Gesundheitsinformationen wird diese Art der Darstellung genutzt. Auf einer Internetseite lesen Sie:

Die Einnahme von *Example forte* senkt den Anteil derer, die nach zwei Wochen weiterhin Juckreiz angeben im Vergleich zum Placebo um 25 %.

Warum ist diese Darstellung statistisch auch korrekt? Und worin besteht hierbei das Problem?

In dieser Darstellung wird eine *relative Risikoreduktion* verwendet. Hier wird nur die Gruppe betrachtet, die ein Ereignis – hier bestehender Juckreiz – berichtet. Das Risiko von 40 % in der Placebo-Gruppe wird durch die Einnahme von *Example forte* um absolut 10 % gesenkt. Da 10 ein Viertel oder 25 % von 40 ist ($10\% \div 40\% = \frac{1}{4} = 25\%$), entspricht dies einer Reduktion um 25 %. Man spricht hier von einer relativen Risikoreduktion.

Stellen Sie sich jetzt vor, das Risiko für ein Ereignis würde durch eine Behandlung von 4 % auf 3 % gesenkt. Auch dies entspricht einer relativen Risikoreduktion von 25 %. Absolut gesehen hat aber hier nur 1 von 100 Personen einen Nutzen.

Diese Beispiele verdeutlichen, warum die relative Risikoreduktion leicht zu Überschätzungen des Nutzens einer Therapie führen kann (Natter & Berry, 2005; Schwartz et al., 1997). So eine Überschätzung kann aber auch gewollt sein, wenn Menschen von einem Produkt oder einer Maßnahme überzeugt werden sollen – beispielsweise von der Teilnahme an einer Vorsorgeuntersuchung. Allerdings ist so eine Beeinflussung nicht mit den Anforderungen an evidenzbasierte Gesundheitsinformationen und Entscheidungshilfen vereinbar. Diese wollen objektiv informieren und realistische Einschätzungen für eine informierte Entscheidung fördern (Lühnen et al., 2017).

Durch die Verwendung von absoluten Risikomaßen kann die Gefahr von Überschätzungen vermieden werden. Bei Wahrscheinlichkeiten > 1 % können sowohl Angaben wie 3 von 100 als auch Prozentangaben (3 %) genutzt werden. Um die Risikodarstellungen vergleichbarer zu machen, hilft es, wenn die Bezugsgröße in einer Gesundheitsinformation einheitlich verwendet wird. Ein Wechseln zwischen z. B. x von 100 und x von 1000 sollte daher vermieden werden, da dadurch eine verzerrte Risikoeinschätzung entstehen könnte. In der Wahrnehmung liegt der Fokus oftmals auf dem Zähler (dem x) und nicht auf der Bezugsgröße bzw. dem Nenner (100 oder 1000) (Reyna & Brainerd, 2008).

3.2.2.5 Grafische Darstellungen

Grafische Darstellungen werden genutzt, um numerische Darstellungen zu ergänzen und die realistische Einschätzung von Wahrscheinlichkeiten zu unterstützen. Dazu sollte eine leicht verständliche Form der Abbildung, mit einer vollständigen Legende gewählt und eine angemessene Farbauswahl verwendet werden (Ancker et al., 2006). Dennoch werden Grafiken nicht immer wie erwartet und beabsichtigt interpretiert (Ancker et al., 2006; Trevena et al., 2021). Die Leitlinie evidenzbasierte Gesundheitsinformation ist bei einer offenen Empfehlung geblieben, da kein einheitlicher Effekt hinsichtlich Risikowahrnehmung oder Wissen gezeigt werden konnte. Grafiken können also ergänzend eingesetzt werden (Lühnen et al., 2017). Wenn sich Ersteller*innen von Gesundheitsinformationen dazu entscheiden, Grafiken zu nutzen, dann sollten sie Piktogramme (▶ Abb. 3.2) oder Balkendiagramme verwenden. Im Vergleich zu anderen Formaten zeigten sie positive Effekte hinsichtlich Risikowahrnehmung und Verständlichkeit (Feldman-Stewart et al., 2007; Ghosh et al., 2008; Hawley et al., 2008).

3.2.2.6 Faktenboxen

Eine weitere Möglichkeit, Nutzen und Schaden von unterschiedlichen Optionen gegenüberzustellen, sind Faktenboxen (Schwartz et al., 2007, 2009). Faktenboxen sind kompakte, tabellarische Darstellungen, meist im Umfang von ein bis zwei Seiten. Die Darstellungen zu Nutzen und Schaden können um kurze Erklärungen oder weiterführende Angaben (z. B. Einnahme- oder Warnhinweise) ergänzt werden. Wie der Auszug aus einer Faktenbox für das Beispiel mit *Example forte* aussehen könnte, ist in ▶ Tab. 3.2 dargestellt.

Faktenboxen sind durch ihr kompaktes Format gut geeignet, um im Prozess der gemeinsamen Entscheidungsfindung von Patient*innen und Gesundheitsprofessionen während der Konsultation genutzt zu werden (Giguere et al., 2012). Sie unterstützen durch die direkte Gegenüberstellung sowohl die Informationsvermittlung als auch das Klären der Präferenzen. Die Leitlinie evidenzbasierte Gesundheitsinformation gibt die offene Empfehlung, dass Faktenboxen ergänzend genutzt werden können (Lühnen et al., 2017).

Tab. 3.2: Beispiel für eine Faktenbox

	Menschen, die *Example forte* über zwei Wochen nehmen	Menschen, die ein Placebo über zwei Wochen nehmen
Kann *Example forte* helfen?		
Wie viele Menschen haben Juckreiz?	30 von 100	40 von 100
Wie viele Menschen haben einen sichtbaren Hautausschlag?	34 von 100	56 von 100
Welche Nebenwirkungen können durch Example forte auftreten?		
Wie viele Menschen haben Kopfschmerzen?	5 von 100	3 von 100
Wie viele Menschen haben Sehstörungen?	Sehstörungen können auftreten, zur Häufigkeit kann keine Aussage getroffen werden.	

Zwei Studien (Schwartz et al., 2007, 2009) haben positive Effekte hinsichtlich der Risikoeinschätzung und Verständlichkeit durch die ergänzende Nutzung von Faktenboxen im Vergleich zu Informationen alleine gezeigt. Insgesamt schien die Datenlage aber für eine stärkere Empfehlung zu unsicher.

Werden Nebenwirkungen von Medikamenten in Form von Faktenboxen statt in der üblichen Weise der Beipackzettel dargestellt, verbessert dies das Verständnis (Mühlbauer et al., 2018), insbesondere im Hinblick auf die Kausalität von Nebenwirkungen (vgl. ▶ Kap. 2.2.4). In einer weiteren Studie wurden die Unterschiede zwischen den Darstellungsformen der numerischen Angaben in einer Faktenbox, als natürliche Häufigkeiten (▶ Tab. 3.2), als Prozent oder als grafische Darstellung untersucht (Aubertin et al., 2023). Für Wissen und Risikoeinschätzung wurde kein Unterschied zwischen den Gruppen gezeigt. Es scheinen also alle Formate geeignet zu sein, um jeweils die Präferenzen der Adressat*innen berücksichtigen zu können.

3.2.2.7 Einsatz von Value Clarification Tools

Value Clarification Tools, also Instrumente zur Klärung persönlicher Werte und Präferenzen, werden insbesondere in DA verwendet. In der Leitlinie evidenzbasierte Gesundheitsinformation konnte keine Empfehlung zu dem Einsatz von *Value Clarification Tools* gegeben werden (Lühnen et al., 2017). Einbezogen wurden hier Studien, die ansonsten identische Informationen mit und ohne *Value Clarification Tools* miteinander verglichen haben. Es konnte nicht eindeutig gezeigt werden, ob *Value Clarification Tools* das Wissen der Studienteilnehmenden, die Verständlichkeit oder die Attraktivität der Informationen verbessern (Feldman-Stewart et al., 2006; Garvelink et al., 2014; O'Connor et al., 1999; Sheridan et al., 2010) oder Entscheidungskonflikte verringern können (Abhyankar et al., 2011; Achaval et al., 2012; Chumbley et al., 2002; Feldman-Stewart et al., 2012; Garvelink et al., 2014; O'Connor et al., 1999; Sheridan et al., 2010).

In einer systematischen Übersichtsarbeit zu dem neuesten Update der IPDAS Kriterien kommen die Autor*innen dagegen zu dem Schluss, dass Entscheidungshilfen eine eindeutige Methode zur Klärung von Wertvorstellungen und Präferenzen enthalten sollten (Witteman et al., 2021). In diese Arbeit wurden im Gegensatz zur Leitlinie auch Studien einbezogen, die Entscheidungshilfen oder Instrumente zur Präferenzklärung mit Informationen in unterschiedlichen Formaten, mit abweichenden Inhalten oder auch mit mündlichen Konsultationen verglichen haben. Damit Entscheidungen in Übereinstimmung mit den persönlichen Werten getroffen werden können, scheinen multikriterielle Entscheidungsanalysen besonders hilfreich zu sein (Witteman et al., 2021). Das sind Verfahren, in denen eine Vielzahl von Kriterien herangezogen wird, um in der Entscheidungsfindung unterschiedliche Optionen zu bewerten und gegeneinander abzuwägen (siehe auch ▶ Kap. 5, Patient*innenwerte und -präferenzen in gesundheitsbezogenen Entscheidungen).

3.2.2.8 Weitere Kriterien zu denen Forschungsbedarf besteht

Wie schon eingangs beschrieben, gibt es Kriterien bzw. Fragen zur Gestaltung von evidenzbasierten Gesundheitsinformationen und Entscheidungshilfen, die noch nicht ausreichend untersucht sind. Hierzu gehört der Einsatz von Bildern, ein häufig eingesetztes Element in Informationen und auf Webseiten. Bilder sollen den Leser*innen die Inhalte leichter zugänglich und besser erinnerbar machen und die Akzeptanz der Informationen steigern (Bol et al., 2015). Je nach Format werden Bilder mit einer unterschiedlichen Zielsetzung verwendet. Piktogramme, illustrierende Zeichnungen oder anatomische Bilder sollen die Inhalte des Textes ergänzen und erklären. Fotos, insbesondere von Personen, sollen dagegen Emotionen wecken und die Attraktivität und Glaubwürdigkeit der Informationen steigern (Bol et al., 2015). Zu keinem der Formate konnte die Leitlinie evidenzbasierte Gesundheitsinformation (Lühnen et al., 2017) eine eindeutige Empfehlung geben (▶ Tab. 3.1). Insbesondere bei Fotos von Personen spielen vermutlich Gender- und Diversitätsaspekte eine Rolle, so dass die Wirkung auf Nutzende unterschiedlich ausfallen kann. Das macht ein sorgfältiges Abwägen und die Testung der Information in der jeweiligen Adressat*innengruppe beim Einsatz von Bildern besonders wichtig. Unklar ist auch, inwieweit Bilder eine überzeugende Wirkung haben können. Daher wird hier weiterer Forschungsbedarf gesehen (Lühnen et al., 2017).

Ebenso besteht weiterer Forschungsbedarf zur Integration von Narrativen, also Erfahrungsberichten von Patient*innen. Hier konnte bereits gezeigt werden, dass die Verwendung in Gesundheitsinformationen eine überzeugende Wirkung haben und die Wahrnehmung der angegebenen Häufigkeiten von Nutzen und Schaden der Optionen verzerren kann (Bekker et al., 2013; Shaffer et al., 2021). Unklar ist, wie Narrative gestaltet sein müssen, damit sie nur gewünschte Wirkungen entfalten. Grundsätzlich gelten sie als leichter verständlich, besser erinnerbar und ansprechender als statistische Informationen (Bekker et al., 2013; Shaffer et al., 2021).

Aufgrund dieser offenen Fragen kann die Leitlinie evidenzbasierte Gesundheitsinformation (Lühnen et al., 2017) den Einsatz von Narrativen nicht empfehlen und auch in der aktuellsten Übersichtsarbeit aus der IPDAS Gruppe kommen die Autor*innen zu dem Schluss, dass die Evidenz nicht für eine Empfehlung von Narrativen als ein notwendiger Bestandteil von Entscheidungshilfen spricht (Shaffer et al., 2021).

3.2.3 Anwendung der Qualitätskriterien

Die Umsetzung der Qualitätskriterien erfordert grundlegende Kenntnisse in den Methoden der evidenzbasierten Medizin, was die Erstellung von Gesundheitsinformationen folgend den Kriterien erschwert. Da aber das Recht auf verständliche Informationen in den Patientenrechten verankert ist (Bundesgesetzblatt, 2013), der Wunsch nach Gesundheitsinformationen mit hoher Qualität besteht (Braun & Marstedt, 2014) und diese auch politisch gewollt sind (Bundesministerium für Gesundheit (BMG), 2017; Bundesministerium für Gesundheit und Frauen (BMGF), 2017), gibt es unterschiedliche Projekte, die sich mit der Qualität von Gesundheitsinformationen bzw. deren Steigerung beschäftigen. Neben der Einführung nationaler Gesundheitsportale (Österreich: https://www.gesundheit.gv.at; Deutschland: https://gesund.bund.de) und Projekten zur Umsetzung der Qualitätskriterien in der Erstellung von Gesundheitsinformationen (Lühnen et al., 2020), erfolgte auch die Entwicklung eines validierten Messinstrumentes zur Bewertung der Qualitätskriterien (Kasper et al., 2020). Die Bewertung von Gesundheitsinformationen mit einem einheitlichen Messinstrument kann einerseits durch die Erfassung des Ist-Zustandes Ausgangspunkt für die Verbesserung der Qualität von Gesundheitsinformationen sein, andererseits können Nutzer*innen darin unterstützt werden, die Qualität von Informationen zu beurteilen.

3.3 Bewertung von Gesundheitsinformationen

International liegt eine Vielzahl von unterschiedlichen Instrumenten zur Qualitätsbewertung von Gesundheitsinformationen vor. Eine systematische Übersicht identifizierte 27 teilweise validierte Bewertungsinstrumente, von denen jedoch keines auf den Kriterien der Leitlinie für evidenzbasierte Gesundheitsinformation basiert (Kasper et al., 2020).

3.3.1 Qualitätssiegel im Internet

Aktionsforum Gesundheitsinformation (afgis), ein Zusammenschluss verschiedener Krankenkassen, Fachgesellschaften, Kliniken, Selbsthilfegruppen und Anbieter*innen von Gesundheitsinformationen ermöglicht eine Zertifizierung nach Auskunft zu zehn Transparenzkriterien (Aktionsforum Gesundheitsinformationssystem (afgis) e. V., 2021). Dieser Zertifizierungsprozess ist kostenpflichtig und prüft im Wesentlichen nur Transparenzkriterien. Ein Rückschluss auf die inhaltliche Richtigkeit der Gesundheitsinformation des jeweiligen Anbieters ist durch diese Zertifizierung nicht gewährleistet. Ob die Kriterien validiert wurden, ist nicht berichtet (Kasper et al., 2020).

3.3.2 Instrumente zur Messung der Qualität von Gesundheitsinformationen

Die IPDAS Collaboration wurde bereits in ▶ Kap. 3.2.1.3 beschrieben und das *International Patient Decision Aid Standard instrument* (IPDASi) (Elwyn et al., 2009) in die Bewertung eingeschlossen.

Das Instrument wurde validiert, allerdings waren die Kriterien zu diesem Zeitpunkt nicht evidenzbasiert und es liegen keine Informationen zur Operationalisierung der Kriterien vor (Kasper et al., 2020).

Das *Ensuring Quality Information for Patients* (EQIP) Bewertungsinstrument erlaubt in unterschiedlichen Versionen die Beurteilung der Qualität von Gesundheitsinformationen (Charvet-Berard et al., 2008). Die letzte Version mit 36 Fragen bewertet die Teilgebiete *Content* (Inhalt), *Identification* (Transparenz) und *Structure* (Struktur) einer Gesundheitsinformation. Allerdings werden nicht alle Evidenzkriterien aus der Leitlinie abgefragt und die Operationalisierung der Kriterien bleibt unklar.

DISCERN (Charnock et al., 1999) wurde von einem Expertengremium als Instrument bzw. Hilfsmittel, entwickelt, um Nutzer*innen zu helfen, die Qualität von Gesundheitsinformationen zu Behandlungsmöglichkeiten einzuschätzen. Es wurde ursprünglich entwickelt, um die Qualität von gedruckten Gesundheitsinformationen einzuschätzen und besteht aus 15 Fragen sowie einer abschließenden Qualitätsbewertung. Es ist für jeden geeignet, der Informationen zu Behandlungsmöglichkeiten nutzt oder erstellt und kann auch nützlich für die Bewertung von Gesundheitsinformationen im Internet sein (Charnock et al., 1999). Online-Versionen des DISCERN-Instruments und des Handbuches sind über die Website (http://www.discern.de/index.htm) verfügbar. Die verwendeten Kriterien sind allerdings nicht evidenzbasiert (Kasper et al., 2020).

3.3.3 MAPPinfo (Mapping the Quality of Health Information)

MAPPinfo ist eine Abkürzung für *Mapping the Quality of Health Information* und steht für eine wissenschaftlich validierte Checkliste, mit der sich die Qualität von Gesundheitsinformationen beurteilen lässt (Kasper et al., 2023). Es ist das erste Instrument, das das Qualitätskonzept der Leitlinie evidenzbasierte Gesundheitsinformation operationalisiert und auch für Gesundheitsinteressierte ohne fachliche Vorkenntnisse anwendbar macht. Es wurde von Expert*innen für Gesundheitsinformationen entwickelt.

MAPPinfo soll dabei helfen, die Qualität von Gesundheitsinformationen kritisch zu beurteilen – auf einer wissenschaftlich fundierten Basis, aber möglichst anwendungsfreundlich. Die Checkliste soll dabei unterstützen, verlässliche Informationen auszumachen und die Stärken und Schwächen einzelner Informationen aufzuzeigen.

Die Checkliste steht in englischer und deutscher Sprache auf der Seite der Stiftung für Gesundheitswissen (https://www.stiftung-gesundheitswissen.de/mappinfo) frei zur Verfügung.

Für *wen* eignet sich die Checkliste?

MAPPinfo eignet sich grundsätzlich für alle Personen, die einordnen möchten, wie gut die Qualität bestimmter Gesundheitsinformationen ist. Es sind weder ein besonderes Training noch zusätzliche Recherchen erforderlich, um damit Gesundheitsinformationen zu bewerten. Die Checkliste kann sowohl im medizinischen Bereich Angehörige von Gesundheitsberufen unterstützen, verlässliche Gesundheitsinformationen zu erkennen, als auch in der Aus- und Weiterbildung für evidenzbasierte Gesundheitsinformationen sensibilisieren.

Was lässt sich mit der Checkliste überprüfen?

Mit der Checkliste lassen sich diejenigen Kriterien aus der Leitlinie evidenzbasierte Gesundheitsinformation (Lühnen et al., 2017) überprüfen, die sich direkt an einer Gesundheitsinformation erkennen lassen. Für die Bewertung geeignet sind alle Informationen, die zu einer Gesundheitsentscheidung informieren.

Die Checkliste umfasst dafür insgesamt 19 Fragen (▶ Tab. 3.3), mit denen vier Qualitätsaspekte bewertet werden können:

1. Definition: Inwieweit sind die Zielgruppe und das Ziel beschrieben?
2. Transparenz: Inwiefern sind Angaben zur Erstellung gemacht?
3. Inhalt: Inwieweit sind relevante Inhalte enthalten?
4. Präsentation: Inwiefern werden die Inhalte angemessen dargestellt?

Zu jeder Frage erklärt eine kurze Anleitung, wie diese bewertet werden kann. Bei vielen Fragen dient zusätzlich ein Best-Practice-Beispiel der verständlicheren Illustration.

MAPPinfo funktioniert als Screening-Instrument: Wenn die Kriterien aus der Checkliste

Tab. 3.3: Items der MAPPinfo-Checkliste (Kasper et al., 2023)

Kategorie	Items	Kriterien	trifft nicht zu	nicht erfüllt	teilw. erfüllt	umfassend erfüllt
Definition	D1	Die mit der GI adressierte Zielgruppe ist klar definiert.		o		o
	D2	Die GI erklärt, dass eine informierte Entscheidung zu einem konkreten Problem ermöglicht werden soll.		o	o	o
Transparenz	T1	Die Autorinnen und Autoren der GI sind genannt.		o	o	o
	T2	Die Finanzierungsquelle der GI wird offengelegt.		o		o
	T3	Eine Strategie zum Management von Interessenkonflikten wird offengelegt		o		o
	T4	Die GI lässt erkennen, wie aktuell sie ist.		o	o	o
	T5	Die Informationsquellen sind benannt.		o		o
	T6	Die systematischen Recherchestrategien sind transparent.		o	o	o
Inhalt	I1	Das gesundheitliche Problem wird erläutert.		o		o
	I2	Die Optionen werden genannt und erklärt.		o	o	o
	I3	Die Information macht Aussagen zur stochastischen Ungewissheit.		o		o
Präsentation & Inhalt	I4/P1	Der natürliche Verlauf/die Prävalenz der Erkrankung wird angemessen dargestellt.		o		o
	I5/P2	Der Nutzen wird angemessen dargestellt.		o		o
	I6/P3	Der Schaden wird angemessen dargestellt.		o		o
	I7/P4	Bei diagnostischen Problemstellungen: Informationen zur Testgüte werden angemessen dargestellt.	o	o		o
Präsentation	P5	Die GI verwendet durchgängig eine neutrale Sprache.		o		o
	P6	Die GI verwendet keine Narrative, die relevante Sachinformationen präsentieren.		o		o
	P7	Falls Grafiken enthalten in der GI sind: Die Grafiken sind angemessen gestaltet	o	o	o	o

3 Evidenzbasierte Entscheidungshilfen

Tab. 3.3: Items der MAPPinfo-Checkliste (Kasper et al., 2023) – Fortsetzung

Kategorie	Items	Kriterien	Beurteilung			
			trifft nicht zu	nicht erfüllt	teilw. erfüllt	umfassend erfüllt
	P8	Angaben zu Nutzen/Schaden werden mit komplementären Angaben ergänzt (Gain/Loss Framing).		o	o	o

Abkürzungen
D = Definition, T = Transparenz, I = Inhalt, P = Präsentation, GI = Gesundheitsinformation

erfüllt sind, lässt sich daraus ableiten, dass die Gesundheitsinformation grundsätzlich die Anforderungen aus der Leitlinie evidenzbasierte Gesundheitsinformation erfüllt. Wurde eine einzelne Information bewertet, lassen sich die Ergebnisse in einer Tabelle am Ende des Instrumentes darstellen. Wurden mehrere Informationen bewertet, um zu zeigen, wie die Informationslandschaft zu einer spezifischen Fragestellung oder einem Krankheitsbild aussieht, lassen sich die Ergebnisse auch grafisch darstellen (▶ Abb. 3.3). Der Anteil der grünen Flächen zeigt, wie gut bzw. zu welchem Anteil die Informationen – im Beispiel wurden n=70 bewertet – die Kriterien erfüllen.

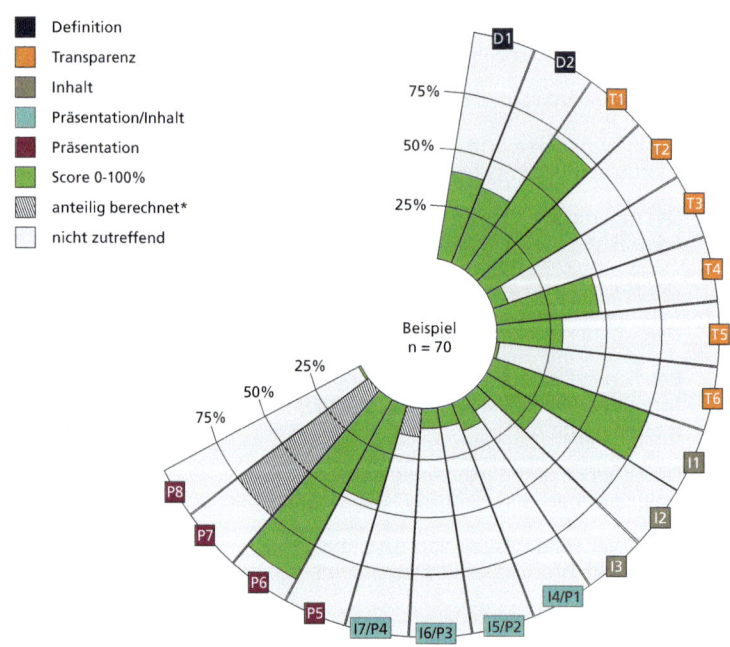

*I7/P4: Dieses Item trifft nur auf 50 von 70 Gesundheitsinformationen zu und wurde anteilig berechnet.
*P7: Dieses Item trifft nur auf 10 von 70 Gesundheitsinformationen zu und wurde anteilig berechnet.

Abb. 3.3: Beispiel für die grafische Ergebnisdarstellung MAPPinfo (Kasper et al., 2023)

3.4 Anwendung von evidenzbasierten Entscheidungshilfen für Patient*innen

Entscheidungshilfen dienen der Unterstützung bei Fragen die eigene Gesundheit betreffend. Sie können sowohl im Rahmen von Konsultationen als auch zur Vorbereitung darauf eingesetzt werden. Entscheidungshilfen können Patient*innen dabei unterstützen, eigene Vorlieben oder Bedürfnisse zu benennen und die persönliche Gesundheitssituation richtig einzuschätzen. In Bezug auf die getroffene Wahl erhöhen sie das Wissen der Teilnehmenden und verbessern die Genauigkeit in der Risikowahrnehmung. Im Entscheidungsprozess können Entscheidungshilfen bestehende Entscheidungskonflikte und die Unentschlossenheit in Bezug auf persönliche Werte verringern. Das meint, Patient*innen fühlen sich besser informiert und wissen besser, was für sie am wichtigsten ist. In einer aktuellen Übersichtsarbeit (Stacey et al., 2024) haben 200 Studien gezeigt, dass Entscheidungshilfen Patient*innen helfen, sich stärker an Entscheidungen ihre Gesundheit betreffend zu beteiligen, indem sie ihr Wissen und ihre Erwartungen in Bezug auf Nutzen und Schaden verbessern und eine für sie am besten entsprechende Option wählen. Die Studien zur Wirksamkeit von Entscheidungshilfen (Stacey et al., 2024) berichten über keine nachteiligen Auswirkungen auf die gesundheitlichen Ergebnisse oder Zufriedenheit von Patient*innen, sondern berichten eher von einer positiven Auswirkung auf die Arzt-Patientenkommunikation. Im Vergleich mit der üblichen Versorgung sind Patient*innen genauso zufrieden oder zufriedener mit ihrer Entscheidung, dem Entscheidungsprozess und/oder der Vorbereitung auf die Entscheidungsfindung.

Durch die Leitlinie für evidenzbasierte Gesundheitsinformationen (Lühnen et al., 2017) ist bereits eine gute Basis für qualitativ hochwertige Gesundheitsinformationen geschaffen. Auch bestätigen bisherige Studien die Vorteile des Einsatzes von evidenzbasierten Gesundheitsinformationen/Entscheidungshilfen. Durch die Qualitätsbeurteilung von Gesundheitsinformationen mit dem MAPPinfo-Bewertungsinstrument (Kasper et al., 2023) in verschiedenen Projekten in Deutschland und Österreich wird es immer umfassender möglich, die Qualität von vorhandenen Gesundheitsinformationen darzustellen.

Hier zeigt sich zunehmend, dass es eine dringende Änderung im Bewusstsein braucht, um die Erstellung und Verbreitung von evidenzbasierten qualitativ hochwertigen Gesundheitsinformationen zu forcieren.

3.5 Literatur

Aabakken, L., Baasland, I., Lygren, I., & Osnes, M. (1997). *Development and evaluation of written patient information for endoscopic procedures.* Endoscopy, 29(1), 23–26. https://doi.org/10.1055/s-2007-1004056

Abhyankar, P., Bekker, H. L., Summers, B. A., & Velikova, G. (2011). *Why values elicitation techniques enable people to make informed decisions about cancer trial participation.* Health Expectations, 14(Suppl 1), 20–32. https://doi.org/http://dx.doi.org/10.1111/j.1369-7625.2010.00615.x

Achaval, S., Fraenkel, L., Volk, R. J. et al. (2012). *Impact of educational and patient decision aids on decisional conflict associated with total knee arthroplasty.* Arthritis Care Res (Hoboken), 64(2), 229–237. https://doi.org/10.1002/acr.20646

Aktionsforum Gesundheitsinformationssystem (afgis) e. V. (2021). *Sich über Gesundheit im Internet informieren.* Zugriff am 31.08.2023 unter https://www.afgis.de/verbraucher/gesundheitsinformation/.

Ancker, J. S., Senathirajah, Y., Kukafka, R., & Starren, J. B. (2006). *Design features of graphs in health risk communication: a systematic review.* J Am Med Inform Assoc, 13(6), 608–618. https://doi.org/10.1197/jamia.M2115

Arbeitsgruppe GPGI. (2016). *Gute Praxis Gesundheitsinformation.* Z Evid Fortbild Qual Gesundhwes, 110–111, e1-e8. https://doi.org/10.1016/j.zefq.2016.01.004

Atkinson, N. L., Massett, H. A., Mylks, C. et al. (2011). *Assessing the impact of user-centered research on a clinical trial eHealth tool via counterbalanced research design.* J Am Med Inform Assoc, 18(1), 24–31. https://doi.org/10.1136/jamia.2010.006122

Aubertin, P., Frese, T., Kasper, J. et al. (2023). *Efficacy of Three Numerical Presentation Formats on Lay People's Comprehension and Risk Perception of Fact Boxes-A Randomized Controlled Pilot Study.* Int J Environ Res Public Health, 20(3), 2165. https://doi.org/10.3390/ijerph2003216

Bekker, H. L., Winterbottom, A. E., Butow, P. et al. (2013). *Do personal stories make patient decision aids more effective? A critical review of theory and evidence.* BMC Med Inform Decis Mak, 13(2), 9. https://doi.org/10.1186/1472-6947-13-s2-s9

Berry, D., Raynor, T., Knapp, P., & Bersellini, E. (2004). *Over the counter medicines and the need for immediate action: a further evaluation of European Commission recommended wordings for communicating risk.* Patient Educ Couns, 53(2), 129–134. https://doi.org/10.1016/s0738-3991(03)00111-3

Berry, D. C., Knapp, P., & Raynor, D. K. (2002). *Provision of information about drug side-effects to patients.* Lancet, 359(9309), 853–854. https://doi.org/10.1016/S0140-6736(02)07923-0

Berry, D. C., Knapp, P. R., & Raynor, T. (2011). *Is 15 per cent very common? Informing people about the risks of medication side effects.* International Journal of Pharmacy Practice, 10(3), 145–151. https://doi.org/10.1111/j.2042-7174.2002.tb00602.x

Berry, D. C., Raynor, D. K., & Knapp, P. (2003). *Communicating risk of medication side effects: an empirical evaluation of EU recommended terminology.* Psychology, Health & Medicine, 8(3), 251–263. https://doi.org/10.1080/1354850031000135704

Bol, N., Smets, E. M. A., Eddes, E. H. et al. (2015). *Illustrations enhance older colorectal cancer patients' website satisfaction and recall of online cancer information.* European Journal of Cancer Care, 24(2), 213–223. https://doi.org/https://doi.org/10.1111/ecc.12283

Braun, B., & Marstedt, G. (2014). *Partizipative Entscheidungsfindung beim Arzt: Anspruch und Wirklichkeit* In: Böcken, J., Braun, B., Meierjürgen, R. (Hrsg.) *Gesundheitsmonitor 2014. Bürgerorientierung im Gesundheitswesen* (S. 107–131). Gütersloh: Verlag Bertelsmann Stiftung.

Bundesgesetzblatt. (2013). *Gesetz zur Verbesserung der Rechte von Patientinnen und Patienten.* Köln: Bundesanzeiger(9), 277–282.

Bundesinstitut für Arzneimittel und Medizinprodukte (BfArM) (2007). *Wie sollen die Häufigkeiten für Nebenwirkungen in der Produktinformation angegeben werden?* Zugriff am 31.08.2023 unter http://www.paint-consult.com/fileadmin/editorial/downloads/z_textverlinkungen/guideline-einfluss/haeufigkeitsangaben_nebenwirkungen/Haeufigkeitsangaben_Nebenwirkungen_BfArM.pdf.

Bundesministerium für Gesundheit (BMG) (2017). *Allianz für Gesundheitskompetenz: Gemeinsame Erklärung des Bundesministeriums für Gesundheit, der Spitzenorganisationen im Gesundheitswesen und des Vorsitzlandes der Gesundheitsministerkonferenz der Länder zur Bildung einer Allianz für Gesundheitskompetenz.* Berlin.

Bundesministerium für Gesundheit und Frauen (BMGF) (2017). *Gesundheitsziel Österreich.* Zugriff am 31.08.2023 unter https://gesundheitsziele-oesterreich.at/website2017/wp-content/uploads/2018/08/gz_langfassung_2018.pdf.

Charles, C., & Gafni, A. (2014). *The vexing problem of defining the meaning, role and measurement of values in treatment decision-making.* J Comp Eff Res, 3(2), 197–209. https://doi.org/10.2217/cer.13.91

Charles, C., Gafni, A., & Whelan, T. (1997). *Shared decision-making in the medical encounter: what does it mean? (or it takes at least two to tango).* Soc Sci Med, 44(5), 681–692. https://doi.org/10.1016/s0277-9536(96)00221-3

Charnock, D., Shepperd, S., Needham, G., & Gann, R. (1999). *DISCERN: an instrument for judging the quality of written consumer health information on treatment choices.* J Epidemiol Community Health, 53(2), 105–111. https://doi.org/10.1136/jech.53.2.105

Charvet-Berard, A. I., Chopard, P., & Perneger, T. V. (2008). *Measuring quality of patient information documents with an expanded EQIP scale.* Patient Educ Couns, 70(3), 407–411. https://doi.org/10.1016/j.pec.2007.11.018

Chumbley, G. M., Hall, G. M., & Salmon, P. (2002). *Patient-controlled analgesia: what information does the patient want?* J Adv Nurs, 39(5), 459–471. https://doi.org/10.1046/j.1365-2648.2002.02311.x

Daraz, L., Morrow, A. S., Ponce, O. J. et al. (2019). *Can Patients Trust Online Health Information? A*

Meta-narrative Systematic Review Addressing the Quality of Health Information on the Internet. J Gen Intern Med, 34(9), 1884–1891. https://doi.org/10.1007/s11606-019-05109-0

Elwyn, G., O'Connor, A., Stacey, D. et al. (2006). *Developing a quality criteria framework for patient decision aids: online international Delphi consensus process.* BMJ, 333(7565), 417. https://doi.org/10.1136/bmj.38926.629329.AE

Elwyn, G., O'Connor, A. M., Bennett, C. et al. (2009). *Assessing the quality of decision support technologies using the International Patient Decision Aid Standards instrument (IPDASi).* PLoS One, 4(3), e4705. https://doi.org/10.1371/journal.pone.0004705

Feldman-Stewart, D., Brennenstuhl, S., Brundage, M. D., & Roques, T. (2006). *An explicit values clarification task: Development and validation.* Patient Education and Counseling. 63(3), 350–356. https://doi.org/http://dx.doi.org/10.1016/j.pec.2006.04.001

Feldman-Stewart, D., Brundage, M. D., & Zotov, V. (2007). *Further insight into the perception of quantitative information: judgments of gist in treatment decisions.* Med Decis Making, 27(1), 34–43. https://doi.org/10.1177/0272989x06297101

Feldman-Stewart, D., Tong, C., Siemens, R. et al. (2012). *The impact of explicit values clarification exercises in a patient decision aid emerges after the decision is actually made: evidence from a randomized controlled trial.* Med Decis Making, 32(4), 616–626. https://doi.org/10.1177/0272989x11434601

Garvelink, M. M., ter Kuile, M. M., Stiggelbout, A. M., & de Vries, M. (2014). *Values clarification in a decision aid about fertility preservation: does it add to information provision?* BMC Med Inform Decis Mak, 14, 68. https://doi.org/10.1186/1472-6947-14-68

General Medical Council. (2020). *Decision making and consent.* Zugriff am 31.08.2023 unter https://www.gmc-uk.org/ethical-guidance/ethical-guidance-for-doctors/consent.

Ghosh, K., Crawford, B. J., Pruthi, S. et al. (2008). *Frequency format diagram and probability chart for breast cancer risk communication: a prospective, randomized trial.* BMC Womens Health, 8, 18. https://doi.org/10.1186/1472-6874-8-18

Giguere, A., Légaré, F., Grad, R. et al. (2012). *Decision boxes for clinicians to support evidence-based practice and shared decision making: the user experience.* Implementation Science, 7(1), 72. https://doi.org/10.1186/1748-5908-7-72

Griebler, R., Straßmayr, C., Mikšová, D. et al. (2021). *Gesundheitskompetenz in Österreich: Ergebnisse Der Österreichischen Gesundheitskompetenzerhebung HLS19-AT.* Wien: Bundesministerium für Soziales, Gesundheit, Pflege und Konsumentenschutz.

Hawley, S. T., Zikmund-Fisher, B., Ubel, P. et al. (2008). *The impact of the format of graphical presentation on health-related knowledge and treatment choices.* Patient Educ Couns, 73(3), 448–455. https://doi.org/10.1016/j.pec.2008.07.023

International Patient Decision Aid Standards (IPDAS) Collaboration (2017). *IPDAS. What are patient decision aids?* Zugriff 31.08.2023 unter http://ipdas.ohri.ca/what.html.

Kasper, J., Lühnen, J., Hinneburg, J. et al. (2020). *MAPPinfo, mapping quality of health information: study protocol for a validation study of an assessment instrument.* BMJ Open, 10(11), e040572. https://doi.org/10.1136/bmjopen-2020-040572

Kasper, J., Lühnen, J., Hinneburg, J. et al. (2023). *MAPPinfo - mapping quality of health information: validation study of an assessment instrument.* PLoS One 18(10): e0290027. https://doi.org/10.1371/journal.pone.0290027

Knapp, P., Gardner, P. H., Carrigan, N. et al. (2009). *Perceived risk of medicine side effects in users of a patient information website: a study of the use of verbal descriptors, percentages and natural frequencies.* Br J Health Psychol, 14(3), 579–594. https://doi.org/10.1348/135910708x375344

Knapp, P., Raynor, D. K., & Berry, D. C. (2004). *Comparison of two methods of presenting risk information to patients about the side effects of medicines.* Qual Saf Health Care, 13(3), 176–180. https://doi.org/10.1136/qhc.13.3.176

Knapp, P., Raynor, D. K., Woolf, E. et al. (2009). *Communicating the risk of side effects to patients: an evaluation of UK regulatory recommendations.* Drug Saf, 32(10), 837–849. https://doi.org/10.2165/11316570-000000000-00000

Lauberger, J., & Lühnen, J. (2021). *Social Media als Datenquelle für Studien in den Pflege- und Gesundheitswissenschaften.* Pflege, 34(2), 120–121. https://doi.org/10.1024/1012-5302/a000795

Lühnen, J., Albrecht, M., Mühlhauser, I., & Steckelberg, A. (2017). *Leitlinie evidenzbasierte Gesundheitsinformation.* Zugriff am 31.08.2023 unter http://www.leitlinie-gesundheitsinformation.de/.

Lühnen, J., Berger-Höger, B., Haastert, B. et al. (2020). *Efficacy of a training programme to support the application of the guideline evidence-based health information: study protocol of a randomised controlled trial.* Trials, 21(1), 425. https://doi.org/10.1186/s13063-020-04287-1

Man-Son-Hing, M., O'Connor, A. M., Drake, E. et al. (2002). *The effect of qualitative vs. quantitative presentation of probability estimates on patient decision-making: a randomized trial.* Health Expect, 5(3), 246–255. https://doi.org/10.1046/j.1369-6513.2002.00188.x

Marbach-Breitrück, E., Mibs, M., & Grimm, M. (2023). Anforderungen an gute Gesundheitsinformationen für die Arztpraxis – Ergebnisse einer quantitativen Befragung niedergelassener Hausärztinnen und -ärzte [Poster]. 24. Jahrestagung des Netzwerks Evidenzbasierte Medizin. Potsdam. https://doi.org/10.3205/23ebm084

Marteau, T. M., Dormandy, E., & Michie, S. (2001). *A measure of informed choice*. Health Expect, 4(2), 99–108. https://doi.org/10.1046/j.1369-6513.2001.00140.x

Martin, R. W., Brogård Andersen, S., O'Brien, M. A. et al. (2021). *Providing Balanced Information about Options in Patient Decision Aids: An Update from the International Patient Decision Aid Standards*. Med Decis Making, 41(7), 780–800. https://doi.org/10.1177/0272989x211021397

Mühlbauer, V., & Mühlhauser, I. (2015). *Understanding adverse drug reactions in package leaflets - an exploratory survey among health care professionals*. BMC Health Serv Res, 15, 505. https://doi.org/10.1186/s12913-015-1160-1

Mühlbauer, V., Prinz, R., Mühlhauser, I., & Wegwarth, O. (2018). *Alternative package leaflets improve people's understanding of drug side effects- A randomized controlled exploratory survey*. PLoS One, 13(9), e0203800. https://doi.org/10.1371/journal.pone.0203800

Natter, H. M., & Berry, D. C. (2005). *Effects of presenting the baseline risk when communicating absolute and relative risk reductions*. Psychology, Health & Medicine, 10(4), 326–334. https://doi.org/10.1080/13548500500093407

Nilsen, E. S., Myrhaug, H. T., Johansen, M. et al. (2006). *Methods of consumer involvement in developing healthcare policy and research, clinical practice guidelines and patient information material*. Cochrane Database Syst Rev, 2006(3), Cd004563. https://doi.org/10.1002/14651858.CD004563.pub2

O'Connor, A. M., Wells, G. A., Tugwell, P. et al. (1999). *The effects of an ›explicit‹ values clarification exercise in a woman's decision aid regarding postmenopausal hormone therapy*. Health Expect, 2(1), 21–32. https://doi.org/10.1046/j.1369-6513.1999.00027.x

O´Connor, A., & Jacobsen, M. J. (2003). *Workbook on Developing and Evaluating Patient Decision Aids*. Zugriff am 07.10.2023 unter https://decisionaid.ohri.ca/docs/develop/develop_da.pdf.

Österreichische Plattform Gesundheitskompetenz. (2020). *Gute Gesundheitsinformation Österreich*. Zugriff am 31.08.2023 unter https://oepgk.at/gute-gesundheitsinformation-oesterreich/.

Posch, N., Horvath, K., Wratschko, K. et al. (2020). *Written patient information materials used in general practices fail to meet acceptable quality standards*. BMC Family Practice, 21(1), 23. https://doi.org/10.1186/s12875-020-1085-6

Reyna, V. F., & Brainerd, C. J. (2008). *Numeracy, ratio bias, and denominator neglect in judgments of risk and probability*. Learning and Individual Differences, 18(1), 89–107. https://doi.org/http://dx.doi.org/10.1016/j.lindif.2007.03.011

Rummer, A., & Scheibler, F. (2016). *Patientenrechte: Informierte Entscheidung als patientenrelevanter Endpunkt*. Dtsch Arztebl International, 113(8), A-322 / B-272 / C-272.

Sackett, D. L., Rosenberg, W. M. C., Gray, J. A. M. et al. (1996). *Evidence based medicine: what it is and what it isn't*. BMJ, 312(7023), 71–72. https://doi.org/10.1136/bmj.312.7023.71

Schwartz, L. M., Woloshin, S., Black, W. C., & Welch, H. G. (1997). *The role of numeracy in understanding the benefit of screening mammography*. Ann Intern Med, 127(11), 966–972. https://doi.org/10.7326/0003-4819-127-11-199712010-00003

Schwartz, L. M., Woloshin, S., & Welch, H. G. (2007). *The drug facts box: providing consumers with simple tabular data on drug benefit and harm*. Med Decis Making, 27(5), 655–662. https://doi.org/10.1177/0272989x07306786

Schwartz, L. M., Woloshin, S., & Welch, H. G. (2009). *Using a drug facts box to communicate drug benefits and harms: two randomized trials*. Ann Intern Med, 150(8), 516–527. https://doi.org/10.7326/0003-4819-150-8-200904210-00106

Shaffer, V. A., Brodney, S., Gavaruzzi, T. et al. (2021). *Do Personal Stories Make Patient Decision Aids More Effective? An Update from the International Patient Decision Aids Standards*. Medical Decision Making, 41(7), 897–906. https://doi.org/10.1177/0272989x211011100

Shea, B. J., Reeves, B. C., Wells, G. et al. (2017). *AMSTAR 2: a critical appraisal tool for systematic reviews that include randomised or non-randomised studies of healthcare interventions, or both*. BMJ, 358, j4008. https://doi.org/10.1136/bmj.j4008

Sheridan, S. L., Griffith, J. M., Behrend, L. et al. (2010). *Effect of adding a values clarification exercise to a decision aid on heart disease prevention: a randomized trial*. Med Decis Making, 30(4), E28–39. https://doi.org/10.1177/0272989x10369008

Skivington, K., Matthews, L., Simpson, S. A. et al. (2021). *A new framework for developing and evaluating complex interventions: update of Medical Research Council guidance*. BMJ, 374, n2061. https://doi.org/10.1136/bmj.n2061

Stacey D., Lewis K. B., Smith M. et al. (2024) *Decision aids for people facing health treatment or screening decisions*. Cochrane Database Syst Rev, 1(1), CD001431. https://doi.org/10.1002/14651858.CD001431.pub6

Synnot, A., Hill, S., Jauré, A. et al. (2022). *Broadening the diversity of consumers engaged in guidelines: a scoping review.* BMJ Open, 12(6), e058326. https://doi.org/10.1136/bmjopen-2021-058326

Trevena, L. J., Bonner, C., Okan, Y. et al. (2021). *Current Challenges When Using Numbers in Patient Decision Aids: Advanced Concepts.* Med Decis Making, 41(7), 834–847. https://doi.org/10.1177/0272989x21996342

Wegwarth, O., Gigerenzer, G. (2018). *US gynecologists' estimates and beliefs regarding ovarian cancer screening's effectiveness 5 years after release of the PLCO evidence.* Sci Rep8, 17181. https://doi.org/10.1038/s41598-018-35585-z

Witteman, H. O., Ndjaboue, R., Vaisson, G. et al. (2021). *Clarifying Values: An Updated and Expanded Systematic Review and Meta-Analysis.* Med Decis Making, 41(7), 801–820. https://doi.org/10.1177/0272989x211037946

Zhang, Y., Sun, Y., & Xie, B. (2015). *Quality of health information for consumers on the web: A systematic review of indicators, criteria, tools, and evaluation results.* Journal of the Association for Information Science and Technology, 66(10), 2071–2084. https://doi.org/https://doi.org/10.1002/asi.23311

Zschorlich, B., Wiegard, B., Warthun, N., & Koch, K. (2023). *Health information for hard-to-reach target groups: A qualitative needs assessment.* Z Evid Fortbild Qual Gesundhwes, 179, 8–17. https://doi.org/10.1016/j.zefq.2023.03.012

4 Decision Coaching Skills

Simone Kienlin und Jürgen Kasper

4.1 Vorbemerkungen

In diesem Beitrag wollen wir näher darauf eingehen, welche Fertigkeiten Gesundheitsfachberufe benötigen, um Decision Coaching durchführen zu können. Wir haben selbst über mehr als 20 Jahre selbst zum Thema Shared Decision Making geforscht, publiziert, trainiert und gelehrt. Ob Patient*innen wirklich erleben, dass sie informierte Entscheidungen über die eigene Gesundheit treffen können, ist nicht allein eine Frage der kommunikativen Fertigkeiten der Behandelnden. Grundlegend sind dafür auch Einstellungen, wie die Anerkennung des Wissens, das Patient*innen über sich selbst haben und deren Fähigkeit, relevante Informationen zu verstehen und zu verarbeiten. Die Fertigkeiten, welche in diesem Kapitel beschrieben werden, fallen auf fruchtbaren Boden, wenn Decision Coaches selbst den Wunsch haben, ihr Wissen zu teilen und größtmögliche Transparenz herzustellen.

In Deutschland wurde früh der Begriff partizipative Entscheidungsfindung etabliert. Wir haben diesen Begriff nie verwendet, weil er zu kompliziert, lateinisch und zu wenig verbraucherfreundlich ist. Auch um deutlich zu machen, dass wir uns positiv zum von vielen internationalen Forschergruppen geprägten Begriff Shared Decision Making verhalten und uns zur Begegnung mit den Patient*innen auf Augenhöhe bekennen, verwenden wir auch in diesem Kapitel den Begriff Shared Decision Making (▶ Kap. 1, Das Konzept von Decision Coaching).

4.2 Coaching ist nicht-direktive Beratung

Das Decision Coaching kontrastiert den vorherrschenden Stil der Beratung von Patient*innen im Gesundheitssystem. Der immer noch vorherrschende Stil ist in einer langen Tradition des Rollenverständnisses von Gesundheitsexpert*innen und Patient*innen verankert und lässt sich daher nur langsam verändern. Wesentliche Kennzeichen sind die unantastbare Autorität der Gesundheitsexpert*innen, der annähernd bedingungslos vertraut wird, die Unterwerfung und der Gehorsam der Patient*innen sowie das Informationsmonopol auf Expert*innenseite. Das Modell lebt von der Idee, dass das Wissen um die beste Lösung für einzelne Patient*innen den Expert*innen vorbehalten ist.

Im Kern hat der nicht-direktive Beratungsansatz eine andere Grundannahme, nämlich, dass der Prozess, den die ratsuchende Person aus eigenen Stücken durchläuft, ohne externe Steuerung zielführend ist. Die Lösung liegt in der ratsuchenden Person, die nur Hilfe dabei braucht, daran zu glauben und sich selbst den Raum für die Klärung zuzugestehen. Im nicht-direktiven Beratungsmodell weiß der Decision Coach nicht, was das Beste für die ratsuchende Person ist. Er konzentriert sich auf die Rolle eines emphatischen Ermunterers, zutiefst interessiert und unerschütterlich im Glauben, dass die ratsuchende Person selbst den Schlüssel zur Lösung hat. Statt Antworten zu geben, geben nicht-direktiv Beratende dem Gespräch mit reflexiven Fragen eine Richtung. Reflexive Fragen sind geeignet, um die Patient*innen zu ermutigen, über die eigenen Werte, Herausforderungen und Bestrebungen nachzudenken. Reflexive Fragen sind oft so konstruiert, dass sie Überraschungsmomente enthalten und neue Ideen generieren. Dies geschieht mit der Intention, den Raum der potenziellen Möglichkeiten zu vergrößern.

Nicht-direktive Beratung ist eine wirkungsstarke Interventionsform, die in vielen Bereichen des Coachings und der Individual- und Familienpsychotherapie Anwendung findet. Oft treten Effekte nach sehr viel kürzerer Zeit ein, verglichen mit traditionellen Beratungs- und Therapieansätzen (IQWIG 2017). Theoretisch fußt die nicht-direktive Beratung im mehr oder weniger radikalem Konstruktivismus und einer biologischen Theorie der Autonomie. Maturana und Varela definieren Organismen (ob Mikroben oder Menschen) als autopoietisch (Varela 1974). Dieser Begriff wird mit der Kompetenz zur Selbstorganisation und deren Nichtinstruierbarkeit definiert. Demnach würde man, selbst wenn man es versuchen würde, einen anderen Organismus nicht mit einer Instruktion, einem Eingriff ins System, verändern können. Ein solcher Versuch würde auf die Beschädigung oder Zerstörung des Organismus hinauslaufen. Das bedeutet z. B. ganz praktisch, dass man die zur Kenntnisnahme von Information bei seinem Gegenüber nicht erzwingen kann. Etwas anderes ist es, wenn die*der Kommunikationspartner*in ohnehin Informationen sucht und verarbeitet.

Es ist diese radikale Theorie, welche die positive, akzeptierende und nicht urteilende Haltung des nicht-direktiv Beratenden motiviert.

4.3 Unser Zugang zur Definition der Decision Coaching-Fertigkeiten

In Norwegen wurde das Shared Decision Making-Konzept spät entdeckt (Kasper et al., 2017; Nylenna, 2015). Allerdings hat man Shared Decision Making hier von Anfang an als einen interprofessionellen Prozess konzipiert, der mit großer Selbstverständlichkeit auch von Pflegefachpersonen durchgeführt werden kann (Kienlin et al., 2020). Diese Beobachtung stützt den Eindruck, dass aufgrund der Verschiebung von Rollen und Zuständigkeiten zwischen den Gesundheitsprofessionen, die Unterscheidung zwischen den Begriffen Decision Coaching und Shared Decision Making mehr und mehr verschwimmt. Da Decision Coaching zumindest ein Teil eines Shared Decision Making-Prozesses ist, zuweilen aber sogar die Entscheidung miteinschließt, beziehen sich die im Folgenden erklärten Fertigkeiten auf dasselbe Qualitätskonzept, welches international für Shared Decision Making etabliert ist. MAPPIN'SDM (The Multifocal APProach to the Sharing IN the Shared Decision Making, Kasper et al., 2012; Kienlin et al., 2017) ist gleichzeitig Messinventar, bestehend aus fünf Messkalen für Shared Decision Making, und umfassendes Qualitätskonzept für Patient*innenbeteiligung an gesundheitlichen Entscheidungen. Die elf Indikatoren, die im Beobachtermanual detailliert beschrieben werden, können sowohl als Qualitätskriterien als auch als Beschreibung von Shared Decision Making-Fertigkeiten gelesen werden. Zusammen mit einigen zusätzlichen Fertigkeiten, die wir weiter unten ergänzen werden, sind die im MAPPIN'SDM Manual beschriebenen Shared Decision Making-Schritte gleichzeitig auch Handlungsanleitung für das Decision Coaching.

Wenn Decision Coaching eine Leistung ist, die einen Shared Decision Making-Prozess ergänzt oder flankiert, geht es für den Decision Coach, zusätzlich zu den an vielen anderen Stellen beschriebenen Shared Decision Making-Fertigkeiten, darum, das Decision Coaching-Angebot sinnvoll in den Kontext des laufenden Entscheidungsprozesses einzupassen. Dazu gehört vor allem festzustellen, inwieweit die ratsuchende Person sich schon entschieden hat, und die Beratung an die verbleibenden Bedarfe der ratsuchenden Person anzupassen. Während z. B. die eine Patientin noch nicht genügend Information erhalten hat, oder womöglich noch nicht verstanden hat, warum überhaupt eine Entscheidung ansteht, fällt es dem anderen Patienten vielleicht schwer, sich über die eigenen Präferenzen klarzuwerden. D. h., dass die Fertigkeiten des Decision Coaches darin bestehen, entlang der Chronologie der Entscheidungsschritte Beratungsbedarf zu explorieren und gegebenenfalls zu decken.

4.4 Decision Coaching-Fertigkeiten entlang der Chronologie der Entscheidung

Der Ablauf eines Entscheidungsprozesses im Shared Decision Making ist im hohen Maße nach rationalen bzw. logischen Gesichtspunkten strukturiert. Die empfohlenen Schritte folgen dem gesunden Menschenverstand. Auch wenn in verschiedenen Quellen unterschiedliche Anzahlen von Schritten (drei bis sechs) angegeben werden (Elwyn et al., 2017; Stiggelbout et al., 2015), ist man sich international doch weitgehend darüber einig, wie Shared Decision Making ablaufen soll (Bomhof-Roordink et al., 2019; Makoul & Clayman, 2006). Kurz gesagt soll Shared Decision Making Patient*innen zunächst ermuntern und dann durch gute Information und deren Diskussion befähigen, informiert und in Übereinstimmung mit den eigenen Werten über die eigene Gesundheit selbst zu entscheiden.

4.4.1 Schritt 1 – Problemdefinition: Warum muss eine Entscheidung getroffen werden

In diesem Schritt des Shared Decision Making-Prozesses geht es darum, ein gemeinsames Verständnis darüber zu entwickeln, welches konkrete Problem einen Entscheidungsbedarf indiziert und warum. Um dies zu verstehen, braucht man zunächst einen diagnostischen Befund oder den Anlass für eine eventuelle Untersuchung. Man muss aber auch verstehen, welches Risiko diese Situation impliziert, damit ist gemeint, was passieren könnte und mit welcher Wahrscheinlichkeit. Schließlich handelt dieser erste Schritt auch davon klarzustellen, mit welchem möglichen Ziel eine Entscheidung getroffen werden kann.

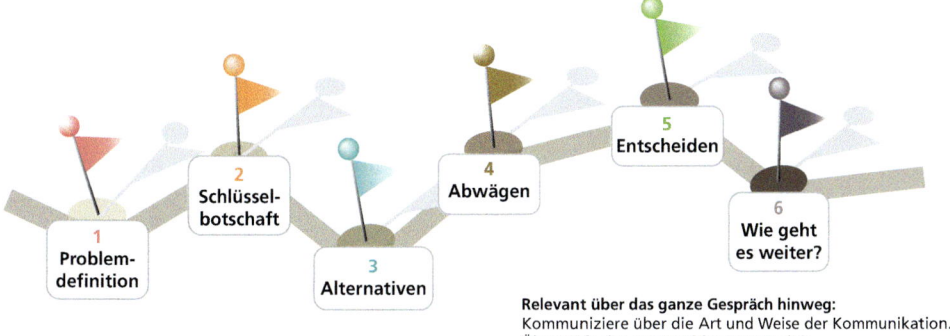

Abb. 4.1: Chronologie des Entscheidungsfindungsprozesses: Die sechs Schritte zum Shared Decision Making (Malika Kasper, Rosarot Design, Norwegen)

Geht es angesichts des Gesundheitsproblems um die Reduktion eines damit verbundenen Risikos oder geht es um eine Behandlung mit dem Ziel einer Heilung oder Linderung. Oder geht es um die nähere Bestimmung eines möglichen Risikos und damit im weiteren Sinne um die Frage der Auswahl zwischen diagnostischen Maßnahmen?

Die Aufgabe des Decision Coaches ist es, durch offene Fragen zu ermitteln, inwieweit Patient*innen die Problemstellung verstanden haben, die eine Entscheidung erfordert, und welche Informationen die Patient*innen noch brauchen. Sodann gilt es, die Patient*innen entweder gründlich über das Problem zu informieren oder zum Schritt 2 weiterzuleiten.

> **Beispiele**
>
> - »Erzählen Sie mir von der Entscheidung, vor der Sie stehen.«
> - »Warum muss gerade jetzt eine Entscheidung getroffen werden?«
> - »Worauf wird die Entscheidung abzielen?«

4.4.2 Schritt 2 – Schlüsselbotschaft: Warum sollte sich die Patientin oder der Patient am Treffen dieser Entscheidung beteiligen

Eine Prämisse für die Beteiligung von Patient*innen am Treffen einer gesundheitsbezogenen Entscheidung ist, dass beide – Behandelnde und Patient*innen – verstehen, warum Patient*innen bei der Abwägung der betreffenden Entscheidung leitend sein sollten. Mit der Schlüsselbotschaft erhalten Patient*innen die Begründung dafür und außerdem eine Einladung. Es geht zum einen darum, Patient*innen die Illusion zu nehmen, dass Expert*innen für sie eine Antwort bereithalten. Es kann für Expert*innen für Medizin und Pflege schwierig sein, dies einzuräumen. Sind sie nicht durch Ausbildung und Erfahrung in der Position zu wissen, was für Patient*innen das Beste ist? Das zumindest impliziert das paternalistische Kommunikationsmodell, welches vom Shared Decision Making abgelöst werden soll. Allerdings ist es nicht das Wissen um die medizinischen Zusammenhänge und Wirkungsweisen von Therapien, das für die

Auswahl des richtigen Weges qualifiziert. Das entscheidende Wissen haben nur die Patient*innen selbst, nämlich die Antwort auf die Frage »Was ist mir wichtig?«. Obwohl alle gesund werden oder zumindest überleben wollen, unterscheiden sich Menschen darin, welchen Preis zu zahlen sie bereit sind und wie sie die Wichtigkeit von Zielen rangieren. Wenn der Zugewinn einer kurzen Überlebenszeit – das Hinauszögern des Todes – nur mit hochinvasiven Maßnahmen ermöglicht werden kann, werden Menschen sehr individuell und in einer für das Gesundheitspersonal schwer vorhersehbaren Weise entscheiden. Schritt 2 erfordert nicht mehr als die bloße und unmissverständliche Feststellung, dass die ratsuchende Person in dieser Situation die/der Träger*in des entscheidenden Wissens ist, nicht die medizinischen Expert*innen.

> **Beispiele**
>
> Die Verhinderung von Anfällen, Krankheitsschüben (wie bei der Multiplen Sklerose) oder Ansteckung (wie bei der Covid-19 Pandemie) erscheint auf den ersten Blick leicht als Ergebnis von Gesundheitsmaßnahmen, auf die niemand verzichten wollen würde. Betrachtet man jedoch die tatsächliche Wahrscheinlichkeit, einen solchen Gesundheitsgewinn, im Vergleich zu den Nebenwirkungen und Schäden, die man durch eine Behandlung erfährt, zu erleben, ist kaum eine Entscheidung selbstverständlich. So können bspw. nur ca. 9 % der Patient*innen mit Multipler Sklerose eine Verbesserung durch Immuntherapie vorweisen, während eine sehr häufige Nebenwirkung der Behandlung wöchentlich grippeartige Symptome sind. Ein Decision Coach könnte sagen:
>
> - »Es ist aus dem medizinischen Fachwissen heraus nicht möglich, mit Sicherheit zu sagen, welche der verfügbaren Handlungsalternativen zur Beantwortung des bestehenden Problems für Sie die beste ist.«
> - »Es wird am Ende entscheidend sein, was die verschiedenen Vorteile und Nachteile, die mit den einzelnen Alternativen einhergehen, für Sie persönlich bedeuten.«
> - »Es gibt hier kein Rezept, das für alle gleichermaßen passt, und was gut für den einen ist, kann ungünstig für den anderen sein.«
>
> Der Decision Coach versucht, durch offene Fragen zu ermitteln, inwieweit die ratsuchende Person diese Schlüsselbotschaft verinnerlicht hat, und gibt gegebenenfalls an dieser Stelle Unterstützung. Zum Beispiel könnte sich die Frage eignen:
>
> - »Welche Vorteile sehen Sie darin, die Entscheidung über XYZ selbst in die Hand zu nehmen?«

4.4.3 Schritt 3 – Alternativen: Die Vermittlung der Alternativen/ evidenzbasierte Gesundheitsinformation

Das Herzstück des Entscheidungsprozesses beim Shared Decision Making ist die Aufklärung der Patient*innen über alle verfügbaren Handlungsalternativen inklusive dessen, was man über den jeweiligen Nutzen und Schaden weiß. In diesen Teilprozess sind drei Fertigkeiten involviert. Zum einen erfordert die Information, um bestmöglich rezipiert zu werden, eine gute *Struktur*, welche, einmal früh im Gespräch angelegt, durchgehend beibehalten wird. Wer es vermag, diese Struktur im Dialog herzustellen oder auf andere Weise gut auf die Patient*innen abzustimmen, beherrscht die Fertigkeit gut. Z. B. kann der Decision Coach die Perspektive der ratsuchenden Person einnehmen und die Aufzählung der Möglichkeiten mit der der ratsuchenden Person schon vertrauten Option beginnen. Bei umfangreichen Listen kann die Verwendung von Symbolen oder Attributen, die Kommunikation strukturieren. Z. B. könnte ein Set aus vier Handlungsmöglichkeiten (Chirurgie, Bestrahlung, Medikamente, Abwarten) mit bunten Stiften verdeutlicht werden.

Weiterhin erfordert dieser Teilprozess die Darstellung aller Optionen, einschließlich der Option, nichts zu tun, mit Nutzen und Schaden in einer balancierten Form. Mit »alle Optionen« ist gemeint, alle im betreffenden Gesundheitssystem verfügbaren Optionen, auch wenn die betreffende Einrichtung nicht unbedingt alle diese Optionen anbietet und Patient*innen eventuell eine Behandlung wählen könnten, die in einer anderen Einrichtung durchgeführt wird. Es geht hier darum, bei der Informationsvermittlung nicht der Entscheidung bereits vorzugreifen, indem entweder die Information einseitig oder unvollständig gegeben oder mit Empfehlungen oder anderen Wertungen versehen wird. Auch die Wiedergabe der Empfehlung einer wissenschaftlichen Leitlinie an dieser Stelle ist nicht probat. Eine Leitlinienempfehlung basiert im besten Falle auf dem systematischen Vergleich verschiedener Optionen. Dabei werden alle relevanten Forschungsartikel zugrunde gelegt. Zusätzlich wird oft von Expert*innen ein Vergleichsparameter bestimmt, die verringerte Anzahl von Krankheitsschüben bei der Multiplen Sklerose oder Überlebensmonate beim Lungenkrebs. Auch eine gute evidenzbasierte Leitlinie informiert nicht unbedingt über die für die Betroffenen relevanten Zielparameter. Z. B. finden viele Multiple Sklerose-Patient*innen die Information über die Zunahme der Behinderungen viel wichtiger als diejenige über die Anzahl von Krankheitsschüben. Wie man sieht, kann die balancierte und vollständige Darstellung der Information zu Nutzen und Schaden aus verschiedenen Gründen anspruchsvoll sein.

Hinzu kommt eine dritte Fertigkeit, ohne die Decision Coaching nicht gelingen kann: Die Berücksichtigung der *evidenzbasierten Kriterien für die Vermittlung von evidenzbasierter Gesundheitsinformation* (Lühnen et al., 2017). Decision Coaches müssen nicht nur sicherstellen, dass die Informationen, die sie weitergeben, inhaltlich richtig und durch Forschung dokumentiert sind, sondern auch, dass die Art und Weise wie die Informationen präsentiert werden, den geltenden Empfehlungen entsprechen. Solche Empfehlungen gibt die Leitlinie evidenzbasierte Gesundheitsinformation (Lühnen et al., 2017) (▶ Kap. 3, Evidenzbasierte Entscheidungshilfen). Diese Kriterien gelten für schriftliche und mündliche Informationen und daher auch für das Decision Coaching. Es dürfte beim Lesen der Anforderungen an einen angemessenen Informationsprozess schon deutlich geworden sein, dass hier gerne mediale Informationsmaterialien zu Hilfe genommen werden sollten. Wir gehen weiter unten auf die Verwendung von Entscheidungshilfen für Patient*innen (sog. Patient Decision Aids) als wichtiges Werkzeug beim Decision Coaching ein

(▶ Kap. 3, Evidenzbasierte Entscheidungshilfen). Geeignet können auch andere Materialien sein, z. B. Anschauungsmaterial. Und schließlich kann es sehr hilfreich für Patient*innen sein, zusammen mit dem Decision Coach auf die Information zu sehen, die sie selbst gesucht und verwendet haben. Die Kriterien für evidenzbasierte Gesundheitsinformation sind also von zentraler Bedeutung sowohl bei den selbst generierten Informationsprozessen als auch bei der Bewertung von vorhandener Information von Drittanbietern.

Das Gelingen des Informationsprozesses zwischen Decision Coach und Patient*innen ist in hohem Maße auch davon abhängig, wie es gelingt, diesen an die Gesundheitskompetenz der jeweiligen Patient*innen anzupassen. Anstatt die Beteiligungswünsche einiger weniger Patient*innen mit überdurchschnittlicher Gesundheitskompetenz selektiv zu beantworten, ist Shared Decision Making eine Methode zur Nivellierung eines sozialen Gefälles in der Versorgung. Dies insofern als Shared Decision Making Kommunikation adaptiv zur Kapazität und zur Gesundheitskompetenz der Patient*innen konzipiert ist. Das ist auch der Grund, warum der gesamte Shared Decision Making-Prozess als ein Coaching definiert werden kann. Der Entscheidungsprozess im Team mit dem Decision Coach wird durchgehend von der Aushandlung der individuellen Bedarfe begleitet und kann daher individuell stark variieren.

> **Beispiele**
>
> - »Sind Sie die Entscheidungshilfe zu Ihrer Problemstellung schon durchgegangen? Bis wohin sind Sie gekommen?«
> - »Von wo haben Sie sonst Informationen bekommen/eingeholt?«
> - »Welche Möglichkeiten haben Sie, zwischen denen Sie wählen können?«
> - »Wo sehen Sie die Vor- und Nachteile der einzelnen Möglichkeiten?«
> - »Welche Fragen bewegen Sie im Augenblick?«

4.4.4 Schritt 4 – Abwägen: Die Erörterung von Präferenzen und Bedenken auf Seiten der Patient*innen

Nachdem alle Informationen dargelegt wurden, geht es in diesem Schritt des Shared Decision Making-Prozesses um das Abwägen der mit den Alternativen verbundenen Vorteile und Nachteile. Die Bewertung, was ein Vorteil oder ein Nachteil ist, obliegt ganz den Patient*innen. Z. B. kann das Fehlen einer bestimmten Nebenwirkung in Verbindung mit der einen Alternative einen Vorteil gegenüber einer anderen Alternative darstellen, die vielleicht einen besseren Wirkeffekt hat, aber auch diese bestimmte Nebenwirkung mit sich bringt. Die individuelle Bewertung und Gewichtung von Risiken oder Risikoreduktionen wird von sehr persönlichen Präferenzen, Sichtweisen und Abneigungen vermittelt. Die Rolle des Decision Coaches hierbei ist zum einen die gründliche Exploration aller möglicherweise relevanten persönlichen Gesichtspunkte und zum anderen die Hilfe bei der Realitätsbasierung der patientenseitigen Präferenzen. Eine irrationale Angst sollte z. B. nicht entscheidungsleitend sein. Eine Patientin mit Multipler Sklerose schließt für sich die Behandlung mit einem bestimmten Immuntherapeutikum aus ästhetischen Gründen aus, welches Narben an den Einstichstellen der Injektionsnadel verursachen kann. Hier kann der Decision Coach helfen, rationale und irrationale Erwartungen zu differenzieren.

> **Beispiele**
>
> - »Haben Sie schon eine Idee, welche der Alternativen für Sie die richtige ist?«
> - »Wie kommen Sie zu dieser Einschätzung? Was macht für Sie den Unterschied?«

Falls es auf Seiten der Patient*innen auch um eigene Klärungsprozesse geht, z. B. die Frage, *Was ist mir wichtiger: ein kleines Risiko weiter zu minimieren, um möglichst sicher zu gehen, oder eine höhere Lebensqualität zu haben und unabhängig vom Behandlungssystem zu sein?*, kann ein Decision Coach mit konstruktiven Fragen unterstützen:

> **Beispiele**
>
> - »Waren Sie früher schon mal in anderen schwierigen Entscheidungssituationen? Wie ist es da gelaufen. Was hat gut funktioniert?«
> - »Wenn Sie sich vorstellen, drei Jahre sind vergangen und Sie sind inzwischen sicher, sie haben sich richtig entschieden (unabhängig davon, welchen der beiden Wege Sie eingeschlagen haben), woran werden Sie das merken?«

4.4.5 Schritt 5 – Entscheiden: Der Übergang zur Entscheidung

Aus einer gründlich durchdachten Präferenz werden eine Vorentscheidung und irgendwann eine Entscheidungshandlung. In diesem Stadium des Prozesses ist es wichtig, den Übergang von der Informationssammlung und Erörterung zur Entscheidung sehr deutlich zu machen. Wie groß der Schritt von der einen zur anderen Phase für die ratsuchende Person ist, ist von außen schwer zu beurteilen. Deshalb sollte es selbst bei deutlichen Präferenzäußerungen trotzdem noch zu einer expliziten Vereinbarung kommen. Vorausgesetzt, dass die ratsuchende Person überhaupt schon klar für eine Entscheidung ist. Das Aussetzen der Entscheidung ist fast immer eine der möglichen Entscheidungen. Was in dieser Phase vom Decision Coach erwartet wird, hängt vom bisherigen Gesprächsverlauf ab.

Wirkt die ratsuchende Person unentschlossen und hat schon sehr viel Information verarbeitet oder wirkt die ratsuchende Person eher voreingenommen oder voreilig in der Entwicklung ihrer Präferenz? Die unentschlossene ratsuchende Person mag Hilfe beim Reduzieren der Komplexität im Feld der Alternativen benötigen. Vielleicht kommen einige der besprochenen Möglichkeiten schon nicht mehr in Frage, sodass sich die verbleibenden Ungewissheiten weiter eingrenzen lassen. Für diese ratsuchende Person geht es darum, trotz verbleibender Ungewissheiten einer Entscheidung (oder deren Aufschieben) näher zu kommen.

> **Beispiele**
>
> - »Schauen Sie mal, so wie ich Sie verstehe, kommen ja eigentlich für Sie nur noch die zwei Möglichkeiten infrage …, wo zieht es Sie am meisten hin? Was macht Sie noch unsicher?«

Für den voreingenommenen Patient könnte es hilfreich sein, wenn der Coach den Prozess etwas bremst.

> - »Sie müssen heute noch gar nichts entscheiden. Es kann gut sein, nochmal drüber zu schlafen.«
> - »Was macht Sie so sicher?«

Es geht in beiden Fällen darum, den Übergang zur Entscheidung rhetorisch zu kennzeichnen, um die ratsuchende Person aus dem Raum der Möglichkeiten in die Wirklichkeit, also zu einer nachhaltigen Vereinbarung zu begleiten.

Zum anderen hängt das Geschehen in dieser Phase davon ab, in welchem Setting die Entscheidung schließlich getroffen werden soll. Soll der Entscheidungsprozess an dieser Stelle an den Arzt oder die Ärztin übergeben werden? Würde in diesem Fall der Decision Coach die ratsuchende Person in dieses Gespräch begleiten? Oder wird der Decision

Coach die Entscheidung mit der ratsuchenden Person treffen und deren Umsetzung gemeinsam planen? In zahlreichen Decision Coaching-Modellen übernimmt tatsächlich die Ärztin oder der Arzt und wird mit den Patient*innen nach einem kurzen Durchgang der Shared Decision Making-Schritte eine Entscheidung treffen. Im besten Fall wird die gründlich informierte ratsuchende Person, der Ärztin oder dem Arzt seine Sichtweise vermitteln, die dann von ärztlicher Seite noch einmal bekräftigt wird. Falls die Entscheidung nicht in das Coaching eingeschlossen ist, schließt sich an Schritt 4 unmittelbar Schritt 6 an:

4.4.6 Schritt 6 – Wie geht es weiter?: Vereinbarungen nach der Entscheidung oder zum Abschluss des Coachings

Wurde zuvor zwischen dem Decision Coach und der ratsuchenden Person eine Entscheidung getroffen, gilt dieser sechste Schritt dem Treffen konkreter Absprachen zur praktischen Durchführung.

> **Beispiele**
>
> - »Wann geht es los? Wie genau ist das Prozedere? Wer wird von wem informiert? Was muss zur Vorbereitung noch geschehen?«
>
> Wie in allen guten Entscheidungsprozessen empfiehlt es sich auch hier, Kriterien für die zukünftige Überprüfung der Entscheidung zu verabreden.
>
> - »Woran werden wir sehen, ob die Behandlung wirkt?«
> - »Was müsste passieren, dass man die Entscheidung nochmal ganz neu aufrollen sollte?«

Falls die Entscheidung für eine irreversible Maßnahme (z. B. die Entfernung der Prostata) unmittelbar nach dem Beschluss in die Tat umgesetzt wird, gibt es natürlich wenig Raum, um die Entscheidung zu evaluieren und anzupassen.

Falls die Entscheidung in einem anderen Setting getroffen werden soll, gilt dieser abschließende Schritt (6) der Vorbereitung auf das anschließende Setting. Der Rollentausch kann die bisher erreichte Klärung und Motivation, eine den eigenen Vorstellungen entsprechende Entscheidung zu treffen, gefährden, wodurch der ganze Decision Coaching-Prozess und dessen Resultate entwertet werden könnten. Es kann passieren, dass es der ratsuchenden Person nicht gelingt, ihre Autonomie im neuen Setting aufrecht zu erhalten und sie sich auf Kosten der eigenen Präferenz der ärztlichen Empfehlung anschließt. Ein solcher unglücklicher Verlauf der Schlussphase des Entscheidungsprozesses ist Ergebnis einer Interaktion, in der entweder die ärztliche Empfehlung zu unverhohlen und autoritär vermittelt wird oder die ratsuchende Person in ein submissives Verhaltensmuster zurückfällt. Beide Faktoren verstärken einander gegenseitig und wirken so zusammen. Die Umsetzung der im Decision Coaching-Prozess vorbereiteten Entscheidung kann auch aus anderen Gründen schwierig sein. Angehörige können Druck ausüben. Antizipierte Kosten können belasten. Überhaupt kann es der ratsuchenden Person an Zutrauen zu den nötigen Ressourcen für die Umsetzung mangeln. Es ist daher von besonderer Wichtigkeit in der Schlussphase des Coachings, diese möglichen Szenarien zu antizipieren und die Patient*innen darauf vorzubereiten. Man könnte das »Rückfallprophylaxe« nennen. Es geht dabei darum, die Patient*innen zu bestärken, sich selbst treu zu bleiben und ihre Entscheidung zu vertreten, auch wenn sich dies schwierig anfühlt.

> **Beispiele**
>
> - »Was brauchen Sie noch, um diese Entscheidung Ihrem behandelnden Arzt gegenüber zu vertreten?«
> - »Was müsste passieren, um Sie umzustimmen?«

In einigen Decision Coaching-Settings ist es vorgesehen, dass der Decision Coach den Patient*innen durch die Schlussphase des Entscheidungsprozesses hindurch begleitet und falls nötig hilft, die Präferenzen der ratsuchenden Person zu erklären oder durchzusetzen (Berger-Höger et al., 2019).

4.5 Nicht-chronologische Fertigkeiten im Gespräch

Die bisher besprochenen Fertigkeiten bestehen in der Herstellung und Aufrechterhaltung einer bestimmten Struktur und der Durchführung von Kommunikationsschritten in der richtigen Reihenfolge. Darüber hinaus erfordert das Decision Coaching Gesprächsfertigkeiten, die über den ganzen Prozess hinweg gleichermaßen relevant sind.

4.5.1 Metakommunikation über die Art und Weise der Kommunikation

Entscheidungen über die eigene Gesundheit können wichtige Wegmarken im Leben eines Menschen darstellen. Oft stellen sich solche Entscheidungen in Lebenssituationen, die z. B. wegen einer neu gestellten Diagnose von erhöhtem Anpassungsbedarf und Verunsicherung geprägt sind. Die Beteiligung an Entscheidungen über die eigene Gesundheit erfordert von den Betroffenen ein Höchstmaß an Informationsverarbeitung und Rationalität, gleichzeitig einen guten Zugang zur Wahrnehmung eigener Präferenzen, Werte, Ängste und Bedenken. Aus diesen Gründen muss sichergestellt werden:

Gespräche sollten im für den Anlass am besten geeigneten Rahmen stattfinden

Es gelten hier zum einen allgemeine Regeln hinsichtlich der Verfügbarkeit von ausreichend Zeit und der Abschirmung gegen Störungen. Es kann darüber hinaus spezifische Gesichtspunkte geben, die mit der ratsuchenden Person zu klären sind. Z. B. wer sollte am Gespräch teilnehmen? Es kann wichtig sein, einen bestimmten Angehörigen mit dabei zu haben. Auch die Wahl des Zeitpunktes in Bezug zu anderen entscheidungsrelevanten Ereignissen, wie dem Eintreffen von Information, der Gelegenheit vor einem Gespräch eine Entscheidungshilfe zu lesen oder praktischen Gegebenheiten im Leben der Patient*innen können bedeutsam sein. Die Fertigkeit des Coaches besteht im Aushandeln eines guten Rahmens. Die Minimalkompetenz besteht in einer entsprechenden Eröffnung eines Gesprächs mit Fragen wie:

> **Beispiele**
>
> - »Passt Ihnen der Zeitpunkt, heute über Ihre Entscheidung zu sprechen?«
> - »Sind alle Personen anwesend, die Sie dabeihaben wollen?«

Die ratsuchende Person sollte in einer psychischen und kognitiven Verfassung sein, eine balancierte Informationsverarbeitung überhaupt leisten zu können

Trotz sorgfältiger Wahl des Gesprächsrahmens können während des Gesprächs Zweifel aufkommen, ob die ratsuchende Person überhaupt in der Lage ist, eine Entscheidung zum jetzigen Zeitpunkt zu treffen. Starke Emotionen, wie diagnosebedingte Angst, können kognitive Prozesse blockieren oder sehr erschweren. Es kann nicht Sinn eines solchen Prozesses sein, eine unter Schock stehende ratsuchende Person voller irrationaler Ängste durch die sechs Schritte zu einer Entscheidung zu führen. In einem solchen Zustand wird die ratsuchende Person die Informationen nicht oder selektiv aufnehmen und möglicherweise eine Entscheidung treffen, die er oder sie später bereut. Die Durchführung von Shared Decision Making mit einer informationsblockierten ratsuchenden Person ist unethisch. Bei genauerer Betrachtung besteht nur selten keine Möglichkeit, die Beratung auszusetzen, bis die ratsuchende Person bereit ist. Hier kann das bloße Verstreichen von Zeit schon helfen, eventuell sind andere Angebote zur Emotionsregulation zu erwägen. Ist die ratsuchende Person selbst aus verschiedenen Gründen gehandikapt in der Teilnahme am Shared Decision Making, sollte auch die Möglichkeit der Hinzunahme von Angehörigen erwogen werden.

Die Art und Weise der Informationsvermittlung sollte auf die individuellen Bedarfe der ratsuchenden Person zugeschnitten werden

Menschen unterscheiden sich in der Art ihrer bevorzugten Informationsverarbeitung. Es kann wichtig sein, sich selbst etwas zu notieren, die Reihenfolge zu wählen oder Anschauungsmaterial zu bekommen. Bei dieser Fertigkeit geht es nicht so sehr darum, für die ratsuchende Person eine Multimedia-Show bereitzuhalten. Vielmehr liegt die Kompetenz in der Aufmerksamkeit, mit der der Decision Coach fortlaufend exploriert, ob die Art und Weise, wie die Information gegeben wird, optimal ist, und in der expliziten Bereitschaft, die Methode nach den Wünschen der ratsuchenden Person zu variieren.

> **Beispiele**
>
> - In der Zahnarztpraxis hat es sich bewährt zu fragen: »Soll ich sie mal aufsetzen, während wir entscheiden, wie wir jetzt weiter verfahren sollen?«
> - »Soll ich die Möglichkeiten alle einmal aufschreiben?«
> - »Können Sie mit den Zahlen zu den Risiken so etwas anfangen, oder soll ich Ihnen die Risikodiagramme zeigen. Die zeigen dann alle Zahlen in Blöcken mit 1000 kleinen Strichmännchen?«

4.5.2 Die gegenseitige Sicherung des gegenseitigen Verständnisses

Das fortlaufendende Bemühen um die Sicherung des gegenseitigen Verständnisses ist gleichzeitig die grundlegendste und banalste, aber auch anspruchsvollste Fertigkeit. Dies aus mehreren Gründen. Zum einen ist die Evaluation des Verständnisses immer schwieriger vor dem Hintergrund eines bestehenden Wissensgefälles, wie es zwischen Behandelnden und Patient*innen normalerweise besteht. Außerdem liegt eine Schwierigkeit in einem informationslastigen Gespräch darin, das Verständnis über den gesamten Prozess hinweg zu checken anstatt nur punktuell. Schließlich ist die Wahl der Methode für die Überprüfung des gegenseitigen Verständnisses nicht trivial. Die bloße Frage »*Haben Sie das verstanden?*« oder

»*Gibt es Fragen?*« trägt womöglich wenig zur Vergewisserung bei. Auf der anderen Seite kann die Aufforderung, die Information wiederzugeben, um das Verständnis zu sichern, als oberlehrerhaft erlebt werden und Stress und Unbehagen erzeugen (▶ Kap. 6 Gesprächsführungstechniken im Rahmen der präferenzsensitiven Entscheidung bei *BRCA1/2* Mutation).

In einem natürlich fließenden Gespräch werden beide Gesprächspartner allerdings auf viele Weisen implizit signalisieren, was sie verstanden haben. Dies geschieht insbesondere in Gesprächen, die von viel Interaktion geprägt sind. Monologe hingegen erlauben wenig beiläufigen Einblick ins gegenseitige Verständnis und werden daher nicht ohne die oben erwähnten Wiedergabetechniken auskommen.

Es ist wohl unnötig zu erwähnen, dass es genauso wichtig ist, dass der Decision Coach die ratsuchende Person versteht, wie auch, dass die ratsuchende Person den Decision Coach versteht. Shared Decision Making funktioniert, wenn auch die von der ratsuchenden Person beigesteuerten Gesichtspunkte und deren Wissen sowohl über sich selbst, ihren Körper und ihre Krankheit als auch über die Wirkung der Medizin ernst und zur Kenntnis genommen werden und damit auch die Fähigkeit der ratsuchenden Person akzeptiert wird, medizinische Zusammenhänge zu verstehen und zu erkennen.

4.6 Die Verwendung von Entscheidungshilfen für Patient*innen

Entscheidungshilfen sind mediale Werkzeuge, die Patient*innen beim Treffen bestimmter Entscheidungen über ihre Gesundheit unterstützen sollen (▶ Kap. 3, Evidenzbasierte Entscheidungshilfen). Entscheidungshilfen für Patient*innen können zur Vorbereitung auf ein Entscheidungsgespräch oder als Kommunikationshilfe währenddessen konzipiert sein. Decision Coaching kann durch das Vorhandensein einer zur Problemstellung passenden Entscheidungshilfe unterstützt und vorstrukturiert werden. Zumeist sind Entscheidungshilfen entsprechend der empfohlenen Chronologie eines Entscheidungsprozesses strukturiert. Das Vorgehen beim Decision Coaching ist daher insofern vereinfacht als die informativen Komponenten von der Entscheidungshilfe abgedeckt werden.

Das Vorgehen beim Decision Coaching unter Zuhilfenahme einer Entscheidungshilfe für Patient*innen entspricht in groben Zügen demjenigen ohne Entscheidungshilfe. Der Unterschied besteht darin, dass alle Fragen zur Orientierung des Decision Coaches darüber, wo die ratsuchende Person im Entscheidungsprozess steht, nun mit Referenznahme auf eine Stelle in der Entscheidungshilfe gestellt und beantwortet werden können. Typischerweise wird der Decision Coach neben der ratsuchenden Person sitzend mit dieser zusammen die Entscheidungshilfe durchgehen. Voraussetzung hierfür ist, dass der Decision Coach die Entscheidungshilfe sehr gut kennt. Gleichzeitig ist es wichtig und ein Vorteil gegenüber dem Decision Coaching ohne Entscheidungshilfe, dass die Patient*innen den aktiven Part im Informationsprozess behalten. Der Decision Coach kann durchgehend in der Rolle des Decision Coaches bleiben, wenn die Entscheidungshilfe alle relevanten Informationen bereithält.

An der Universität in Ottawa (Kanada) wurde eine generische Entscheidungshilfe zur Verwendung im Decision Coaching entwickelt: Ottawa Personal Decision Guide (O'Connor et al., 2015). Mit generisch ist hier gemeint, dass diese Entscheidungshilfe auf alle Arten von Gesundheitsentscheidungen passt. Sie kann im Coachinggespräch oder von der ratsuchenden Person alleine, bzw. mit den Angehörigen verwendet werden. Die Entscheidungshilfe ist in verschiedenen Sprachen erhältlich (https://decisionaid.ohri.ca/decguide.html). Der Ottawa Personal Decision Guide hat sich in Studien als hilfreich in Entscheidungsprozessen erwiesen (Arimori, 2006; Feenstra et al., 2015; Lawson et al., 2020). Er hilft bei der Aneignung relevanten Wissens und der Reduktion von Ungewissheit, bei der Reflexion und Klärung der persönlichen Bedürfnisse, der Planung der nächsten Schritte, der Dokumentation von Fortschritten in schwierigen Entscheidungsprozessen und Vermittlung der eigenen Sichtweise gegenüber Dritten.

> **Beispiele**
>
> - »Wie weit haben Sie schon gelesen? Wie fassen Sie für sich diese Informationen zusammen?«
> - »Lesen Sie ruhig laut, was da über die Wirksamkeit steht!«
> - »Wo wollen Sie jetzt hinblättern?«
> - »Wie verstehen Sie diese Information? Konkret auf einzelne Teilpassagen bezogen.«
> - »Wussten Sie das schon vorher?«
> - »Was bedeutet diese Information nun für Sie?«

Den Decision Coach trifft hier die Verantwortung der Auswahl einer geeigneten Entscheidungshilfe, die den früher erwähnten geltenden Qualitätskriterien entspricht (Lühnen et al., 2017). Die Verwendung einer unzureichenden Entscheidungshilfe, die etwa die numerischen Informationen nicht adäquat darstellt, relative statt absolute Risikoreduktion verwendet oder die Optionen nicht vollständig präsentiert, wäre eher kontraproduktiv.

4.7 Diskussion

Im vorliegenden Beitrag haben wir die Rolle und Aufgaben des Decision Coaches beim Finden einer Entscheidung detailliert beschrieben. Obwohl das Decision Coaching immer ein wichtiger Teil des Shared Decision Making ist, unabhängig davon, in welchem Setting und mit wem zusammen die Entscheidung getroffen wird, haben wir in diesem Kapitel besonders an ein von einer Pflegefachperson vermitteltes Shared Decision Making gedacht. Zurückblickend kann man sich fragen, welche der beschriebenen Fertigkeiten besonders wichtig sind. Oder: Was macht den Nutzen des Decision Coachings für die Patient*innen eigentlich aus?

Patient*innen profitieren zum einen von der *Struktur*, weil sie Kontrolle über die Situation vermittelt. Zum anderen wirkt die *Qualität der Information*. Hiermit ist sowohl deren Inhalt gemeint, aber auch die Art, wie Information vermittelt wird. Als dritte Komponente im Zusammenspiel mit den anderen wirkt die *Erinnerung der Patient*innen an ihre Autonomie*. Mit einem historischen Blick auf die Situation könnte man vom Zurückgeben der Autonomie sprechen, weil Patient*innen diese ja immer abgeben mussten, um im

Gegenzug medizinischen Rat und Hilfe zu empfangen. In unserem heutigen Verständnis handelt es sich bei der Autonomie aber um einen Wert bzw. ein Grundrecht, welches, bezogen auf Entscheidungen über den eigenen Körper und die eigene Gesundheit, jeder Mensch natürlicherweise hat, ohne, dass ihm dieses erst gegeben werden müsste.

Das sinnvolle Zusammenspiel der Komponenten Struktur, Information und Motivation zur Wahrnehmung der eigenen Autonomie gelingt, wenn Shared Decision Making neben den Fertigkeiten und Kompetenzen auch von der Haltung des Decision Coaches gestützt wird. Wir haben erklärt, was eine nicht-direktive Haltung des Decision Coaches in der Entscheidungsfindung zusammen mit den Patient*innen ausmacht. Es soll hier noch einmal betont werden, dass sich die mit der nicht-direktiven Haltung implizierte Machtfreiheit zwischen Patient*innen und Decision Coach auch auf den Besitz von Information bezieht. Wer die Information besitzt, oder nur einen Vorsprung, hat Macht über den anderen. Daher sind im Decision Coaching und überhaupt im Shared Decision Making die Aufgabe des Informationsmonopols auf Seiten der Behandelnden und der Wille zur bedingungslosen Transparenz alternativlos. Um ein praktisches Beispiel zu geben, würde dieser Wille zur Transparenz auch an der Bereitschaft ablesbar sein, im Kommunikationstraining für Pflegeberufe Aufnahmen von eigenen Konsultationen zu teilen und zur Analyse zur Verfügung zu stellen, um Feedback zu ermöglichen (Kienlin et al., 2020).

Kontrolle abzugeben und sich angreifbar zu machen, kann sich unbehaglich und unzweckmäßig anfühlen. Wir wissen aber und vermitteln in unseren Trainings, dass diese Barrieren irrational sind, da sich Gesundheitsberufe juristisch gesehen gerade dadurch angreifbar machen, wenn sie Patient*innen nicht beteiligen. Neben der grundsätzlichen Bereitschaft, Macht und Kontrolle abzugeben, bedarf es noch der Toleranz gegenüber Ambiguität bzw. Ungewissheit. Legt man Entscheidungen über die Gesundheit von Patient*innen in den Prozess der Kommunikation und wählt damit einen ergebnisoffenen Ansatz, muss man sich mit der Ungewissheit auseinandersetzen, die mit derlei Entscheidungen naturgemäß verbunden ist. Ungewissheit mangels eindeutiger Evidenz oder mangels Forschung. Ungewissheit bezüglich der eigenen Kompetenz. Ungewissheit darüber, ob die ratsuchende Person versteht und wie sie auf die Situation sieht. Solange man Patient*innen Empfehlungen gibt, die aus medizinischen Leitlinien abgelesen werden, braucht man diesen Ungewissheiten nicht zu begegnen, obwohl diese natürlich genauso präsent sind. Menschen unterscheiden sich in ihrer Toleranz gegenüber Situationen und Sachverhalten, die mit Ungewissheit verknüpft sind. Das gilt auch für Patient*innen. Daher ist es besonders wichtig den Shared Decision Making-Prozess bewusst als eine Verhandlung von Ungewissheiten zu definieren (Bottorff et al., 1998; Kasper et al., 2008; Politi et al., 2011). Einige Ungewissheiten könnten tatsächlich über Information aufgelöst werden. Die verbleibenden Ungewissheiten gilt es zu ordnen und zu bewerten, um zur besten Entscheidung zu kommen (Kasper et al., 2008). Decision Coaches müssen sich selbst fragen, wie sie in der Abwesenheit von Gewissheit über das, was richtig und falsch ist, für sich selbst Erfolg, Belohnung und Zufriedenheit definieren. Dies ist eine wichtige Reflexion, da die Vermittlung der Illusion von Gewissheit mit der Durchführung von Shared Decision Making nicht vereinbar ist.

Zuletzt wollen wir auf die Debatte über die Rolle von Empathie und Vertrauen zwischen Pflegenden/Behandelnden und Patient*innen im Zusammenspiel mit dem Decision Coaching und dem Shared Decision Making-Ansatz eingehen. Dabei beantworten wir nicht die Frage, ob Empathie eine Fertigkeit ist, die man lernen kann oder eine Kompetenz, die Menschen im Zuge der eigenen Entwicklung von Bindung und Bindungsstilen früh in der Kindheit erwerben und die sich schwer nachträglich erlernen lässt.

Die Debatte handelt mehr davon, ob im vom Paradigma der evidenzbasierten Medizin stark geprägten Konzept des Shared Decision Making überhaupt noch Platz für Vertrauen und Empathie ist. Mit dem evidenzbasierten Ansatz wird das Vertrauen in eine wohlmeinende Expertenperson durch die Beteiligung am Wissen abgelöst. Als Patient*in brauche ich nicht länger zu glauben. Ich darf selbst wissen. In dem Maße, in dem Bevormundung der Patient*innen zurückgedrängt wird, brauchen diese auch weniger von dem zuvor lebensnotwendigen blinden Vertrauen. Als ein Resultat dieser Bestrebungen wurde Shared Decision Making als rationale Kommunikation konzipiert mit wenig Aufmerksamkeit für die Bedeutung der Empathie in den betreffenden Gesprächen. Daher können Behandelnde in der Evaluation eines Entscheidungsgesprächs mit einem Shared Decision Making-Messinstrument durchaus hoch scoren, auch wenn sie sich unnahbar distanziert und gefühlskalt gegenüber den Patient*innen verhalten. Der Mangel an expliziter Berücksichtigung der Empathie im Shared Decision Making wurde inzwischen von mehreren Autor*innen angemahnt (Kirkscey 2018; Tran & Angelos 2020) und konzeptionell berücksichtigt. Die Auflösung der Kontroverse liegt in der Spezifizierung: Natürlich wird Empathie zur Gestaltung eines Gesprächs über eine sehr persönliche Situation der ratsuchenden Person notwendig sein und die Schwelle zur aktiven Beteiligung senken, wodurch Autonomie gebahnt werden kann. Ganz bestimmt wird auch die Exploration von Bedenken, Werten und Präferenzen ergiebiger und valider sein, wenn Empathie im Spiel ist. Gleichzeitig kann Empathie im Dienste der Vertrauensbildung in einem medizinischen Rat, einer Information oder Einschätzung eine Barriere für ernsthafte Patient*innenbeteiligung darstellen und damit leicht bewusst oder unbewusst missbraucht werden. Und hier liegt die Versuchung auf beiden Seiten. Denn auch für die Patient*innen ist das blinde Vertrauen, der Rückfall in die Rolle, in die die meisten von uns sozialisiert sind, der bequemste Weg. Die Kurzformel heißt hier: Empathie unbedingt, aber nicht als Ersatz für Transparenz und Information.

4.8   Literatur

Arimori, N. (2006). *Randomized controlled trial of decision aids for women considering prenatal testing: The effect of the Ottawa Personal Decision Guide on decisional conflict.* Japan Journal of Nursing Science, 3(2), 119–130. https://doi.org/10.1111/j.1742-7924.2006.00062.x

Berger-Höger, B., Liethmann, K., Mühlhauser, I. et al. (2019). *Nurse-led coaching of shared decision-making for women with ductal carcinoma in situ in breast care centers: A cluster randomized controlled trial.* Int J Nurs Stud, 93, 141–152. https://doi: 10.1016/j.ijnurstu.2019.01.013

Bomhof-Roordink, H., Gärtner, F. R., Stiggelbout, A. M., & Pieterse, A. H. (2019). *Key components of shared decision making models: a systematic review.* BMJ Open, 9(12), e031763. https://doi.org/10.1136/bmjopen-2019-031763

Bottorff, J. L., Ratner, P. A., Johnson, J. L. et al. (1998). *Communicating cancer risk information: the challenges of uncertainty.* Patient Educ Couns, 33(1), 67-81. https://doi.org/10.1016/s0738-3991(97)00047-5

Elwyn, G., Durand, M.A., Song, J. et al. (2017). *A three-talk model for shared decision making: multistage consultation process.* BMJ, 359, j4891. https://doi.org/10.1136/bmj.j4891

Feenstra, B., Lawson, M. L., Harrison, D. et al. (2015). *Decision coaching using the Ottawa family decision guide with parents and their children: a field testing study.* BMC medical informatics and decision making, 15(1), 5. https://doi.org/10.1186/s12911-014-0126-2

Institut für Qualität und Wirtschaftlichkeit im Gesundheitswesen (IQWiG) (Hrsg.) (2017). *Systemische Therapie bei Erwachsenen als Psychotherapieverfahren. Retrieved from Köln, Germany: https://www.iqwig.de/projekte/n14-02.html

Kasper, J., Geiger, F., Freiberger, S., & Schmidt, A. (2008). *Decision-related uncertainties perceived by people with cancer–modelling the subject of shared decision making.* Psychooncology, 17(1), 42-48. https://doi.org/10.1002/pon.1190

Kasper, J., Hoffmann, F., Heesen, C. et al. (2012). *MAPPIN'SDM – The Multifocal Approach to Sharing in Shared Decision Making (MAPPIN'SDM).* PLoS ONE, 7(4), e34849. https://doi.org/10.1371/journal.pone.0034849

Kasper, J., Lager, A. R., Rumpsfeld, M. et al. (2017). *Status report from Norway: Implementation of patient involvement in Norwegian health care.* Z Evid Fortbild Qual Gesundhwes, 123–124, 75-80. https://doi.org/10.1016/j.zefq.2017.05.015

Kienlin, S., Kristiansen, M., Ofstad, E. et al. (2017). *Validation of the Norwegian version of MAPPIN'SDM, an observation-based instrument to measure shared decision-making in clinical encounters.* Patient Educ Couns, 100(3), 534-541. https://doi.org/10.1016/j.pec.2016.10.023.

Kienlin, S., Nytroen, K., Kasper, J., & Stacey, D. (2020). *Shared decision-making supported by decision coaches - evaluation of a training module.* Paper presented at the OCHER, Oslo. Zugriff am 06.12.2024 unter http://ocher.no/wp-content/uploads/2019/10/Program-9th-OCHER-2020-final-Oct-7-2019.pdf

Kienlin, S., Smedsrød, M., Eide, H., & Kasper, J. (2020). *Sykepleiere trenger kompetanse i samvalg.* Sykepleien. https://doi.org/10.4220/Sykepleiens.2020.82530

Kirkscey, R. (2018). *Bioethical communication: shared decision-making and relational empathy.* Journal of Communication in Healthcare, 11(3), 164-174. https://doi.org/10.1080/17538068.2018.1447757

Lawson, M. L., Shephard, A. L., Feenstra, B. et al. (2020). *Decision coaching using a patient decision aid for youth and parents considering insulin delivery methods for type 1 diabetes: a pre/post study.* BMC Pediatrics, 20(1), 1. https://doi.org/10.1186/s12887-019-1898-4

Lühnen, J., Albrecht, M., Mühlhauser, I., & Steckelberg, A. (2017). *Leitlinie evidenzbasierte Gesundheitsinformation.* Zugriff am 06.12.2024 unter https://www.leitlinie-gesundheitsinformation.de

Makoul, G., & Clayman, M. L. (2006). *An integrative model of shared decision making in medical encounters.* Patient Education and Counseling, 60(3), 301-312. https://doi.org/10.1016/j.pec.2005.06.010

Nylenna, M. (2015). *Om samvalg og andre sam-ord.* Tidsskrift for Den norske legeforening, 135(2). https://doi.org/10.4045/tidsskr.14.1230

O'Connor, Stacey, D., & Jacobsen. (2015). *Ottawa Personal Decision Guides.* Zugriff am 06.12.2024 unter https://decisionaid.ohri.ca/decguide.html

Politi, M. C., Clark, M. A., Ombao, H. et al. (2011). *Communicating uncertainty can lead to less decision satisfaction: a necessary cost of involving patients in shared decision making?* Health Expect, 14(1), 84–91. https://doi.org/10.1111/j.1369-7625.2010.00626.x

Stiggelbout, A. M., Pieterse, A. H., & De Haes, J. C. J. M. (2015). *Shared decision making: Concepts, evidence, and practice.* Patient Education and Counseling, 98(10), 1172-1179. https://doi.org/https://doi.org/10.1016/j.pec.2015.06.022

Tran, D.-K., & Angelos, P. (2020). *How Should Shared Decision Making Be Taught?* AMA J Ethics. https://doi.org/10.1001/amajethics.2020.388.

Varela, F. G. M., Humberto R.; Uribe, R. (1974). *Autopoiesis: The organization of living systems, its characterization and a model.* Biosystems, 5 (4), 187–196. https://doi.org/10.1016/0303-2647(74)90031-8.

5 Patient*innenwerte und -präferenzen in gesundheitsbezogenen Entscheidungen

Jana Kaden und Julia Lauberger

Die Werte und Präferenzen von Patient*innen bilden neben der klinischen Expertise von im Gesundheitswesen Tätigen und der wissenschaftlichen Evidenz die dritte Säule evidenzbasierter Medizin (Sackett et al., 1996). Bei gesundheitsbezogenen Entscheidungen können sie unter bestimmten Voraussetzungen maßgebend für die Wahl einer Option sein. In diesem Kapitel werden zunächst einige Beispiele dargelegt, um zu illustrieren, wie Werte und Präferenzen den Decision Coaches in der Praxis begegnen können. Es wird erläutert, was diese Begriffe alles umfassen können, was sie so individuell macht, wie sie sich im Kontext einer gemeinsamen Entscheidungsfindung verorten lassen und in welchen Situationen eine Berücksichtigung besonders wichtig sein kann. Es werden Methoden und Instrumente vorgestellt, mit Hilfe derer Werte und Präferenzen sowohl von mehreren Betroffenen als auch individuell erhoben werden können. Im letzten Teil dieses Kapitels werden die Gründe für die Klärung von Werten und Präferenzen diskutiert. Es wird exemplarisch beleuchtet, wie Konzepte zur Klärung im alltäglichen Arbeitsumfeld von Decision Coaches umgesetzt werden können. Dafür werden unterschiedliche Methoden und Instrumente vorgestellt. Im Fokus stehen explizite Methoden zur Werteklärung, die von Decision Coaches genutzt werden können. Zudem wird erläutert, wie Decision Coaches Entscheidungs- und Wertekonflikte erkennen können. In diesem Zusammenhang wird die Anwendung des Ottawa Personal Decision Guides (O'Connor et al., 2015) als Hilfsmittel zur expliziten Werteklärung genutzt, dieser ist als deutsche Version verfügbar (IQWIG, 2020). Darüber hinaus wird der Einfluss weiterer Faktoren auf die Entscheidungsfindung im Zusammenhang mit persönlichen Werten und Präferenzen thematisiert. Den Abschluss bildet der Blick auf das weitere Vorgehen nach einem ausführlichen Decision Coaching-Gespräch.

5.1 Werte und Präferenzen in gesundheitsbezogenen Entscheidungssituationen

Betroffene können Werte und Präferenzen in gesundheitsbezogenen Entscheidungen auf verschiedene Arten zum Ausdruck bringen. Sie können beispielsweise eine Präferenz bezogen auf die Wahl der Behandlungsmethode äußern: Einige bevorzugen konservative Behandlungsmethoden wie Physiotherapie bei Kniearthrose, wohingegen andere von vornherein eher invasive Behandlungsmethoden bevorzugen, wie den Einsatz einer Endoprothese. Genauso können unterschiedliche Präferenzen hinsichtlich möglicher Behandlungsziele bestehen. Die Verbesserung der Lebensqualität kann einer möglichen Verlängerung der Lebensdauer vorgezogen werden oder andersherum (Montori et al., 2013). Ein weiterer Aspekt einer Entscheidung, der durch Werte und Präferenzen maßgeblich beeinflusst werden kann, ist die individuelle Toleranz- und Akzeptanzbereitschaft bezogen auf Risiken und Komplikationen. Zu beachten ist, dass es stets individuell und kontextabhängig ist, welche der Optionen bevorzugt wird. So kann die Auftretenshäufigkeit einer bestimmten Komplikation von Person zu Person unterschiedlich bewertet werden. Dabei kann von Bedeutung sein, ob eine Entscheidung abstrakt für die Zukunft getroffen wird (z. B. bei präventiven Screening-Maßnahmen) oder ob eine Entscheidung bei einer bereits bestehenden Erkrankung getroffen wird. Ebenso wichtig können in diesem Zusammenhang der Charakter und der Verlauf einer Erkrankung sein (z. B. chronischer oder akuter Verlauf usw.). Genauso trifft dies auch im Abwägungsprozess einer Intervention zu, bei dem zu klären ist, welches Gewicht Komplikationen und Nutzen jeweils beigemessen wird. Betrachtet man diese Beispiele, wird die Bedeutung des individuellen Beitrags der Betroffenen in einer medizinischen Entscheidung deutlich (Montori et al., 2013).

5.2 Werte und Präferenzen im Kontext von Shared Decision Making

Der Begriff *Werte* wird interdisziplinär unterschiedlich verwendet und ist je nach Disziplin unterschiedlich besetzt (Verwiebe, 2019). In diesem Kapitel ist die Verwendung des Wertebegriffs ausschließlich auf den medizinischen Kontext bzw. den der informierten Entscheidungsfindung und Shared Decision Making bezogen zu begreifen (▶ Kap. 1, Das Konzept von Decision Coaching).

Der Begriff Präferenzen kann im Kontext von medizinischen Entscheidungen verschiedene Bedeutungen haben. In diesem Buchkapitel geht es um die Präferenzen, die Personen in Bezug auf medizinische Entscheidungen haben können. Präferenzen können sich auch auf die Form der Beteiligung an einer medizinischen Entscheidung beziehen. In diesem Zusammenhang werden verschiedene Entscheidungstypen voneinander unterschieden (Charles et al., 1997). Manche Betroffene möchten allein entscheiden, andere zusammen mit Expert*innen. Wiederum andere nehmen lieber eine passive Rolle ein und legen eine medizinische Entscheidung ganz in die Hand der Expert*innen. Der Entscheidungstyp einer Person und die damit verbundenen Präferenzen stehen nicht im Widerspruch zum Konzept des Shared Decision Making, da darüber ein gemeinsamer Konsens gefunden werden kann. Die Präferenz hinsichtlich des Entscheidungstyps weist auch keinen direkten Bezug zu den Präferenzen auf, die in diesem Kapitel erläutert werden.

Allgemein gefasst stehen die Begriffe Werte und Präferenzen im Kontext von Shared Decision Making im weitesten Sinne für die personenbezogenen Anteile, die Betroffene in medizinische Entscheidungen einbringen. Es existieren verschiedene Definitionen, die das umschreiben, was im Zuge dieses Kapitels als Werte und Präferenzen bezeichnet wird. Um eine Vorstellung davon zu vermitteln, was diese Begriffe alles umfassen können und wie sich Werte und Präferenzen in den größeren Zusammenhang von Evidenzbasierter Medizin (EbM) und Shared Decision Making einordnen, werden im Folgenden einige Definitionen herangezogen.

1. Es sind Menschen, die die Entscheidungen treffen.

> »By patient values, we mean the unique preferences, concerns, and expectations that each patient brings to a clinical encounter and that must be integrated into shared clinical decisions if they are to serve the patient.« (Straus et al., 2005, S. 18).

Anhand dieser Definition wird deutlich, wer im Idealfall eine Entscheidung trifft und zu wessen Vorteil diese getroffen sein sollte. Denn weder klinische Erfahrung noch wissenschaftliche Evidenz treffen Entscheidungen – Menschen treffen diese (Haynes, 2002) und das im Sinne von Shared Decision Making gemeinschaftlich. Betroffene bringen in gesundheitsbezogene Entscheidungen ihre Expertise ein. Dies bezieht sich sowohl auf ihren Körper als auch auf ihre Person und ihre individuellen Lebensumstände (Mühlbacher & Juhnke, 2013). Letztlich sind sie es auch, die mit einer Entscheidung zu leben haben. Aus medizinethischer Perspektive ist stets das Recht von mündigen Patient*innen ernst zu nehmen und zu wahren, selbst entscheiden zu können, ob sie einer Behandlung zustimmen oder diese ablehnen (Keirns, 2009).

2. Evidenzbasierte Informationen und individuelle Einstellungen bilden die Grundlage dafür, Werte und Präferenzen im Kontext einer gemeinsamen Entscheidungsfindung zum Ausdruck bringen zu können.

> »[The term values] refers to a person's informed attitudes about the relative desirability/undesirability of a health care option's unique characteristics, which include that option's protocol, possible benefits, and potential harms.« (Llewellyn-Thomas & Crump, 2013, S. 54S)

Diese Definition des Wertebegriffes weist auf ein weiteres wesentliches Kriterium vom Shared Decision Making hin: Es ist notwendig, alle verfügbaren Optionen zu nennen, zu erklären und den jeweiligen Nutzen und Schaden adäquat darzustellen (Elwyn et al., 2012). Außerdem stellt diese Definition einen Bezug zur Einstellung von Betroffenen her, die sie zu einer bestimmten Option und ihren spezifischen Vor- und Nachteilen entwickeln können, nachdem sie die erforderlichen Informationen zum Ablauf und den spezifischen Vor- und Nachteilen erhalten haben. Diese Definition ordnet Werte und Präferenzen darüber hinaus in den größeren Kontext von evidenzbasierter Medizin und Shared Decision Making ein. Sie umschreibt den Beitrag, den Betroffene in eine medizinische Entscheidung einbringen.

3. Anders als Werte bilden sich Präferenzen erst nach dem Erhalt von Informationen zu den verschiedenen Optionen heraus. Präferenzen stehen für das individuelle Maß, in dem eine Option oder ein Gesundheitszustand wünschenswert oder akzeptabel ist (FDA, 2016).

> »[…] the term preference is used to refer to a person's overall most-favored option, after taking into account his or her attitudes toward each option's detailed characteristics.« (Llewellyn-Thomas & Crump, 2013, S. 54S).

Diese Definition des Begriffs Präferenz unterstreicht die Bedeutung und Notwendigkeit eines individualisierten Gespräches, in dem angemessene und evidenzbasierte Informationen zu den jeweiligen Optionen vermittelt werden.

4. Werte und Präferenzen sind individuell und kontextabhängig.

Eine weitere Annäherung daran, was diese Begriffe umfassen können und was ihnen zugrunde liegt, kann die *International Classification of Functioning, Disability and Health* (ICF) und das ihr zugrundeliegende biopsychosoziale Modell liefern (WHO, 2005): Betroffene haben unterschiedliche Vorlieben und bevorzugen ihren individuellen Einstellungen und Lebenskontexten entsprechend per se andere Optionen und haben verschiedene Bedürfnisse, wenn es um gesundheitsbezogene Entscheidungen geht. Menschen bringen in medizinische Entscheidungen nicht nur ihre spezifischen körperbezogenen Voraussetzungen mit ein, sondern auch noch weitere, ebenso individuelle Kontextfaktoren, die ihre Umwelt oder ihre Person selbst betreffen. Hierzu zählen unter anderem der Beruf oder familiäre Bindungen, die eine besondere Verantwortung mit sich bringen, wie die Pflege von Kindern oder Eltern. Außerdem kann auch die subjektive Auffassung von Teilhabe und Hobbies von Bedeutung sein, wenn es um die Wahl von Optionen geht und um die jeweiligen erwartbaren Ergebnisse. Genauso können der soziale und kulturelle Kontext sowie individuelle Haltungen und Einstellungen, die sich in Werten manifestieren, in gesundheitsbezogenen Entscheidungen eine Rolle spielen. Vor diesem Hintergrund kann zwischen indirekt entscheidungsrelevanten Werten (z. B. Überzeugungen, Gefühlen oder Wahrnehmungen in Bezug auf eine Behandlungsoption) und direkt entscheidungsrelevanten Werten differenziert werden (Rocque et al., 2020).

5.3 Der Einfluss von Werten und Präferenzen auf Entscheidungen

Bei vielen Entscheidungen im Bereich der Gesundheitsversorgung und -vorsorge gibt es nicht die eine beste Wahl oder Option. Solche Entscheidungen werden als präferenz-sensitiv bezeichnet (Légaré & Witteman, 2013; Stacey et al., 2017). Die Entscheidung wird in solchen Fällen maßgeblich von den individuellen Werten und Präferenzen einer Person abhängen. Insbesondere ist dies dann der Fall, wenn es mehrere Optionen gibt, zwischen denen gewählt werden kann und wenn es gilt, den möglichen Nutzen und die Risiken und Komplikationen gegeneinander abzuwägen. Auch wenn sich zwei Optionen hinsichtlich ihrer möglichen Komplikationen und ihrem möglichen Nutzen gleichen, kann eine Entscheidung maßgeblich von den individuellen Präferenzen einer Person beeinflusst werden. Aber auch dann, wenn es aus medizinischer Perspektive nur eine Option gibt, sind in Entscheidungssituationen Werte und Präferenzen miteinzubeziehen, da es stets auch die Option des Nichtstuns gibt. In der Praxis bedeutet dies, Betroffenen auch zu ermöglichen, die Auswirkungen des Nichtstuns einzuschätzen, individuell zu bewerten und dies mit möglichen Komplikationen und dem potenziellen Nutzen einer Intervention abzugleichen. Informationen zum natürlichen Verlauf einer Erkrankung und zur Prognose bei Nichtintervention sind ein zentraler Bestandteil einer evidenzbasierten und informierten Entscheidung (Lühnen et al., 2017).

Die Aufgabe eines Decision Coaches ist es, Betroffenen die Möglichkeit zu bieten, informierte Entscheidungen auf der Grundlage ihrer eigenen Werte und Präferenzen zu treffen, und sie in diesem Prozess zu unterstützen (Llewellyn-Thomas & Crump, 2013). Dazu ist auf der einen Seite sicherzustellen, dass Decision Coaches alle relevanten Aspekte von Betroffenenseite erfasst und verstanden haben, die als individuelle Werte und Präferenzen in eine Entscheidung einfließen können. Auf der anderen Seite ist es auch genauso wichtig, sich als Decision Coach rückzuversichern, ob alle Informationen, die im Rahmen eines Gesprächs vermittelt wurden, von den Betroffenen verstanden wurden oder ob gegebenenfalls noch weitere Erklärungen notwendig sind. Dies ist ein zentraler Bestandteil von Shared Decision Making.

5.4 Erhebung von Werten und Präferenzen im Kontext wissenschaftlicher Studien

In der Rolle als Decision Coach werden in der Praxis Werte und Präferenzen einzelner Personen oder kleinerer Gruppen im direkten Austausch und mit Hilfe verschiedener Tools zur Werteklärung, die im Verlauf dieses Kapitels noch vorgestellt werden, erhoben. Jenseits dessen kann es auch hilfreich sein, wissenschaftliche Literatur heranzuziehen, die die Exploration von Werten und Präferenzen von Betroffenen mit einer bestimmten Diagnose zum Gegenstand hatten. Ist die Studienlage dazu nicht ausreichend, besteht die Möglichkeit, Studien gemeinsam zu initiieren und/oder daran mitzuwirken.

5.4.1 Informationen aus wissenschaftlichen Studien in das Decision Coaching einbeziehen

Ergebnisse aus wissenschaftlichen Studien vermitteln einen Eindruck, mit welchen Problemstellungen und möglichen Wertekonflikten Betroffene zu Decision Coaches kommen. Außerdem vermitteln die Ergebnisse einen Überblick, in welchen Bereichen besondere Informationsbedarfe verortet sind und welche Themen für Personen mit einer bestimmten Diagnose besonders relevant sind. Konkret kann zum Beispiel eine Analyse ergeben, dass Betroffene sich (evidenzbasierte) Informationen zu alternativen Behandlungsmethoden wünschen, da sie gerne auf die Einnahme von Medikamenten verzichten würden, weil sie die Nebenwirkungen nicht in Kauf nehmen möchten. Dieses Wissen ermöglicht Decision Coaches eine gezieltere Vorbereitung auf den direkten Austausch mit Betroffenen.

5.4.2 Vorgehen bei der Erhebung von Werten und Präferenzen von Personengruppen

Vor der Durchführung einer neuen Studie wird in einem ersten Schritt zunächst eine Literaturrecherche durchgeführt (Thompson et al., 2018), um zu ermitteln, ob es bereits Studien oder Übersichtsarbeiten zur Erhebung von Werten und Präferenzen gibt. Bei der Suche nach Literatur ist es wichtig zu wissen, dass im wissenschaftlichen Diskurs analog dazu auch die Begriffe *(Informations-)Bedarfe* oder im englischsprachigen Raum neben *preferences* auch *values* oder *needs* eingesetzt werden. Gibt es keine oder nur sehr wenige Informationen aus Studien, können verschiedene Erhebungsmethoden und verschiedene Feldzugänge zur Exploration eingesetzt werden. Im Folgenden werden einige davon genannt. Diese Aufzählung ist nicht vollständig. Sie soll einen Eindruck vermitteln, mit welchen Methoden Werte und Präferenzen grundsätzlich erhoben werden können und an welchen Orten Betroffene erreicht werden können. Unabhängig von der Methode ist es notwendig, sich im Vorfeld intensiv mit der Methode an sich und den jeweiligen Vorteilen und Limitationen auseinanderzusetzen.

Sowohl quantitative als auch qualitative Methoden können zur Exploration von Werten und Präferenzen eingesetzt werden. Neben Umfragen (Surveys) (Vilpert et al., 2023) werden unter anderem auch Discrete Choice Experiments (DCEs) (Kremer et al., 2023) eingesetzt. Klassische qualitative Erhebungsmethoden sind in diesem Zusammenhang beispielsweise Fokusgruppendiskussionen (Simons et al., 2022) oder Einzelinterviews (Balieva et al., 2023). Auch Mixed-Methods-Ansätze, eine Kombination aus qualitativen und quantitativen Methoden, werden verwendet (Limjoco & Thornburg, 2023). Je nach Methode sind unterschiedliche zeitliche, finanzielle und personelle Ressourcen erforderlich.

5.5 Werte und Präferenzen in der Praxis: Weshalb ist Klarheit so wichtig?

Nicht alle Entscheidungen sind einfach zu treffen. Um eine informierte Entscheidung treffen zu können, bedarf es neben dem evidenzbasierten Wissen zu den einzelnen Handlungsmöglichkeiten oder Optionen auch der Einordnung dieser in den persönlichen Kontext und die Wertevorstellungen der Betroffenen. Bei unklaren Werten und Präferenzen haben Betroffene Schwierigkeiten, klare Entscheidungen zu treffen oder präzise Vorlieben und Prioritäten zu identifizieren. Es fehlt an Klarheit darüber, welche Optionen oder Aspekte für sie am wichtigsten oder wünschenswertesten sind. Dazu gehören unter anderem der bekannte Nutzen oder Schaden und weitere Folgen (Stacey et al., 2020), z. B. Einschränkungen im täglichen Leben aufgrund von Therapieterminen. Die Klärung von Werten ist von Bedeutung, da dadurch die Häufigkeit von Entscheidungskonflikten und von Entscheidungen, die nicht mit den eigenen Wertvorstellungen übereinstimmen, abnimmt (Witteman et al., 2021). Neben den Werten und Präferenzen der Betroffenen, die im Entscheidungsprozess von zentraler Bedeutung sind, können ebenso die Werte und Präferenzen anderer Personen, die am Entscheidungsprozess beteiligt sind (z. B. Angehörige und/oder das Behandlungsteam), Einfluss auf die Entscheidung haben (Légaré et al., 2014). Auch wenn die Beteiligten nicht die gleichen Werte und Präferenzen haben, ist es für die Entscheidungsfindung von Bedeutung, dass sich darüber verständigt wird (Légaré et al., 2014).

5.5.1 Klärung von Werten und Präferenzen

Bei der Klärung von Werten geht es auf individueller Ebene darum, herauszufinden, was für eine Person bei einer bestimmten Gesundheitsentscheidung von Bedeutung ist (Witteman et al., 2016). Zu welchem Zeitpunkt die Klärung der Werte und Präferenzen in der Praxis initiiert wird, ist bisher unterschiedlich. Am häufigsten findet dies einmalig in der Phase der Informationsbeschaffung, beispielsweise nach Diagnose, statt. In der Praxis fragen Expert*innen zu diesem Zeitpunkt nach Bedenken und Präferenzen der Betroffenen. In dieser Phase sprechen Betroffene teilweise auch selbst spontan an, was ihnen wichtig ist. Wenn eine Entscheidung zu treffen ist, werden diese Informationen dann, wenn vorhanden, miteinbezogen (Rocque et al., 2020). In diesem Zusammenhang ist zu klären, zu welchem Zeitpunkt die Betroffenen bereit sind, ihre Werte, Präferenzen und auch Bedenken zu thematisieren. Zu welchem Zeitpunkt können die Betroffenen die vorhandenen, evidenzbasierten Informationen mit ihren persönlichen Werten und Präferenzen in Verbindung bringen? Mögliche Gründe für eine eingeschränkte Offenheit der Betroffenen gegenüber Informationen und Beratung sind (Hawley & Morris, 2017; Hoefel et al., 2020):

- eine verfrühte Entscheidung
- starke Emotionen, die die Informationsverarbeitung beeinträchtigen

- Verleugnung oder mangelnde Akzeptanz ihres Zustands oder ihrer Diagnose
- fehlende Motivation, weil die Entscheidung zu weit weg oder unvorhersehbar ist
- sich nicht dazu berechtigt fühlen, selbst Entscheidungen zu treffen (z. B. benachteiligte Bevölkerungsgruppen)

Das Behandlungsteam kann Betroffene entsprechend des jeweiligen Grundes schrittweise dabei unterstützen, zu einer Entscheidungsoffenheit zu gelangen. Sind die Betroffenen bereit für die Klärung ihrer Werte, unterstützen Decision Coaches sie durch ein strukturiertes Vorgehen (Rahn et al., 2021), indem:

- sie gemeinsam mit den Betroffenen deren persönliche Werte und Präferenzen herausarbeiten.
- sie die Betroffenen dabei unterstützen, diese persönlichen Werte und Präferenzen mit den verschiedenen Optionen in Verbindung zu bringen.
- sie die Betroffenen motivieren und unterstützen, ihre Werte und Präferenzen mit anderen (beispielsweise Angehörigen oder dem Behandlungsteam) zu teilen.

5.5.2 Value Clarification – Methoden und Tools zur Klärung von Werten und Präferenzen

Für die Klärung der individuellen Werte und Präferenzen können verschiedene Methoden angewendet werden. Diese werden meist innerhalb von Entscheidungshilfen als sogenannte Value Clarification Tools integriert. Die Betroffenen werden motiviert darüber nachzudenken, wie wünschenswert oder erstrebenswert die verschiedenen Handlungsoptionen in ihrem spezifischen Entscheidungskontext sind. Dafür werden sie aufgefordert, die positiven und negativen Aspekte jeder Option zu berücksichtigen und abzuwägen, welche Optionen ihren Zielen, Werten und Bedürfnissen am besten entsprechen (Fagerlin et al., 2013). Die Instrumente zielen darauf ab, die Klärung von Werten und Präferenzen zu erleichtern, um die Entscheidungsfindung in verschiedenen Stadien im Entscheidungsprozess zu unterstützen (Fagerlin et al., 2013; Witteman et al., 2021), dazu gehören

- die Identifizierung von Optionen (z. B. Eingrenzung vorhandener Optionen oder Generierung von Optionen, die zu Beginn möglicherweise nicht angeboten wurden)
- die Identifizierung von situations- und/ oder optionsbezogenen Merkmalen, die sich auf die Präferenz der Patientin oder des Patienten in einem bestimmten Entscheidungskontext auswirken
- die Überlegungen zu den Optionen oder deren Merkmalen
- die Integration von Optionsmerkmalen unter Verwendung kompensatorischer und/oder nicht-kompensatorischer Entscheidungsregeln (Kompensatorisch bedeutet, dass schlechte Werte durch gute Werte ausgeglichen werden können; bei nicht-kompensatorischen Entscheidungen kann der Einfluss eines Merkmals nicht durch ein anderes überboten werden (Müsseler und Rieger, 2016)
- die Durchführung umfassender Vergleiche
- die Unterstützung der Entscheidenden beim Abrufen relevanter Werte aus dem Langzeitgedächtnis

Für die Werteklärung stehen explizite und implizite Methoden zur Verfügung: *Explizite Methoden* zur Werteklärung sind Strategien zur Unterstützung der Werteklärung, bei denen die Menschen mit etwas oder jemandem interagieren müssen. Sie werden in der Literatur auch als interaktive Ansätze bezeichnet (Llewellyn-Thomas & Crump, 2013; Witteman et al., 2021). Beispiele dafür sind (Witteman et al., 2021):

- das Ausfüllen eines Informationsblatts
- die Nutzung einer interaktiven Website
- ein halbstrukturiertes Gespräch mit einer anderen Person mit dem ausdrücklichen Ziel, Werte zu klären
- die Teilnahme an einer strukturierten Übung

Implizite Methoden zur Werteklärung sind Strategien zur Unterstützung der Werteklärung, die keine Interaktion mit irgendetwas oder irgendjemandem erfordern. Sie werden in der Literatur auch als nicht-interaktive Ansätze bezeichnet (Llewellyn-Thomas & Crump, 2013; Witteman et al., 2021). Beispiele dafür sind:

- eine detaillierte Beschreibung von Optionen, sodass die Betroffenen sich vorstellen können, wie die körperlichen, emotionalen und sozialen Auswirkungen aussehen (Llewellyn-Thomas & Crump, 2013; Stacey et al., 2017)
- die Ermutigung, darüber nachzudenken, was für sie wichtig ist (Witteman et al., 2021)

Tools zur Klärung von Werten und Präferenzen unterscheiden sich beispielsweise auch in Art und Umfang ihrer Strukturierung (Witteman et al., 2021).

5.5.2.1 Explizite Methoden zur Werteklärung

Nach bisherigen Erkenntnissen bevorzugen Betroffene Methoden zur Klärung der Werte, die ihnen explizit zeigen, wie die Entscheidungsoptionen mit ihren angegebenen Werten übereinstimmen. Durch den Einsatz expliziter Methoden zur Werteklärung reduzierte sich sowohl die Häufigkeit von Entscheidungen, die nicht mit den eigenen Werten übereinstimmen als auch Entscheidungskonflikte im Vergleich zu keinem Einsatz von Methoden zur Werteklärung (Witteman et al., 2021). Für die Praxis sind demzufolge explizite Methoden zur Werteklärung empfohlen, da sie Menschen dabei unterstützen, Entscheidungen zu treffen, die mit ihren erklärten Werten übereinstimmen (Witteman et al., 2021). Einzelne explizite Methoden zur Werteklärung können auch in Kombination eingesetzt werden, z. B. »Pro und Kontra« oder Rating Skalen und Ranking. Zu den verschiedenen Methoden gibt es derzeit Evidenz für die Wirksamkeit des Einsatzes von Entscheidungsanalysen (Decision analysis, auch in Kombination mit Best-worst scaling und Discrete choice experiments) (Witteman et al., 2021). Dabei werden die Betroffenen gebeten, anzugeben, inwieweit ein Entscheidungsattribut oder -ergebnis für sie von Bedeutung ist oder wie gut oder schlecht sie es finden. Diese Werte werden dann in einem Modell verwendet, das die Übereinstimmung zwischen dem, was den Benutzer*innen wichtig ist und den verfügbaren Entscheidungsoptionen berechnet (Witteman et al., 2021).

Die Evidenz zum Vergleich der einzelnen expliziten Werteklärungsmethoden bedarf noch weiterer Forschung. In den folgenden Abschnitten werden ausgewählte Methoden, die in der Praxis Anwendung finden, exemplarisch erläutert.

5.5.2.2 Klärung von Werten im Decision Coaching-Gespräch – ein Beispiel

Die Betroffenen sind die Einzigen, die ihre Werte und Präferenzen kennen – sind sie sich dieser bewusst, haben sie die Möglichkeit, diese mit anderen, wie beispielsweise ihren Angehörigen oder dem Behandlungsteam, zu teilen. Decision Coaches können die Betroffenen bei ihrer Werte- und/oder Präferenzklärung unterstützen, damit diese zu einer Entscheidung kommen, die mit ihren persönlichen Werten- und Präferenzen im Einklang ist. Für diese Unterstützung ist es notwendig, dass die Werte und Präferenzen thematisiert und demzufolge von den Betroffenen berichtet werden. Die Abwägung von Werten und Präferenzen sind abhängig von Entscheidungssituation und -kontext. Im Folgenden ein Beispiel:

Eine Entscheidungsfindung bezüglich des Anästhesieverfahrens im Rahmen der Operation zum Einsetzen einer Knie-Totalendoprothese (Knie-TEP): Betroffene haben oft die Wahl zwischen zwei Verfahren, der Vollnarkose oder einer Spinalanästhesie. Eine Vollnarkose ist bei vielen Menschen mit der Angst verbunden, nach der Operation nicht wieder aufzuwachen oder an einem Delir zu leiden. Bei einer Spinalanästhesie besteht hingegen die Angst, während der Operation alles mitzubekommen oder dauerhaft gelähmt zu bleiben.

Das Coaching Gespräch kann generisch, d. h., ohne oder mit unterstützenden Materialien (Decision Support Tools, z. B. Entscheidungshilfen) durchgeführt werden. Entscheidungshilfen für Patient*innen unterstützen bei der Klärung von Werten, indem sie fragen, welcher Nutzen am wichtigsten ist und Betroffene ihre Erfahrungen darüber austauschen oder mitteilen können. Durch den Einsatz von Entscheidungshilfen wählen Patient*innen häufiger Optionen, weil diese ihnen wichtig sind (Stacey et al., 2017). In alle Entscheidungshilfen sollten auch Value Clarification Tools integriert sein (Witteman et al., 2021). Vorhandene Entscheidungshilfen beinhalten teilweise mehrere Methoden zur Werteklärung. Der Ottawa Personal Decision Guide (O'Connor et al., 2015) ist ein Beispiel für einen Entscheidungsleitfaden, der im Rahmen des Decision Coachings eingesetzt werden kann. Er kann sowohl dabei unterstützen, das Gespräch zu strukturieren als auch Entscheidungs- und Wertekonflikte zu erkennen und diesen dann im Gespräch zu beggnen. Der Ottawa Personal Decision Guide wird durch die Betroffenen selbst (ggf. auch mit Unterstützung von Angehörigen) vor dem Decision Coaching-Gespräch oder gemeinsam mit dem Decision Coach während des Gespräches ausgefüllt.

Nachfolgend werden die einzelnen Prozessschritte für die Unterstützung der Klärung von Werten und Präferenzen im Decision Coaching-Gespräch unter Nutzung des Ottawa Personal Decision Guide (O'Connor et al., 2015) beschrieben (▶ Abb. 5.1).

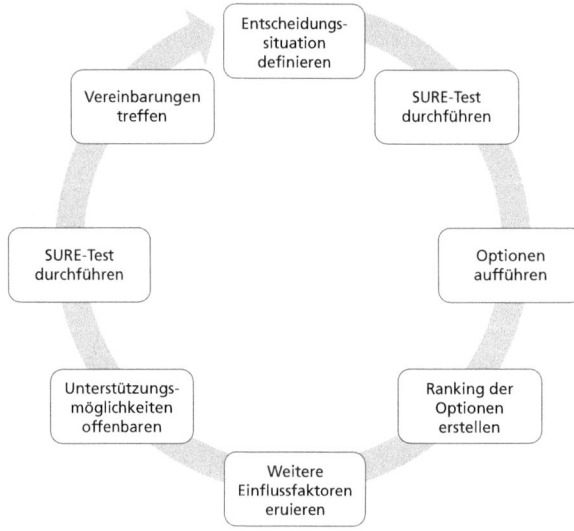

Abb. 5.1:
Schritte im Decision Coaching Gespräch zur Unterstützung der Klärung von Werten und Präferenzen unter Nutzung des Ottawa Personal Decision Guide (eigene Darstellung)

5.5.2.3 Entscheidungs- und Wertekonflikte erkennen

Nachdem geklärt ist, um welche Entscheidungssituation es sich handelt, kann im Gespräch thematisiert werden, welche Bedürfnisse die Betroffenen haben, um potenzielle Entscheidungskonflikte zu identifizieren. Außerdem sollten sich Decision Coaches vergewissern, ob die Betroffenen bereits ausreichend Wissen zu den möglichen Handlungsoptionen für ihre Entscheidungsfindung haben. Zur Überprüfung, ob Betroffene die Informationen korrekt verstanden haben, eignet sich z. B. die Teach Back-Methode (Talevski et al., 2020) (▶ Kap. 6, Gesprächsführungstechniken im Rahmen der präferenzsensitiven Entscheidung bei *BRCA1/2* Mutation). Eine Möglichkeit, Entscheidungskonflikte, zu denen auch Wertekonflikte gehören, im Gespräch mit Betroffenen zu erkennen, bietet der SURE-Test (Légaré et al., 2010). Die deutschsprachige Version des SURE-Tests ist in ▶ Tab. 5.1 dargestellt. Es bietet sich an, den SURE-Test zu Beginn des Decision Coaching-Gespräches einzusetzen. Werden eine oder mehrere Fragen in dem Test mit nein beantwortet, zeigt sich, dass mit großer Wahrscheinlichkeit ein Entscheidungskonflikt vorliegt (Légaré et al., 2010). Mithilfe des SURE-Test-Items »Bewertung/Werte« kann erhoben werden, ob unklare Werte eine Ursache für den Entscheidungskonflikt der Betroffenen sind. Decision Coaches und das Behandlungsteam haben anhand dieser Information die Möglichkeit, die individuellen Werte und Präferenzen der Betroffenen zu thematisieren und sie bei der Klärung ihrer Werte zu unterstützen. Ergänzend werden mit dem SURE-Test weitere, für die Entscheidungsfindung und demzufolge auch das Decision Coaching-Gespräch relevante Aspekte erhoben. Dazu gehören:

- das Wissen der Betroffenen zu allen Optionen und deren jeweilige Vor- und Nachteile; darauf aufbauend besteht im Decision Coaching-Gespräch beispielsweise die Möglichkeit, vorhandene Informationslücken zu schließen
- die vorhandene Unterstützung, z. B. durch das (persönliche) Umfeld oder Behandlungsteam; daran anknüpfend können ggf. Unterstützungsmöglichkeiten aufgezeigt werden
- die Sicherheit bezogen auf die getroffene Entscheidung

Der SURE-Test ist in den Ottawa Personal Decision Guide (O'Connor et al., 2015) integriert.

Tab. 5.1: SURE-Test, deutschsprachige Version (adaptiert nach IQWIG, 2020)

Wissen	Kennen Sie die Vor- und Nachteile der einzelnen Möglichkeiten?	☐ ja ☐ nein
Bewertung	Ist Ihnen klar, welche Vor- und Nachteile Ihnen am wichtigsten sind?	☐ ja ☐ nein
Unterstützung	Bekommen Sie ausreichend Unterstützung und Beratung, um eine Wahl treffen zu können?	☐ ja ☐ nein
Sicherheit	Haben Sie das Gefühl, dass Sie die für Sie beste Wahl getroffen haben?	☐ ja ☐ nein

5.5.2.4 Explizite Werteklärung unter Verwendung des Ottawa Personal Decision Guides

Bei der Verwendung des Ottawa Personal Decision Guides werden die expliziten Methoden – Vor- und Nachteile sowie Rating und Ranking – kombiniert angewendet. Für die Entscheidungsfindung sollten die einzelnen Optionen mit ihren jeweiligen Vor- und Nachteilen klar voneinander abgegrenzt dargestellt werden (Lühnen et al., 2017). Dafür eignet sich beispielsweise eine Tabelle, wie in ▶ Tab. 5.2 dargestellt. Nachdem die Betroffenen über die verschiedenen Optionen oder (Be-)Handlungsalternativen informiert sind, werden diese in die persönliche Lebenssituation der Betroffenen eingeordnet und betrachtet. Dabei können zu den einzelnen Optionen die jeweiligen Vor- und Nachteile aufgeführt und schriftlich festgehalten werden. Die Wahrscheinlichkeiten von Nebenwirkungen sollten in absoluten Risiken mit einer einheitlichen Bezugsgröße thematisiert werden (Lühnen et al., 2017). Die Betroffenen bringen die Vor- und Nachteile der einzelnen Optionen dann mit ihren persönlichen Werten und Präferenzen in Verbindung. Dafür motiviert der Decision Coach die Betroffenen, ihre Werte und Präferenzen mitzuteilen. So besteht die Möglichkeit, die Werte und Präferenzen mit den einzelnen Optionen in Verbindung zu bringen. Dafür können Betroffene eine Bewertung (Rating) der einzelnen Vor- und Nachteile der jeweiligen Optionen vornehmen, indem sie diese beispielsweise durch Symbole wie Sterne (▶ Tab. 5.2) oder Zahlen bewerten. Wichtig dabei ist, zu erläutern, was die Anzahl/Zahl jeweils bedeutet, z. B. 1 = weniger wichtig, bis 5 = sehr wichtig. Das Rating kann sowohl durch die Betroffenen selbst notiert werden als auch durch den Decision Coach. Dies wird in der Praxis unterschiedlich gehandhabt. Dieses Rating unterstützt eine Priorisierung der Optionen (Ranking) im Einklang mit den persönlichen Werten und Präferenzen und damit die Entscheidungsfindung.

Tab. 5.2: Gegenüberstellung von Optionen mit Vor- und Nachteilen und deren Bewertungsmöglichkeit in Anlehnung an Ottawa Personal Decision Guide (O'Connor et al., 2015).

Option/Möglichkeit	Welche Gründe sprechen für die Option (Nutzen/Vorteile/Pro)?	Wie wichtig ist dieser Grund für Sie? (0–5 Sterne*)	Welche Gründe, sprechen gegen diese Option (Nachteile/Risiken/Contra)?	Wie wichtig ist dieser Grund für Sie? (0–5 Sterne*)
Option 1: …	…	☆☆☆☆☆	…	☆☆☆☆☆
	…	☆☆☆☆☆	…	☆☆☆☆☆
Option 2: …	…	☆☆☆☆☆	…	☆☆☆☆☆
	…	☆☆☆☆☆	…	☆☆☆☆☆
Option 3: …	…	☆☆☆☆☆	…	☆☆☆☆☆
	…	☆☆☆☆☆	…	☆☆☆☆☆

* 0 Sterne = unwichtig; 5 Sterne = sehr wichtig

Die ▶ Tab. 5.3 veranschaulicht die Gegenüberstellung von Narkoseverfahren und möglicher Vor- und Nachteile am Beispiel einer geplanten Operation zum Einsatz einer Kniegelenk-Totalendoprothese. Im Coaching-Gespräch sollte die Wahrscheinlichkeit für die jeweilige Nebenwirkung in absoluten Zahlen mit einheitlicher Bezugsgröße thematisiert werden, bevor ein Rating mit Sternen stattfindet.

Tab. 5.3: Gegenüberstellung von Narkoseverfahren mit Vor- und Nachteilen und deren Bewertungsmöglichkeit (eigene Darstellung in Anlehnung an den Ottawa Personal Decision Guide (O'Connor et al., 2015))

Option/ Möglichkeit	Welche Gründe sprechen für die Option (Nutzen/Vorteile/Pro)?	Wie wichtig ist dieser Grund für Sie? (0–5 Sterne*)	Welche Gründe, sprechen gegen diese Option (Nachteile/Risiken/ Contra)?	Wie wichtig ist dieser Grund für Sie? (0–5 Sterne*)
Option 1: Vollnarkose	Kein Erleben des Eingriffes …	☆ ☆ ☆ ☆ ☆ ☆ ☆ ☆ ☆ ☆	Delir Übelkeit Erbrechen …	☆ ☆ ☆ ☆ ☆ ☆ ☆ ☆ ☆ ☆ ☆ ☆ ☆ ☆ ☆ ☆ ☆ ☆ ☆ ☆
Option 2: Spinalanästhesie	Keine systemische Belastung Kein Bewusstseinsverlust …	☆ ☆ ☆ ☆ ☆ ☆ ☆ ☆ ☆ ☆ ☆ ☆ ☆ ☆ ☆	Harnverhalt Anhaltende Sensibilitätsstörung …	☆ ☆ ☆ ☆ ☆ ☆ ☆ ☆ ☆ ☆ ☆ ☆ ☆ ☆ ☆

* 0 Sterne = unwichtig; 5 Sterne = sehr wichtig

Sind an der Entscheidung mehrere Personen beteiligt, gibt es die Möglichkeit, den Ottawa Personal Decision Guide for Two einzusetzen (O'Connor et al., 2015a).

5.5.3 Weitere Einflussfaktoren auf die Entscheidungsfindung im Zusammenhang mit persönlichen Werten und Präferenzen

Es ist wichtig, als Decision Coach stets auch transpersonale Einflussfaktoren im Rahmen der Werteklärung zu berücksichtigen, insbesondere die Eingebundenheit der Betroffenen in soziale Gefüge. Bezugspersonen der Betroffenen sind möglicherweise am Entscheidungsprozess beteiligt, dabei stimmen ihre Werte und Präferenzen nicht immer mit denen der Betroffenen überein (Légaré et al., 2014). Diese Einflüsse können sich auf die Werte und Präferenzen der Betroffenen und somit auf ihre Entscheidung auswirken. Betroffene können sich z. B. von Familienangehörigen oder Personen aus dem Behandlungsteam bezüglich der zu präferierenden Entscheidung unter Druck gesetzt fühlen. Ein Entscheidungskonflikt besteht dann, wenn diese Personen eine andere Option als die Betroffenen selbst präferieren. Weitere Einflussfaktoren können auch mit familiären Verpflichtungen wie Care-Arbeit oder finanziellen Sorgen verbunden sein. Diese einerseits herauszuarbeiten und andererseits Unterstützungsmöglichkeiten zu thematisieren und ggf. auch nach Absprache zu initiieren, kann ebenfalls im Rahmen des Decision Coachings stattfinden. Weitere Hürden können mit dem Behandlungsort in Verbindung stehen, da Menschen beispielsweise lieber in räumlicher Nähe zu ihrem Wohnort behandelt werden möchten. Auch diesen Gründen kann im Decision Coaching-Gespräch nachgegangen werden, um ggf. Unterstützungsmöglichkeiten zu thematisieren oder einzuleiten. Zur Erhebung, ob einer oder mehrere dieser Einflussfaktoren vorliegen, kann ebenfalls der SURE-Test und ergänzend die Kategorie »Unterstützung« im Ottawa Personal Decision Guide (IQWIG, 2020; O'Connor et al., 2015) genutzt werden.

5.5.4 Abschließende Schritte im Coaching-Gespräch

Nachdem ein ausführliches Decision Coaching-Gespräch zur Klärung der Werte und Präferenzen mit den Betroffenen stattgefunden hat, kann vor dem Ende des Gespräches der SURE-Test erneut eingesetzt werden. Damit wird überprüft, ob Entscheidungs- und Wertekonflikte möglicherweise noch vorhanden sind. Entsprechend der Ergebnisse treffen Betroffene gemeinsam mit den Decision Coaches Vereinbarungen zu den nächsten Schritten. Diese sind individuell und abhängig davon, ob die Betroffenen eine Entscheidung treffen konnten oder für die Entscheidungsfindung beispielsweise das Beschaffen weiterer Informationen, das Teilen oder Besprechen der Optionen mit weiteren Personen oder auch ein Folgegespräch nötig ist. Haben die Betroffenen eine Entscheidung, die auf ihren persönlichen Werten und Präferenzen basiert getroffen, werden sie zum Teilen ihrer Entscheidung ermutigt.

5.6 Literatur

Balieva, F. N., Catton, L., Claréus, B. W. et al. (2023). *Treatment Preferences in Young Adults with Moderate to Severe Psoriasis: A Qualitative Study from the Nordic Countries*. Dermatology and therapy, 13 (8), 1873–1887. https://doi.org/10.1007/s13555-023-00973-5

Charles, C., Gafni, A. & Whelan, T. (1997). *Shared decision-making in the medical encounter: what does it mean? (or it takes at least two to tango)*. Social science & medicine (1982), 44(5), 681–692. https://doi.org/10.1016/s0277-9536(96)00221-3

Elwyn, G., Frosch, D., Thomson, R. et al. (2012). *Shared Decision Making: A Model for Clinical Practice*. Journal of General Internal Medicine, 27 (10), 1361–1367. https://doi.org/10.1007/s11606-012-2077-6

Fagerlin, A., Pignone, M., Abhyankar, P. et al. (2013). *Clarifying values: an updated review*. BMC Med Inform Decis Mak, 13 Suppl 2(Suppl 2), S8. https://doi.org/10.1186/1472-6947-13-S2-S8

FDA. (2016). Patient Preference Information – Voluntary Submission, Review in Premarket Approval Applications, Humanitarian Device Exemption Applications, and De Novo Requests, and Inclusion in Decision Summaries and Device Labeling: Guidance for Industry, Food and Drug Administration Staff, and Other Stakeholders. Food and Drug Administration. Guidance for Industry, Food and Drug Administration Staff, and Other Stakeholders. Zugriff am 17.01.2025 unter https://www.fda.gov/media/92593/download

Hawley, S. T. & Morris, A. M. (2017). *Cultural challenges to engaging patients in shared decision making*. Patient education and counseling, 100 (1), 18–24. https://doi.org/10.1016/j.pec.2016.07.008

Haynes, R. B. (2002). *Physicians' and patients' choices in evidence based practice*. BMJ, 324(7350), 1350. https://doi.org/10.1136/bmj.324.7350.1350

Hoefel, L., O'Connor, A. M., Lewis, K. B. et al. (2020). *20th Anniversary Update of the Ottawa Decision Support Framework Part 1: A Systematic Review of the Decisional Needs of People Making Health or Social Decisions*. Medical decision making: an international journal of the Society for Medical Decision Making, 40(5), 555–581. https://doi.org/10.1177/0272989X20936209

IQWIG. (2020). *Entscheidungshilfe: Ottawa Personal Decision Guide*. Institut für Qualität und Wirtschaftlichkeit im Gesundheitswesen. https://www.gesundheitsinformation.de/pdf/entscheidungshilfe/entscheidungshilfe_interaktiv.pdf. Zuletzt geprüft am 09.01.2022.

Keirns, C. C. (2009). *Patient-Centered Care and Preference-Sensitive Decision Making*. JAMA, 302 (16), 1805. https://doi.org/10.1001/jama.2009.1550

Kremer, I. E. H., Beaudart, C., Simons, J. et al. (2023). *Preferences of people living with HIV for injectable and oral antiretroviral treatment in the Netherlands: a discrete choice experiment*. AIDS care, 1–10. https://doi.org/10.1080/09540121.2023.2240067

Légaré, F., Kearing, S., Clay, K. et al. (2010). *Are you SURE? Assessing patient decisional conflict with a*

4-item screening test. Canadian Family Physician, 56(8), e308-14.

Légaré, F., Stacey, D. & IP Team. (2014). *Interprofessional Shared Decision Making Model.* Zugriff am 15.01.2022 unter http://decisionaid.ohri.ca.

Légaré, F. & Witteman, H. O. (2013). *Shared Decision Making: Examining Key Elements And Barriers To Adoption Into Routine Clinical Practice.* Health Affairs, 32(2), 276–284. https://doi.org/10.1377/hlthaff.2012.1078

Limjoco, J. & Thornburg, C. D. (2023). *Gene Therapy for Hemophilia A: A Mixed Methods Study of Patient Preferences and Shared Decision-Making.* Patient preference and adherence, 17, 1093–1105. https://doi.org/10.2147/PPA.S406894

Llewellyn-Thomas, H. A. & Crump, R. T. (2013). *Decision Support for Patients: Values Clarification and Preference Elicitation.* Medical Care Research and Review, 70(1_suppl), 50S-79S. https://doi.org/10.1177/1077558712461182

Lühnen, J., Albrecht, M., Mühlhauser, I. & Steckelberg, A. (2017). *Leitlinie evidenzbasierte Gesundheitsinformation.* Hamburg.

Montori, V. M., Brito, J. P. & Murad, M. H. (2013). *The Optimal Practice of Evidence-Based Medicine: Incorporating Patient Preferences in Practice Guidelines.* JAMA, 310(23), 2503. https://doi.org/10.1001/jama.2013.281422

Mühlbacher, A. C. & Juhnke, C. (2013). *Patient Preferences Versus Physicians' Judgement: Does it Make a Difference in Healthcare Decision Making?* Applied Health Economics and Health Policy, 11(3), 163–180. https://doi.org/10.1007/s40258-013-0023-3

Müsseler, J. & Rieger, M. (Hrsg.) (2016). *Allgemeine Psychologie.* 3. Aufl., Berlin/Heidelberg: Springer.

O'Connor, A. M., Stacey, D. & Jacobsen, M. J. (2015). *Ottawa Personal Decision Guide.* Ottawa Hospital Research Institute & University of Ottawa. Zugriff am 09.01.2022 unter https://decisionaid.ohri.ca/docs/das/OPDG.pdf.

O'Connor, A. M., Stacey, D. & Jacobsen, M. J. (2015a). *Ottawa Personal Decision Guide For Two.* Ottawa, Canada. Ottawa Hospital Research Institute & University of Ottawa; Canada. Zugriff am 26.02.2024. unter https://decisionaid.ohri.ca/decguide.html.

Rahn, A. C., Jull, J., Boland, L. et al. (2021). *Guidance and/or Decision Coaching with Patient Decision Aids: Scoping Reviews to Inform the International Patient Decision Aid Standards (IPDAS).* Medical decision making : an international journal of the Society for Medical Decision Making, 41(7), 938–953. https://doi.org/10.1177/0272989X21997330

Rocque, R., Chipenda Dansokho, S., Grad, R. & Witteman, H. O. (2020). *What Matters to Patients and Families: A Content and Process Framework for Clarifying Preferences, Concerns, and Values.* Medical decision making : an international journal of the Society for Medical Decision Making, 40(6), 722–734. https://doi.org/10.1177/0272989X20940660

Sackett, D. L., Rosenberg, W. M., Gray, J. A. et al. (1996). *Evidence based medicine: what it is and what it isn't.* BMJ : British Medical Journal, 312 (7023), 71–72.

Simons, G., Schölin Bywall, K., Englbrecht, M. et al. (2022). *Exploring preferences of at-risk individuals for preventive treatments for rheumatoid arthritis.* Scandinavian journal of rheumatology, 1–11. https://doi.org/10.1080/03009742.2022.2116805

Stacey, D., Légaré, F., Boland, L. et al. (2020). *20th Anniversary Ottawa Decision Support Framework: Part 3 Overview of Systematic Reviews and Updated Framework.* Medical Decision Making, 40(3), 379–398. https://doi.org/10.1177/0272989x20911870

Stacey, D., Légaré, F., Lewis, K. et al. (2017). *Decision aids for people facing health treatment or screening decisions.* Cochrane Database of Systematic Reviews, 2017(4). https://doi.org/10.1002/14651858.CD001431.pub5

Straus, S. E., Richardson, Scott, W. et al. (2005). *Evidence-based medicine: How to practice and teach EBM.* 3. Aufl. Churchill Livingstone: Elsevier.

Talevski, J., Wong Shee, A., Rasmussen, B. et al. (2020). *Teach-back: A systematic review of implementation and impacts.* PloS one, 15(4), e0231350. https://doi.org/10.1371/journal.pone.0231350

Thompson, W., Black, C., Welch, V. et al. (2018). *Patient Values and Preferences Surrounding Proton Pump Inhibitor Use: A Scoping Review.* The patient, 11(1), 17–28. https://doi.org/10.1007/s40271-017-0258-4

Verwiebe, R. (2019). *Werte und Wertebildung aus interdisziplinärer Perspektive.* Wiesbaden: Springer Fachmedien. https://doi.org/10.1007/978-3-658-21976-5

Vilpert, S., Meier, C., Berche, J. et al. (2023). *Older adults' medical preferences for the end of life: a cross-sectional population-based survey in Switzerland.* BMJ Open, 13(7). https://doi.org/10.1136/bmjopen-2022-071444

WHO (2005). *Internationale Klassifikation der Funktionsfähigkeit, Behinderung und Gesundheit.* World Health Organization. Zugriff am 03.08.2023 unter https://www.bfarm.de/SharedDocs/Downloads/DE/Kodiersysteme/klassifikationen/icf/icfbp2005_zip.html?cms_calledFromDoc=593296&cms_dlConfirm=true.

Witteman, H. O., Gavaruzzi, T., Scherer, L. D. et al. (2016). *Effects of Design Features of Explicit Values Clarification Methods: A Systematic Review.* Medical decision making : an international journal of the Society for Medical Decision Making, 36 (6), 760–776. https://doi.org/10.1177/0272989X16634085

Witteman, H. O., Ndjaboue, R., Vaisson, G. et al. (2021). *Clarifying Values: An Updated and Expanded Systematic Review and Meta-Analysis.* Medical decision making : an international journal of the Society for Medical Decision Making, 41(7), 801–820. https://doi.org/10.1177/0272989x211037946

6 Gesprächsführungstechniken im Rahmen der präferenzsensitiven Entscheidung bei *BRCA1/2* Mutation

Isabel Hamm und Frank Vitinius

Die folgenden Abschnitte basieren auf dem im Rahmen der EDCP-BRCA-Studie (Berger-Höger et al., 2022; Isselhard et al., 2020; Vitinius et al., 2023) entwickelten Training für Pflegefachpersonen. Hierbei handelt es sich um eine Modifikation eines Teils der Inhalte des KoMPASS-Trainings, einem Kommunikationstraining für onkologisch tätige Ärzt*innen (Vitinius et al., 2013). In diesem Kapitel werden Grundlagen der Gesprächsführung und Gesprächsführungstechniken behandelt. Die konkreten Decision Coaching Fertigkeiten werden in ▶ Kap. 4, Decision Coaching Skills beschrieben. Die EDCP-BRCA-Studie befasst sich mit der Entscheidungsfindung von Frauen mit einer pathogenen *BRCA1*- oder *BRCA2*-Mutation, welche mit einem erhöhten Risiko für Brust- und Eierstockkrebs assoziiert ist. Die Studie untersucht, ob eine zusätzliche Unterstützung in Form eines strukturierten, modularen und bedarfsgerechten Decision Coachings zur Entscheidungsfindung neben der intensiven Regelversorgung einen zusätzlichen Nutzen darstellt. Die betroffenen Frauen als Ratsuchende besitzen verschiedene Präventionsstrategien, wozu eine gute Beratung von großer Bedeutung ist (▶ Kap. 8, Erfahrungen der Decision Coaches). Das Verständnis für Nutzen und Risiken der angebotenen Präventionsstrategien soll bei den Ratsuchenden erhöht werden. Dies soll dazu beitragen, die Entscheidungskompetenz und -qualität der Ratsuchenden zu verbessern.

Zu Beginn dieses Buchbeitrages wird das Decision Coaching-Gespräch aus den verschiedenen Blickwinkeln der Ratsuchenden und der Pflegefachperson als Decision Coach behandelt. Danach werden elementare Bestandteile der Gesprächsführung erläutert.

6.1 Ausgangssituation der Beteiligten

6.1.1 Ausgangssituation Ratsuchende

Die Ausgangssituation kann für die Ratsuchende eine hoch belastende Erfahrung darstellen. Die Ratsuchende muss möglicherweise mit einer lebensverändernden Diagnose oder einem schwerwiegenden Gesundheitsproblem umgehen, was zu Gefühlen von Schock, Angst oder Verzweiflung führen kann (Fortin et al., 2021). Unglauben macht sich breit, die Ratsuchende befindet sich in einer hoch emotional belastenden Situation. Eine solche Situation kann als existenzielle Bedrohung empfunden werden, da sie sich direkt auf die Lebensqualität und die Zukunftsaussichten der Person auswirkt (Moseholm et al., 2016).

Darüber hinaus kann die Ratsuchende das Gefühl besitzen, die Kontrolle über ihr eigenes Leben zu verlieren, was durch die Komplexität der medizinischen Informationen und Terminologie noch verstärkt werden kann (Infurna & Infurna 2017). Die Ratsuchende hat möglicherweise Schwierigkeiten, den medizinischen Fachjargon zu verstehen und besitzt das Gefühl, wenig Einfluss auf die eigenen medizinischen Entscheidungen zu haben. Dieser Mangel an Kontrolle und die Abhängigkeit vom Gesundheitssystem können zu einem Gefühl der Verletzlichkeit und Ohnmacht führen (Brown et al., 2015).

Neben der emotionalen Belastung und dem Kontrollverlust kann die Ratsuchende eine anhaltende Unsicherheit erleben. Sie hat möglicherweise Fragen zur Wirksamkeit von Behandlungsmöglichkeiten, zu den möglichen Nebenwirkungen von Medikamenten, Operationsrisiken oder zu der langfristigen Prognose der Genmutation und ihrer Auswirkungen. Diese Ungewissheit kann zu Angst- und Stressgefühlen führen, die es der Ratsuchenden erschweren, die Situation emotional zu bewältigen.

Für Pflegefachpersonen als Decision Coaches ist es wichtig, die Ausgangssituation der Ratsuchenden zu verstehen und das Gespräch mit Einfühlungsvermögen und Sensibilität zu führen. Indem die Emotionen und Sorgen der Ratsuchenden anerkannt werden, können Decision Coaches dazu beitragen, ein sicheres und unterstützendes Umfeld zu schaffen, in welchem die Ratsuchende ihre Ängste äußern, Fragen stellen und fundierte Entscheidungen im Rahmen der präferenzsensitiven Entscheidung bei *BRCA1/2* Mutationen treffen kann.

6.1.2 Ausgangssituation Decision Coach

Auch für die Pflegefachperson in der Rolle des Decision Coaches stellt die Ausgangssituation eine Herausforderung dar. Der Decision Coach sieht sich womöglich mit der Aufgabe konfrontiert, der Ratsuchenden zu helfen, informierte Entscheidungen über verschiedene Optionen zu ermöglichen, die emotional aufgeladen und komplex sein können. Der Decision Coach wird mit starken Emotionen, der Ungewissheit und Überforderung seitens der Ratsuchenden und teilweise überhöhten Anforderungen konfrontiert. Dies kann eine überdurchschnittlich hohe psychische Belastung für den Decision Coach zur Folge haben.

Zusätzlich erlebt der Decision Coach seine eigenen emotionalen Reaktionen auf die Situation, wie Mitgefühl oder Hilflosigkeit. Sie kann in einem übermäßigen Maße das Gefühl besitzen, die Verantwortung zu tragen, die Ratsuchende durch den Entscheidungsprozess zu führen und sicherzustellen, dass diese die besten Entscheidungen für die eigene Gesundheit trifft. Dies kann die ohnehin schwierige Situation zusätzlich belasten und den Decision Coach unter Druck setzen.

Damit die Ratsuchende effektiv unterstützt wird, ist es notwendig, als Decision Coach in der Gesprächssituation eigene emotionale Reaktionen wahrzunehmen und sicherzustellen, dass man sich in einem ruhigen und konzentrierten Zustand befindet. Dies kann durch Strategien der Selbstfürsorge, Nachbesprechungen mit Kolleg*innen und berufliche Weiterbildung erreicht werden. Indem der Decision Coach seine eigene emotionale Belastbarkeit aufrechterhält, kann die Ratsuchende wirksam unterstützt und angeleitet werden und ihr geholfen werden, sich in der Komplexität des Gesundheitssystems zurechtzufinden und fundierte Entscheidungen über die eigene Gesundheitsversorgung zu treffen.

6.2 Grundlagen der Gesprächsführung

Zur Bewältigung beschriebener Situationen können einige elementare Dinge der Gesprächsführung beachtet werden. Dabei werden vertrauensbildende Maßnahmen sowie ein geeigneter Gesprächsrahmen betrachtet.

6.2.1 Vertrauensbildende Maßnahmen

Vertrauensbildende Maßnahmen ergeben sich im folgenden Abschnitt aus Aspekten der nonverbalen Kommunikation sowie der Grundhaltung des Decision Coaches.

6.2.1.1 Nonverbale Kommunikation

Nonverbale Kommunikation ist ein wichtiger Aspekt eines jeden medizinischen Gesprächs, sie wird in gleichem Maße wie verbale Kommunikation als wichtig für den Gesprächsausgang erachtet (Hall et al., 1995; Little et al., 2015). Nonverbale Hinweise wie Körpersprache, Körperhaltung, Gesichtsausdruck und Blickkontakt tragen zur Gesamtkommunikation mit einer Ratsuchenden bei. Studien zeigen, dass sich die nonverbale Kommunikation des Decision Coaches auf die Ratsuchende auswirkt, beispielsweise in der Patient*innenzufriedenheit (Henry et al., 2012). Der Blickkontakt ist besonders wichtig, um Interesse und Aufmerksamkeit zu vermitteln. Wenn der Decision Coach in regelmäßigen Abständen den Blickkontakt mit der Ratsuchenden hält, kann dies ein Gefühl der Verbundenheit und des Vertrauens schaffen (Berman & Chutka 2016). Der Blickkontakt vermittelt außerdem aufmerksames Zuhören und das Gefühl, das Gespräch ernst zu nehmen.

Die Körperhaltung ist eine weitere Form der nonverbalen Kommunikation, die Interesse und Engagement vermitteln kann. Wenn der Decision Coach eine offene und zugewandte Haltung einnimmt, wird der Ratsuchenden signalisiert, dass der Decision Coach offen für das ist, was das Gegenüber zu sagen hat (Brugel et al., 2015).

Durch die Zugewandtheit fühlt sich die Ratsuchende während des Gesprächs wohler und ist eher bereit, ihre Gedanken und Gefühle mitzuteilen. Außerdem steht eine zugewandte Haltung in einem positiven Zusammenhang mit der Zufriedenheit und dem Verständnis der Ratsuchenden nach dem Gespräch (Hermann et al., 2019; Lisnadiyanti et al., 2022; Robinson, 2006).

Insgesamt spielt die nonverbale Kommunikation eine entscheidende Rolle für ein positives und effektives Gespräch. Indem auf nonverbale Signale wie Augenkontakt und Körperhaltung geachtet wird, können Decision Coaches eine unterstützende Umgebung schaffen, die eine offene und ehrliche Kommunikation erleichtert.

6.2.1.2 Grundhaltung

Im Rahmen eines medizinischen Gespräches können die Grundhaltungen von Carl Rogers (1981) angewandt werden, um ein unterstützendes Umfeld für Ratsuchende zu schaffen. Die Haltungen der Empathie, Echtheit und der unbedingten positiven Wertschätzung sind besonders hilfreich, um Vertrauen aufzubauen und eine effektive Kommunikation zwischen dem Decision Coach und der Ratsuchenden zu fördern.

Empathie ist eine Schlüsselkomponente der Grundhaltung und beinhaltet die Fähigkeit des Decision Coaches, die aktuelle körperliche und geistige Verfassung der Ratsuchenden zu erkennen und zu verstehen. Die Ratsuchende befindet sich häufig in einem Zustand emotionaler Not oder Unsicherheit. Durch das Zeigen von Einfühlungsvermögen und der vorurteilsfreien Anerkennung der Gefühle und Erfahrungen der Ratsuchenden, kann der Decision Coach ein Gefühl der Sicherheit und Bestätigung schaffen, dass der Ratsuchenden hilft, sich gehört und verstanden zu fühlen. Dies kann dazu beitragen, Angst oder Stressgefühle abzubauen und eine offene und ehrliche Kommunikation zu fördern.

Echtheit bezieht sich auf die Kongruenz zwischen verbalem und nonverbalem Ausdruck. Die gesprochenen Worte, der Tonfall und die Körpersprache des Decision Coaches stimmen miteinander überein. Wenn der Decision Coach offen und transparent über eigene Gedanken und Gefühle spricht, kann ein Gefühl der Authentizität und des Vertrauens geschaffen werden. Vertrauen zwischen dem Decision Coach und der Ratsuchenden wird aufgebaut und eine effektive Kommunikation gefördert.

Unbedingte positive Wertschätzung ist ebenso wichtig, um ein Gefühl der Akzeptanz und des Vertrauens zwischen dem Decision Coach und der Ratsuchenden zu schaffen. Unbedingte positive Wertschätzung meint die Akzeptanz und Wertschätzung einer Person unabhängig von ihrem Verhalten oder ihren Handlungen. Diese Haltung beinhaltet, dass man die Person mit Respekt, Mitgefühl und Einfühlungsvermögen behandelt und ihren inhärenten Wert als Menschen anerkennt. Indem der Decision Coach der Ratsuchenden mit Respekt, Mitgefühl und Einfühlungsvermögen begegnet, kann ein unterstützendes und nicht wertendes Umfeld geschaffen werden, das die Ratsuchende ermutigt, sich zu öffnen und ihre Sorgen mitzuteilen.

Insgesamt fördern die Grundhaltungen von Carl Rogers ein Umfeld, das eine effektive Kommunikation fördert und der Ratsuchenden hilft, sich gehört, verstanden und im Prozess der Gesundheitsversorgung unterstützt zu fühlen. Durch die Schaffung dieses Umfelds, das von Empathie, Echtheit, und unbedingter positiver Wertschätzung geprägt ist, kann ein produktives und sinnvolles Gespräch geführt werden, welches der Ratsuchenden unter anderem helfen kann, informierte Entscheidungen über die eigene Gesundheitsversorgung treffen zu können.

6.2.2 Gesprächsrahmen

Nachfolgend wird der Gesprächsrahmen zwischen der Ratsuchenden und dem Decision Coach erläutert. Dabei liegt der Fokus auf den Schlüsselaspekten Struktur und Sicherheit. Es wird beleuchtet, wie ein gut strukturiertes Gespräch die Grundlage für Verständnis und Zusammenarbeit schafft, während die Schaffung von Sicherheit das Vertrauen und den offenen Dialog fördert. Außerdem wird das Kommunikationsquadrat von Schulz von Thun vorgestellt. Dieses Modell bietet ein umfassendes Verständnis der verschiedenen Aspekte einer Kommunikation.

6.2.2.1 Struktur und Sicherheit

Zunächst gilt es, äußere Strukturen des Gespräches zu beachten. Dabei sollte ein ungestörter Ort bereitgestellt werden. Potenzielle Störfaktoren, wie ein Telefon, sollten beseitigt werden. Für das Sitzarrangement wird auf ausreichende Nähe und Abstand geachtet. Die Beteiligten sitzen im leichten Winkel (ca. 30 bis 45 Grad) zueinander, so dass sie nicht permanent Blickkontakt halten müssen. Es findet ein symmetrischer Kontakt, ein Gespräch auf Augenhöhe statt. Auch sollte für einen gelingenden Gesprächsbeginn darauf geachtet werden, sich in der Rolle als Decision Coach vorzustellen. Je nach Setting lässt sich über die Vorstellung teilweise ein Zugangsweg für das Gespräch ebnen. Im Vorfeld des Gespräches sollte sich der Decision Coach damit auseinandersetzen, mit wem das Gespräch geführt wird. Dabei gilt es Themen wie Sprache, Bildung und Vorwissen zu klären, aber auch ob die Ratsuchende bereits bekannt ist oder ob es sich um einen Erstkontakt handelt. Während des gesamten Gesprächs übernimmt der Decision Coach die Verantwortung für den Gesprächsrahmen und die behandelten Gesprächsthemen. Daher ist die Vorbereitung für einen geeigneten Gesprächsrahmen unerlässlich.

Ein strukturierter Gesprächsrahmen, der allen Gesprächsbeteiligten Sicherheit vermittelt, kann durch einige Punkte sichergestellt werden:

Formulieren Sie Ihren Auftrag für das Gespräch: Was möchten Sie heute mit der Ratsuchenden besprechen?

> **Beispiel**
>
> - »Ich würde heute gerne darüber reden, wie ich Sie bei der Entscheidungsfindung unterstützen kann.«

Kündigen Sie den zeitlichen Rahmen und das Ziel des Gesprächs an.

> **Beispiel**
>
> - »Wir haben heute 50 Minuten Zeit. Bei Bedarf können wir noch einen weiteren Termin in einigen Wochen vereinbaren.«

Sollte eine ungestörte Atmosphäre nicht sichergestellt werden können, so kündigen Sie dies an.

> **Beispiel**
>
> - »Es kann sein, dass das Telefon klingeln wird, ich muss dann kurz das eingehende Gespräch entgegennehmen.«

Eruieren Sie die Erwartungen und Vorstellungen der Ratsuchenden.

> **Beispiele**
>
> - »Was ist Ihnen für unser Gespräch heute wichtig?«

> - »Es gibt Ratsuchende, die möchten möglichst alles zu den verschiedenen Entscheidungsmöglichkeiten erfahren, andere jedoch weniger. Wie ist das bei Ihnen?«
> - »Im Anschluss an unser Gespräch, informieren wir gewöhnlich unsere ärztlichen Kolleginnen und Kollegen über Ihr Befinden/Ihren Wunsch bezüglich des weiteren Vorgehens/Stand Ihrer Entscheidungsfindung. Sind Sie damit einverstanden?«

Kündigen Sie Themenwechsel an.

> **Beispiele**
>
> - »Ich möchte nun mit Ihnen über die verschiedenen Optionen der Prävention sprechen.«
> - »Im nächsten Teil unseres Gespräches möchte ich Ihnen einige Fragen zu Ihrer familiären Situation stellen.«

Klären Sie ab, ob die Ratsuchende das Gesagte verstanden hat. Dieser Schritt wird im ▶ Kap. 6.3 Gesprächsführungstechniken im Detail erläutert. Am Ende des Gespräches fassen Sie das Besprochene zusammen und erläutern das weitere Vorgehen.

6.2.2.2 Kommunikationsquadrat nach Schulz von Thun

Das Kommunikationsquadrat von Schulz von Thun (1981) ist ein Modell, das hilft, die verschiedenen Bedeutungsaspekte in der Kommunikation zu erklären. Das Kommunikationsquadrat ist hilfreich, um die verschiedenen Kommunikationsebenen zu verstehen, die zwischen der Ratsuchenden und der Pflegefachperson auftreten.

Eine Nachricht in einem Gespräch enthält vier verschiedene Aspekte, die durch das

Kommunikationsquadrat abgebildet werden: Sachaspekt, Selbstoffenbarungsaspekt, Beziehungsaspekt und Appell. Der Sachaspekt enthält Informationen über die Symptome der Ratsuchenden, ihre Krankengeschichte und andere objektive Daten. Der Selbstoffenbarungsaspekt beinhaltet den Austausch persönlicher Gedanken, Gefühle und Erfahrungen im Zusammenhang mit dem vorliegenden medizinischen Problem. Der Beziehungsaspekt umfasst die Art der Beziehung zwischen dem Decision Coach und der Ratsuchenden, einschließlich etwaiger Machtdynamiken oder zugrunde liegender Spannungen. Der Appell umfasst alle Bitten oder Wünsche, die die Ratsuchende in Bezug auf ihre medizinische Versorgung hat. Durch die Vielfalt der Aspekte einer Nachricht kann verdeutlicht werden, warum es zu Missverständnissen bei einem Gespräch kommen kann, und die gesendete Botschaft mitunter anders empfangen wird, als sie gesendet wurde.

Durch das Verständnis der verschiedenen Kommunikationsaspekte können Decision Coaches effektiver mit der Ratsuchenden kommunizieren und überlegen, welcher Aspekt im Vordergrund steht. Wenn sich der Decision Coach auf den Sachaspekt konzentriert, kann sie objektive Informationen liefern und spezifische Fragen über den Gesundheitszustand der Ratsuchenden beantworten. Wird der Selbstoffenbarungsaspekt fokussiert, zeigt der Decision Coach Einfühlungsvermögen und bietet der Ratsuchenden emotionale Unterstützung. Die Konzentration auf den Beziehungsaspekt fördert den Aufbau von Vertrauen und einem guten Verhältnis zu der Ratsuchenden. Wird auf den Appell fokussiert, geht der Decision Coach verstärkt auf die Sorgen und Bedürfnisse der Ratsuchenden in Zusammenhang mit ihrer medizinischen Versorgung ein (Schulz von Thun 1981).

Insgesamt kann das Kommunikationsquadrat ein hilfreiches Instrument zur effektiven Kommunikation im medizinischen Kontext bedeuten, indem es hilft, die verschiedenen Aspekte der Kommunikation zu verstehen und die Kommunikation entsprechend anzupassen.

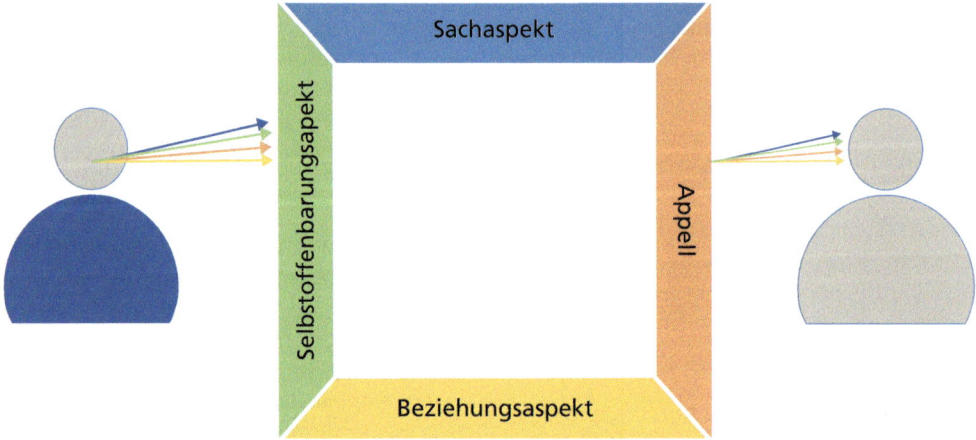

Abb. 6.1: Kommunikationsquadrat von Schulz von Thun (eigene Darstellung)

6.3 Gesprächsführungstechniken

Nachfolgend werden verschiedene Elemente vorgestellt, die gewinnbringend für die Gesprächsführung genutzt werden können.

6.3.1 Aktives Zuhören

Aktives Zuhören ist eine entscheidende Komponente einer effektiven Kommunikation in medizinischen Gesprächen. Es beinhaltet das bewusste Bemühen, die Ratsuchende vollständig zu verstehen und sich auf sie einzulassen. Zu den Techniken des aktiven Zuhörens gehört es, das Wesentliche der Aussage der Ratsuchenden in eigenen Worten wiederzugeben oder zusammenzufassen. Es ist wichtig, Sprechpausen von mindestens drei Sekunden einzubauen und zu warten. Eine weitere Technik ist, das Gesagte der Ratsuchenden zu wiederholen:

Beispiel

- »Sie meinen also, dass ...«

Außerdem werden offene Fragen zur Klärung gestellt:

Beispiel

- »Woran haben Sie das gemerkt...?«
- »Können Sie mir das noch genauer schildern?«

Die Informationen, die die Ratsuchende teilt, werden zusammengefasst:

Beispiel

- »Sie haben also erst einmal das Gespräch mit Ihrer Freundin gesucht und sich anschließend mit Ihrer Familie ausgetauscht und beraten?«

Durch die Anwendung dieser Techniken kann der Decision Coach die Perspektive und Sorgen der Ratsuchenden besser verstehen, Einfühlungsvermögen zeigen und eine effektivere Unterstützung bieten. Darüber hinaus trägt aktives Zuhören zu einem Beziehungs- und Vertrauensaufbau zwischen dem Decision Coach und der Ratsuchenden bei, was eine offene und ehrliche Kommunikation fördert.

6.3.2 Ratsuchenden- versus Decision Coach-zentrierte Kommunikation

Die Ratsuchenden-zentrierte Kommunikation ist gekennzeichnet durch ein Führen der Ratsuchenden und einem Folgen des Decision Coachs. Im Fokus stehen die Informationen, die die Ratsuchende in dem Moment benötigt. Diese Kommunikationsform ist gekennzeichnet durch aktives Zuhören und Verstehen. Der Decision Coach stellt offene und eher wenige Fragen und spricht Gefühle an. Das Gespräch strukturiert sich durch Wiederholungen des Gesagten, Nachfragen und Pausen. Insgesamt läuft das Gespräch wenig strukturiert ab. Dadurch erfährt der Decision Coach Inhalte der Ratsuchenden, die er mit geschlossenen Fragen oft nicht erfahren hätte.

Die Ratsuchenden-zentrierte Kommunikation berücksichtigt das subjektive Erleben der Ratsuchenden: Was ist das aktuelle Hauptproblem der Ratsuchenden? Wie ist ihre Wahrnehmung, ihr Verständnis? Was bedeutet es für ihr Leben aus somatischer, psychischer und sozialer Perspektive? Wie reagiert die Ratsuchende auf die Nachricht (Berücksichtigung verbaler und nonverbaler Zeichen)? Was ist das Anliegen der Ratsuchenden, was beschäftigt oder benötigt die Ratsuchende bei diesem Gespräch am meisten?

Die Decision Coach-zentrierte Kommunikation zeichnet sich im Kontrast durch das Führen des Decision Coaches und dem Folgen der Ratsuchenden aus. Bei dieser Kommunikation stehen Informationen im Fokus, die der Decision Coach vermitteln muss. Dabei stellt der Decision Coach eher geschlossene und viele Fragen. Die Informationsübermittlung erfolgt idealerweise mithilfe kurzer und weniger Sätze in kleinen Portionen. Es handelt sich um gegliederte Informationen, die übermittelt werden.

Beide Kommunikationsformen besitzen ihre Berechtigung und sind in der Kommunikation zwischen Decision Coach und Ratsuchender hilfreich. Wichtig ist der Wechsel zwischen der ratsuchenden- und Decision Coach-zentrierten Kommunikation. Dieser Wechsel wird aktiv von dem Decision Coach durch Zusammenfassungen, Ankündigungen des Wechsels, Einholung des Einverständnisses und das Stellen fokussierter, geschlossener Fragen herbeigeführt.

6.3.3 Fragetypen

Fragen lassen sich in geschlossene und offene Fragen unterteilen. Ebenfalls wie die Kommunikationsformen, Ratsuchenden- und Decision Coach-zentrierte Kommunikation, verfolgen beide Fragetypen unterschiedliche Ziele und erfüllen einen anderen Zweck. Der gezielte und bewusste Einsatz beider Fragetypen fördert eine effektive Kommunikation.

Geschlossene Fragen zeichnen sich dadurch aus, dass sie nur mit Ja oder Nein, respektive einem Wort, beantwortet werden. Der Beziehungsaspekt gegenüber der Ratsuchenden lautet: »Ich, als Decision Coach, besitze die Expertise«. Durch geschlossene Fragen können rasche, gezielte Informationen eingeholt werden und der Decision Coach erhält einen schnellen Überblick.

Beispiel

- »Machen Sie sich Sorgen?«,
- »Wann erfuhren Sie von der Genmutation?«

Allerdings bestehen die Gefahren pseudopräzise Antworten zu erhalten und wichtige Informationen zu übersehen.

Offene Fragen stellen das Gegenstück geschlossener Fragen dar. Offene Fragen zeichnen sich durch Schilderungen der Ratsuchenden aus, in welchen sie frei äußert, was sie beschäftigt. Der Beziehungsaspekt gegenüber der Ratsuchenden lautet hier: »Sie, als Ratsuchende, besitzen die Expertise«. Offene Fragen eignen sich für die Gesprächseröffnung und -vertiefung, sind ermutigend und fördern den Kontakt und Austausch.

Beispiel

- »Wie ist es Ihnen nach der Befundmitteilung ergangen?«, »Wie sind Sie mit der Nachricht umgegangen?«
- »Was wissen Sie über die möglichen Optionen der Prävention?«

Bei offenen Fragen gilt das Risiko, thematischer Abweichungen und ausufernder Antworten zu beachten, die wichtige Gesprächszeit kosten können.

6.3.4 Teach Back

Teach Back bezeichnet eine Gesprächsführungstechnik, die unter anderem in der Pflegepraxis eingesetzt wird, um sicherzustellen, dass Ratsuchende die ihnen gegebenen Informationen richtig verstanden haben. Bei dieser Technik bittet der Decision Coach die Ratsuchende, das seitens des Decision Coaches Mitgeteilte in eigenen Worten zu wiederholen oder zu erklären. Dadurch kann festgestellt werden, ob die Informationen korrekt verstanden wurden oder ob Unklarheiten bestehen. Der Decision Coach gibt daraufhin Feedback und bei Bedarf zusätzliche Erklärungen. Durch die Anwendung von Teach Back kann sichergestellt werden, dass die Ratsuchende über ein besseres Verständnis verfügt und in der Lage ist, informierte Entscheidungen zu treffen.

Die Anwendung von Teach Back erfordert eine hohe Sensibilität und Empathie, da einige Ratsuchende möglicherweise Schwierigkeiten besitzen, komplexe Informationen zu verstehen oder auszudrücken oder die Technik als lehrerhaft wahrnehmen. In solchen Fällen kann der Decision Coach zusätzliche Hilfsmittel wie Entscheidungshilfen oder visuelle Darstellungen verwenden, um sicherzustellen, dass die Ratsuchende die Informationen richtig verstanden hat. Um zu vermeiden, dass die Technik lehrerhaft wirkt, kann der Decision Coach sich beispielsweise folgendermaßen äußern:

Beispiel

- »Manchmal drücke ich mich nicht ausreichend verständlich aus. Daher möchte ich Sie bitten, dass für Sie in unserem Gespräch Wichtige mit Ihren eigenen Worten zu wiederholen, damit ich feststellen kann, ob es verständlich war.«

Teach Back ist besonders nützlich, wenn es sich um komplexe Themen, wie medizinische Verfahren, Diagnosen oder komplexe Behandlungspläne handelt. Viele Ratsuchende besitzen Schwierigkeiten, diese Informationen zu verstehen und zu behalten, insbesondere wenn sie sich in einer Ausnahmesituation befinden. Weiter bietet Teach Back eine gute Möglichkeit, festzustellen, ob die Ratsuchende Fragen oder Bedenken besitzt, die nicht behandelt wurden. Wenn es der Ratsuchenden Schwierigkeiten bereitet, das Gesagte korrekt wiederzugeben, wird die Notwendigkeit weiterer Erklärungen oder zusätzlicher Unterstützung deutlich.

Die Implementierung von Teach Back erfordert eine gewisse Vorbereitung. Fachbegriffe, die die Ratsuchende womöglich nicht versteht, sollten vermieden werden. Stattdessen sollte versucht werden, die Informationen in einfachen, klaren und allgemein verständlichen Begriffen zu vermitteln. Zusätzlich sollte sichergestellt werden, dass die Ratsuchende die Möglichkeit besitzt, Fragen zu stellen und Bedenken auszudrücken. Die Ratsuchende sollte ermutigt werden, ihre Fragen und Bedenken zu äußern, ohne sich zu schämen oder Angst zu haben oder als dumm oder vergesslich dargestellt zu werden.

Insgesamt gilt Teach Back als einfache und gleichzeitig wirkungsvolle Technik, um sicherzustellen, dass Ratsuchende die vermittelten Informationen verstehen und auf Basis dessen überlegte und informierte Gesundheitsentscheidungen treffen können.

6.3.5 Spiegeln (Mirroring)

Spiegeln als Gesprächstechnik basiert auf den Prinzipien des aktiven Zuhörens und der einfühlsamen Kommunikation (Miller & Rollnick 2012). In diesem Rahmen werden die vermittelten Inhalte und Emotionen der sprechenden Person von der zuhörenden Person aufmerksam paraphrasiert und reflektiert. Indem die zuhörende Person die Schlüsselelemente der Botschaft der sprechenden Person wiedergibt, zeigt sie Engagement und Verständnis. Der sprechenden Person bietet Spiegeln ebenfalls die Gelegenheit, eigene Gefühle aus einer externen Perspektive zu betrachten. Diese wechselseitige Dynamik erhöht die Klarheit des Gesagten, korrigiert potenzielle Fehlinterpretationen und fördert ein Umfeld des gegenseitigen Respekts und der Bestätigung. Spiegeln findet wegen seines Potenzials zur Überbrückung von Kommunikationslücken, zum Aufbau von Vertrauen und zur Stärkung der Bedeutung der Erzählung der sprechenden Person erfolgreiche Verwendung im medizinischen Kontext (Maatouk-Bürmann et al., 2016).

6.4 Literatur

Berger-Höger, B., Vitinius, F., Fischer, H. et al. (2022). *Nurse-led decision coaching by specialized nurses for healthy BRCA1/2 gene mutation carriers – adaptation and pilot testing of a curriculum for nurses: a qualitative study.* BMC Nurs; 21(42), S. 1–12.

Berman, A. C. & Chutka, D. S. (2016). *Assessing effective physician-patient communication skills: »Are you listening to me, doc?«*, Korean journal of medical education, 28(2), S. 243–249.

Brown, A. J., Sun, C. C., Urbauer, D. L. et al. (2015) *Feeling powerless: Locus of control as a potential target for supportive care interventions to increase quality of life and decrease anxiety in ovarian cancer patients.* Gynecol Oncol, 138(2), S. 388–393.

Brugel, S., Postma-Nilsenová, M., Tates, K. (2015). *The link between perception of clinical empathy and nonverbal behavior: The effect of a doctor's gaze and body orientation*, Patient education and counseling, 98(10), S. 1260–1265.

Fortin, J., Leblanc, M., Elgbeili, G. et al. (2021). *The mental health impacts of receiving a breast cancer diagnosis: A meta-analysis.* Br J Cancer, 125(11), S. 1582–1592.

Hall, J. A., Harrigan, J. A., Rosenthal, R. (1995). *Nonverbal behavior in clinician-patient interaction.* Appl Prev Psychol, 4(1), S. 21–35.

Henry, S. G., Fuhrel-Forbis, A., Rogers, M. A., Eggly, S. (2012). *Association between nonverbal communication during clinical interactions and outcomes: a systematic review and meta-analysis.* Patient education and counseling, 86(3), S. 297–315.

Hermann, R. M., Long, E., Trotta, R. L. (2019). *Improving Patients' Experiences Communicating With Nurses and Providers in the Emergency Department*, Journal of emergency nursing, 45(5), S. 523–530.

Infurna, F. J. & Infurna, C. J. (2017). *The development of perceived control.* In: Specht J (Hrsg.) *Personality development across the lifespan.* Cambridge: Elsevier Academic Press. 243-256.

Isselhard, A., Töpper, M., Berger-Höger, B. et al. (2020). *Implementation and evaluation of a nurse-led decision-coaching program for healthy breast cancer susceptibility gene (BRCA1/2) mutation carriers: a study protocol for the randomized controlled EDCP-BRCA study*, Trials, 21(501), S. 1–13.

Lisnadiyanti, P., Nursalam, N., Zuriati, A. (2022). *Patient Satisfaction Increases Towards Nurses Who Have a Caring Attitude in The Inpatient Room of a Hospital in Jakarta*, Journal of Pharmaceutical Negative Results, 13(01), S. 1874–1878. https://doi.org/10.47750/pnr.2022.13.S01.224.

Little, P., White, P., Kelly, J. et al. (2015). *Verbal and non-verbal behaviour and patient perception of communication in primary care: an observational study*, The British journal of general practice: the journal of the Royal College of General Practitioners, 65(635), S. 357–365.

Maatouk-Bürmann, B., Ringel, N., Spang, J. et al. (2016). *Improving patient-centered communication: Results of a randomized controlled trial.* Patient Educ Couns, 99(1), S. 117–124.

Miller, W.R., Rollnick, S. (2013). *Motivational Interviewing: Helping People Change.* 3. Aufl. New York City: Guilford Press.

Moseholm, E., Rydahl-Hansen, S., Overgaard, D. et al. (2016). *Health-related quality of life, anxiety and depression in the diagnostic phase of suspected cancer, and the influence of diagnosis.* Health Qual Life Outcomes, 14(80), S. 1–12.

Robinson, J. D. (2006). *Nonverbal Communication and Physician-Patient Interaction: Review and New Directions.* In: Manusov, V., Patterson, M. L. (Hrsg.), *The Sage handbook of nonverbal communication.* Thousand Oaks: Sage Publications. S. 437–459.

Rogers, C. (1981). *Der neue Mensch.* 1. Aufl. Stuttgart: Klett-Cotta.

Schulz von Thun, F. (1981). *Miteinander Reden.* Bd. 1. 1. Aufl. Hamburg: Rowohlt.

Vitinius, F., Sonntag, B., Barthel, Y. et al. (2013). *KoMPASS – Konzeption, Implementierung und Erfahrungen mit einem strukturierten Kommunikationstraining für onkologisch tätige Ärzte.* Psychotherapie, Psychosomatik, medizinische Psychologie, 63(12), S. 482–488.

Vitinius, F., Steckelberg, A., Fischer, H. et al. (2023). *EDCP-BRCA - evaluation of a decision coaching programme for decision support in prevention in BRCA1/2 mutation carriers - first results*, Journal of Psychosomatic Research, 169, 11131.

7 Wirksamkeit: Nutzen und Schaden von Decision Coaching

Anne Christin Rahn und Sascha Köpke

Dieses Kapitel basiert größtenteils auf der Übersetzung von zwei Übersichtsarbeiten zum Decision Coaching, an denen die beiden Autor*innen beteiligt waren (Jull et al., 2021; Rahn et al., 2021). Eine systematische Suche zur Aktualisierung der Evidenz erfolgte nicht.

7.1 Hintergrund

7.1.1 Entscheidungsunterstützende Interventionen

Dem Ottawa Decision Support Framework folgend kann die Entscheidungsfindung durch unzureichend adressierte Entscheidungsbedürfnisse beeinträchtigt werden. Dazu zählen Entscheidungskonflikte (z. B. Unsicherheit über die beste Vorgehensweise), unzureichendes Wissen, unrealistische Erwartungen, ungeklärte Werte in Bezug auf die Ergebnisse von Optionen, unzureichende Unterstützung oder Ressourcen, komplexe Entscheidungen, dringendes Timing, unpassende Zeitpunkte im Entscheidungsprozess, Neigung zu einer bestimmten Option und die Eigenschaften der teilnehmenden Personen (Stacey et al., 2020). Die wichtigste Grundannahme des Ottawa Decision Support Frameworks ist, dass entscheidungsunterstützende Interventionen (z. B. Beratung, Entscheidungshilfen für ratsuchende Personen, Decision Coaching), welche die Entscheidungsbedürfnisse der ratsuchenden Personen adressieren, mit dem Ziel, die Qualität der Entscheidung bzw. des Entscheidungsprozesses zu verbessern, sich potenziell positiv auf die Umsetzung der gewählten Option und die angemessene Inanspruchnahme von Gesundheitsleistungen auswirken (Jull et al., 2021). Dabei haben Interventionen, die alleinig die ratsuchende Person adressieren, wie z. B. Entscheidungshilfen, das Potenzial, Shared Decision Making zu fördern. Komplexere Interventionen, die sich sowohl an die ratsuchende Person als auch an das Gesundheitspersonal richten (z. B. Schulungen), haben das größte Potenzial zur Förderung von Shared Decision Making (Légaré et al., 2018).

7.1.2 Decision Coaching

Decision Coaching ist eine der Möglichkeiten zur Förderung der Einbeziehung von ratsuchenden Personen in Entscheidungsfindungsprozesse. Im Rahmen einer Analyse als Grundlage der International Patient Decision Aid Standards (IPDAS) wurde Decision Coaching definiert als »nicht-direktive Unterstützung durch geschulte Gesundheitsdienstleistende, um ratsuchenden Personen zu helfen, sich auf eine Gesundheitsentscheidung vorzubereiten« (Rahn et al., 2021). In einem neueren Realist Review (Zhao et al., 2022) wurden, basierend auf der Synthese von 27

Publikationen, Schlüsselmechanismen generiert und die Programmtheorie zum Decision Coaching wurde überarbeitet. Die Mechanismen eines Decision Coachings zur Entscheidungsunterstützung adressieren die ratsuchende Person, den Decision Coach und die Kliniker*innen (▸ Kap. 1, Das Konzept von Decision Coaching).

Decision Coaching erfolgt individuell, persönlich oder per Telefon, entweder durch Gesundheitsdienstleister*innen innerhalb des klinischen Settings oder durch andere auf Decision Coaching spezialisierte Anbieter. Diese maßgeschneiderte und individualisierte Unterstützung erleichtert ratsuchenden Personen den Entscheidungsfindungsprozess durch folgende charakterisierende Elemente (Rahn et al., 2021):

- Unterstützung der ratsuchenden Person beim Verstehen und der Nutzung von evidenzbasierten Gesundheitsinformationen (z. B. Entscheidungshilfen)
- Klärung ihrer Werte bezüglich der Ergebnisse der Optionen und der bevorzugten Option
- Ermutigung ihre Werte und Präferenzen mit anderen wie der Familie und/oder Gesundheitsdienstleister*innen zu kommunizieren

Weitere Elemente die im Decision Coaching zur Entscheidungsunterstützung Anwendung finden können, sind dem Konzept von Decision Coaching zu entnehmen (▸ Kap. 1, Das Konzept von Decision Coaching).

7.1.3 Relevante Ergebnisparameter

Durch das Decision Coaching sollen der Entscheidungsprozess und daraus resultierend auch die Qualität der Entscheidungen verbessert werden. Daraus ergeben sich relevante Endpunkte zur Evaluation von Decision Coaching Interventionen. Im Rahmen des Cochrane Reviews (Jull et al., 2021) wurden drei primäre Endpunkte definiert:

1. Vorbereitung auf die aktive Teilnahme an einer Gesundheitsentscheidung: Erfassung durch die ratsuchende Person mittels der Preparation for Health Decision Making Skala (Bennett et al., 2010). Die Vorbereitung auf eine aktive Entscheidungsfindung umfasst dabei:
   - Erkennen, dass eine Entscheidung getroffen werden muss
   - Bereitschaft eine Entscheidung zu treffen
   - Unterstützung bei der Abwägung von Vor- und Nachteilen der Entscheidung
   - Abwägung, welche Vor- und Nachteile für die ratsuchende Person am wichtigsten sind
   - Ordnung der Überlegungen zu der Entscheidung
   - Überlegung zum Grad des Einbezugs in die Entscheidung
   - Vorbereitung des Gesprächs mit Gesundheitsdienstleister*innen zur Entscheidung
   - Identifikation von zu stellenden Fragen
   Weitere Indikatoren für die Vorbereitung auf die aktive Teilnahme an einer Gesundheitsentscheidung umfassen:
   - das Selbstvertrauen in die eigene Entscheidungsfähigkeit
   - die Beteiligung der ratsuchenden Person an der Entscheidungsfindung (Erfassung durch die ratsuchende Person und durch Beobachter*innen) einschließlich wahrgenommener Beteiligung, bevorzugtem Grad der Beteiligung sowie Teilnahme entsprechend dem gewünschten Grad der Beteiligung
2. Erfolgreiche Modifikation von für das Decision Coaching relevanten veränderbaren Entscheidungsbedürfnissen (Erfassung durch die ratsuchende Person). Das Ottawa Decision Support Framework (Hoefel et al., 2020; Stacey et al., 2020) nennt hier beispielhaft:

- unrealistische Erwartungen auf Basis unzureichenden Wissens
- unklare Werte
- unzureichende Unterstützung

Der Entscheidungskonflikt wird mit der Decisional Conflict Scale erhoben. Insbesondere die Subskalen zu mangelndem Wissen und zu unklaren Werten sind hier entsprechend des Ottawa Decision Support Frameworks und der zentralen Elemente des Decision Coachings von Interesse.

3. Alle Ergebnisse zu unerwünschten Wirkungen auf die ratsuchende Person oder den Decision Coach (Erfassung durch die ratsuchende Person, Decision Coaches bzw. durch Beobachter*innen), einschließlich sich verschlechternder Auswirkungen wie z. B. vermehrtes Bedauern der Entscheidung oder Angst.

Als sekundäre Endpunkte benennen Jull et al. 2021:

- Zufriedenheit mit dem Decision Coaching (Erfassung durch die ratsuchende Person)
- Qualität der Entscheidung (z. B. informierte Entscheidung, wertekongruent gewählte Option)
- Ressourcen des Gesundheitssystems (z. B. Zeit, Kosten)
- Lebensqualität (Erfassung durch die ratsuchende Person)
- Qualität des Decision Coachings (Erfassung durch Beobachter*innen)

7.1.4 Kombinations- und Vergleichsinterventionen

Decision Coaching wurde in verschiedenen Kombinationen (z. B. als alleinige Intervention oder in Kombination mit Entscheidungshilfen) untersucht. Als Vergleichsgruppe wurde häufig die Standardbehandlung oder auch eine Entscheidungshilfe genutzt. Bisher wurden die folgenden Kombinationen in Studien untersucht (▶ Kap. 1, Das Konzept von Decision Coaching):

- Decision Coaching im Vergleich zur Standardbehandlung
- Decision Coaching im Vergleich zu evidenzbasierten Informationen
- Decision Coaching in Kombination mit evidenzbasierten Informationen im Vergleich zur Standardversorgung
- Decision Coaching in Kombination mit evidenzbasierten Informationen im Vergleich zu alleinigen evidenzbasierten Informationen

7.2 Methodik

Eine Zusammenfassung zur Methodik des Cochrane Reviews findet sich im ▶ Kasten 1. Die vollständige Methodik findet sich im Cochrane Review (Jull et al., 2021) sowie im dazugehörigen Review-Protokoll (Jull et al., 2019).

Kasten 1: Zusammenfassung Methodik Cochrane Review »Decision coaching for people making healthcare decisions« (Jull et al., 2021) mit Erläuterungen zu wichtigen Begriffen

Das Cochrane Review wurde von 19 Autor*innen mit verschiedenen Hintergründen verfasst. Neben Wissenschaftler*innen mit Expertise zu Interventionen zur Entscheidungsunterstützung inklusive Decision Coaching sowie zur Durchführung von systematischen Reviews waren auch eine Betroffenenvertreterin und eine Informationsspezialistin beteiligt.

Suchmethoden: Die Autor*innen durchsuchten die Cochrane Library (Wiley), das Cochrane Central Register of Controlled Trials (CENTRAL), MEDLINE (Ovid), Embase (Ovid), PsycINFO (Ovid), CINAHL (Ebsco), Nursing and Allied Health Source (ProQuest) und Web of Science von Beginn der jeweiligen Datenbank an bis Juni 2021 nach passenden Studien.

Auswahlkriterien: Es wurden randomisierte kontrollierte Studien eingeschlossen (RCTs). RCTs sind Studien mit einer experimentellen Gruppe und einer Kontrollgruppe, um den Nutzen einer Behandlung (Intervention) zu untersuchen, dabei werden die Teilnehmenden zufällig auf die Gruppen verteilt (randomisiert). Die experimentelle Gruppe erhält die neue Intervention (zum Beispiel eine Schulung oder eine besondere Art der Versorgung). Die Teilnehmenden der Kontrollgruppe erhalten in der Regel die Standardversorgung oder ein Placebo (Scheinmedikament). Die Unterschiede zwischen den Gruppen lassen sich so auf die neue Intervention zurückführen.

In den eingeschlossenen Studien wurden die Interventionen Erwachsenen oder Kindern angeboten, die sich darauf vorbereiteten, für sich selbst oder Angehörige eine Gesundheitsentscheidung über eine Behandlung oder Früherkennungsuntersuchung zu treffen. Decision Coaching wurde definiert als:

a. individuelle Beratung durch geschulte Gesundheitsdienstleister*innen oder anhand eines Protokolls; und
b. nicht-direktive Unterstützung und Vorbereitung eines Erwachsenen oder eines Kindes zur Teilnahme an einer gesundheitlichen Entscheidung.

Die Vergleichsgruppen umfassten die Standardversorgung oder eine alternative Intervention. Es gab keine sprachlichen Einschränkungen.

Datenerhebung und -analyse: Zwei Autor*innen überprüften unabhängig voneinander Zitate, bewerteten das Bias-Risiko und extrahierten Daten zu den Merkmalen der Intervention(en) und Ergebnisse. Die Bewertung des Bias-Risikos oder auch Verzerrungsrisikos wird durchgeführt, um einzuschätzen, inwieweit ein Studienergebnis möglicherweise systematisch vom wahren Ergebnis abweicht. Eine Vielzahl von Einflüssen (z. B. in der Auswahl der Studienteilnehmenden oder in der Erfassung der Ergebnisse) kann dabei die Studie verzerren. Etwaige Unstimmigkeiten im Prozess wurden durch Diskussionen gelöst, um einen Konsens zu erzielen. Die standardisierte Mittelwertdifferenz (SMD) mit 95 % Konfidenzintervallen (KI; engl. CI) wurde als Maß für den Behandlungseffekt verwendet. Bei der standardisierten Mittelwertdifferenz (SMD) handelt es sich um ein Effektmaß für kontinuierliche Daten (z. B. Blutdruck oder Schmerz). Um in einer Meta-Analyse Daten zu einem Endpunkt (z. B. Schmerz oder Wissen) zusammenzufassen, der mit unterschiedlichen Skalen erhoben wurde, kann die SMD berechnet werden. Eine Meta-Analyse ist ein Verfahren, welches es ermöglicht,

> Ergebnisse von verschiedenen Studien zu gleichen Endpunkten (z. B. Wissen oder Schmerz) statistisch zusammenzuführen. Dadurch sind die Ergebnisse aussagekräftiger (zum Beispiel durch die Zusammenfassung mehrerer kleinerer Studien).
> Die Ergebnisse wurden, soweit möglich, mit einem Zufallseffekt-Modell zusammengefasst und in Tabellen dargestellt. Zudem wurde die GRADE-Methodik angewandt, um die Sicherheit der Evidenz zu bewerten.

7.3 Ergebnisse

Nach dem Screening von 12.984 Zitaten im Titel- und Abstractscreening sowie 282 im Volltextscreening, wurden insgesamt 28 Studien in die systematische Übersichtsarbeit eingeschlossen, davon 14 Studien in Meta-Analysen.

An den 28 Studien nahmen insgesamt 5509 erwachsene Personen im Alter von 18 bis 85 Jahren teil (64 % weiblich, 52 % weiß, 33 % afroamerikanisch/schwarz; 68 % mit höherer Schulbildung). In den Studien wurde das Decision Coaching für eine Reihe von gesundheitlichen Entscheidungen untersucht, am häufigsten zu Behandlungsentscheidungen bei Krebserkrankungen (6 Studien) und außerdem z. B. in der Menopause, bei psychischen Erkrankungen und anderen chronischen und akuten Erkrankungen. In 10 Studien ging es um Entscheidungen zum Screening bei Krebs oder bei Gentests. In 25 Studien wurden evidenzbasierte Informationen eingesetzt, in der Regel als Entscheidungshilfe für ratsuchende Personen (21 Studien) oder als allgemeinere Informationen (4 Studien). Vier der 28 Studien umfassten drei Vergleichsgruppen.

Das Decision Coaching wurde von Pflegefachpersonen (n = 10), genetischen Berater*innen (n = 4), Psycholog*innen (n = 3), Pharmazeut*innen (n = 1), unterschiedlichen medizinischen Fachpersonen (n = 2) oder anderen Personen, die im Decision Coaching geschult sind (n = 8), durchgeführt. Das Decision Coaching wurde häufiger persönlich (n = 16) als per Telefon (n = 12) durchgeführt.

Zwanzig Studien berichteten, dass die Decision Coaching-Intervention aus einer einzigen Decision Coaching-Sitzung, deren Dauer im Median 31 Minuten betrug (8 bis 120 Minuten) bestand. Sechs Studien berichteten über mehrere Decision Coaching-Sitzungen (2 bis 4 Sitzungen, 30 bis 90 Minuten pro Coaching). Von 28 Studien berichteten nur sechs, dass die Decision Coaching-Intervention auf die individuellen Bedürfnisse der ratsuchenden Person zugeschnitten war.

In den meisten Studien gab es ein theoretisches Modell als Grundlage für die Decision Coaching-Intervention. Zu diesen Rahmenwerken gehörten das Ottawa Decision Support Framework (n = 5), SCOPED (Situation, Choices, Objectives, People, Evaluation, Decisions) (Belkora et al. 2015; Belkora 2024) (n = 4), IPDAS (International Patient Decision Aid Standards) (Elwyn et al. 2006) (n = 3), sowie andere einzelne Theorien (n = 8) oder eine Kombination von Theorien (n = 1). Sieben Studien gaben keine theoretische Grundlage an.

Von den oben genannten drei charakterisierenden Elementen des Decision Coachings wurde *Unterstützung durch Informationen* in 27 Studien umgesetzt, *Unterstützung der Klärung von Werten* in 24 Studien und *Ermutigung zur Kommunikation mit anderen* in 19 Studien. In 16 der 28 Studien kamen alle drei Decision Coaching-Elemente zum Einsatz.

Bei allen 28 Studien bestand zumindest ein gewisses Bias-Risiko bzw. Unklarheit bezüglich einzelner Bias-Risiken.

Zur Wirksamkeit der Interventionen berichten wir im Rahmen dieser Zusammenfassung zu jedem Endpunkt nur Ergebnisse, wenn dieser zu mindestens zwei Studien pro dargestellten Vergleich berichtet wurde. Zahlen nennen wir nur zu den durchgeführten Meta-Analysen. Weitere Ergebnisse finden sich im Cochrane Review (Jull et al., 2021).

Für das *Decision Coaching* im Vergleich zur *Standardversorgung* (n = 4 Studien) können anhand der Studienergebnisse nicht mit ausreichender Sicherheit Aussagen zu den Ergebnissen getroffen werden (d. h. Vorbereitung auf die Entscheidungsfindung, Selbstvertrauen in die eigene Entscheidung, Wissen, Bedauern über die Entscheidung, Ängste). Zum Selbstvertrauen in die Entscheidung und zum Wissen wurde jeweils eine Meta-Analyse mit zwei Studien durchgeführt, wobei das Selbstvertrauen (SMD 5,16, 95 % CI: 1,74 bis 8,58; 2 Studien, 201 Teilnehmende) und das Wissen (SMD 12,98, 95 % CI: 6,21 bis 19,76; 2 Studien, 97 Teilnehmende) in der Decision Coaching-Gruppe höher waren. Hinsichtlich adverser Ereignisse berichteten zwei Studien, dass das Bereuen der Entscheidung in der Decision Coaching-Gruppe niedriger war und drei Studien berichten, dass es bezüglich der Angst keine Unterschiede zwischen den Gruppen gab.

Für das *Decision Coaching* im Vergleich zu *ausschließlich evidenzbasierten Informationen* (n = 4 Studien) gibt es Hinweise darauf, dass die Teilnehmenden der Decision Coaching Gruppe keine oder nur geringe Verbesserungen des Wissens im Vergleich zur Kontrollgruppe aufweisen (SMD 0,23, 95 % CI: -0,50 bis 0,04; 3 Studien, 406 Teilnehmende). Die Sicherheit der Ergebnisse wurde jedoch als niedrig gewertet.

Für das *Decision Coaching plus evidenzbasierten Informationen* im Vergleich zur *Standardversorgung* (n = 17 Studien) gibt es Evidenz von geringer Sicherheit, dass die Teilnahme an der Intervention im Vergleich zur Kontrollgruppe das Wissen deutlich verbessert (SMD 9,3, 95 % CI: 6,6 bis 12,1; 5 Studien, 1073 Teilnehmende). Bei weiteren fünf Studien, die nicht in die Meta-Analyse einbezogen wurden, berichteten zwei Studien keine Unterschiede und drei Studien einen höheren Anteil von Teilnehmenden mit mehr Wissen in der Interventionsgruppe. Für alle weiteren Ergebnisse zu diesem Vergleich wurde die Sicherheit der Evidenz durch die Autor*innen als sehr niedrig eingeschätzt, die Ergebnisse der im Folgenden dargestellten Analysen sind daher nur als Hinweise anzusehen und erlauben keine Schlussfolgerungen bezüglich der Wirksamkeit der Intervention auf die Endpunkte. In sieben Studien wurde die wahrgenommene Beteiligung der Ratsuchenden an der Entscheidungsfindung erhoben, mit insgesamt unklaren Ergebnissen. In Bezug auf den Mangel an Wissen zeigt eine Meta-Analyse mit drei Studien weniger Uninformiertheit (Subskala Decisional Conflict Scale) im Vergleich zur Standardversorgung (SMD -5,83; 95 % CI: -8,90 bis -2,76; 3 Studien, 212 Teilnehmende). Auch eine vierte Studie hat zwei Wochen nach der Intervention weniger Uninformiertheit in der Interventionsgruppe gezeigt. Zum Endpunkt Unklare Werte zeigt eine weitere Meta-Analyse mit drei Studien keinen Unterschied hinsichtlich der entsprechenden Subskala der Decisional Conflict Scale (SMD 0,02, 95 % CI: -7,10 bis 7,15; 3 Studien, 212 Teilnehmende). Eine weitere Studie, in der der Endpunkt 4 Wochen nach der Intervention erhoben wurde, berichtet eine größere Reduktion in der Interventionsgruppe. Zum »Gefühl nicht unterstützt zu werden« zeigt die Meta-Analyse mit drei Studien keinen Unterschied zwischen den Gruppen (Subskala Decisional Conflict Scale, SMD -1,59, 95 % CI: -5,40 bis 2,22; 3 Studien, 212 Teilnehmende). Eine weitere Studie, in der der Endpunkt zwei Wochen nach der Intervention erhoben wurde, berichtet eine größere Reduktion in der Interventionsgruppe. Hinsichtlich adverser Ereignisse berichten zwei Studien keine Unterschiede in Bezug auf ein Bereuen der Entscheidung und eine Studie berichtete einen geringeren Anteil in der Interventionsgruppe. Vier Studien berichteten keinen Unterschied hinsichtlich der Angst. Bezüglich der sekundären Endpunkte gab es in vier Studien keinen Unterschied hinsichtlich der Zufriedenheit mit dem Entscheidungsfindungsprozess. Drei Studien berichteten keinen Unterschied hinsichtlich der Lebensqualität zwischen den Gruppen. Vier Studien berichteten über die Dauer der Beratung beim Decision Coaching plus evidenzbasierte Informationen im Vergleich zur Standardversorgung. Für die Dauer der gesamten Gespräche zur Entscheidungsfindung berichtete eine Studie über eine längere Dauer und eine Studie berichtete keinen Unterschied zwischen den Gruppen. Für den Besuch bei Gesundheitsdienstleister*innen berichteten drei Studien keinen Unterschied in der Dauer. Zwei Studien berichteten über die Kosten für das Gesundheitssystem. Eine Studie berichtete über begrenzte Daten zu den Gesamteinsparungen in der Interventionsgruppe und die andere Studie berichtete über Kosteneinsparungen in der Interventionsgruppe.

Beim *Decision Coaching plus evidenzbasierten Informationen im Vergleich zu evidenzbasierten Informationen* (n = 7 Studien) können die Autor*innen keine klaren Aussagen dazu machen, ob es durch die Intervention Verbesserungen gibt, da auch hier die Sicherheit der Evidenz sehr gering war. In 5 Studien wurden Ergebnisse zum Wissen berichtet. Eine Meta-Analyse mit drei Studien zeigte keinen deutlichen Unterschied zwischen den Gruppen (SMD 0,18, 95 % CI: -0,20 bis 0,56; 3 Studien, 573 Teilnehmende). Zwei weitere Studien zeigten ebenfalls keinen Unterschied hinsichtlich des Wissens. Hinsichtlich adverser Ereignisse wurde in zwei Studien kein Unterschied festgestellt. Bezüglich sekundärer Endpunkte gab es in zwei Studien keinen Unterschied zwischen den Gruppen.

7.4 Diskussion

Die Synthese der Evidenz im Rahmen des Cochrane Reviews (Jull et al., 2021) konnte auf eine recht große Anzahl passender Studien zur Evaluation der Wirksamkeit des Decision Coachings zurückgreifen. Wie häufig bei der Synthese der Ergebnisse komplexer Interventionen zeigte sich jedoch ein hohes Maß an Heterogenität zwischen den Studien. Dies gilt sowohl für die Art der Interventionen und der Kontrollinterventionen, die eingesetzten Methoden inklusive des Zeitpunktes der Messung und der Art der Endpunkte. Die Heterogenität war größer, wenn verschiedene Erhebungsmethoden zu einem Endpunkt eingesetzt wurden, wie z. B. spezifische Wissenstests zur gesundheitlichen Entscheidung.

Am häufigsten wurde Decision Coaching in Kombination mit evidenzbasierten Informationen mit der Standardbehandlung verglichen. In diesen Studien war die Komponente der evidenzbasierten Informationen meist eine Entscheidungshilfe für ratsuchende Personen. Frühere Untersuchungen haben gezeigt, dass Menschen, die eine Entscheidungshilfe genutzt haben, im Vergleich zur Standardversorgung, ihr Wissen verbessert haben, sich besser informiert fühlten, sich klarer über ihre Werte waren und sich mehr an der Entscheidungsfindung beteiligt haben (Stacey et al., 2017). Da nur Ergebnisse zur Evaluation der gesamten Intervention berichtet werden, war es für die Autor*innen des Cochrane Reviews schwierig, Schlussfolgerungen über

Decision Coaching als alleinige Intervention zu ziehen. Die anderen Decision Coaching Vergleiche umfassten zu wenige Studien mit kleinen Stichprobengrößen, um die alleinige Wirksamkeit des Decision Coachings bestimmen zu können. Es ist daher unklar, ob Decision Coaching immer mit evidenzbasierten Informationen kombiniert werden sollte oder ob Decision Coaching auch alleinstehend eine wirksame Intervention ist.

Das Cochrane Review zeigt, dass ein Decision Coaching in Kombination mit evidenzbasierten Informationen das Wissen im Vergleich zur Standardversorgung verbessern kann. Für alle anderen Vergleiche konnten u. a. auf Grund der ausgeprägten Heterogenität keine verlässlichen Aussagen gemacht werden. Frühere Übersichten über Decision Coaching in Verbindung mit Entscheidungshilfen berichteten ebenfalls von verbessertem Wissen (Rahn et al., 2021; Stacey et al., 2012; Stacey et al., 2017). Ein Zuwachs an Wissen ist per se noch kein relevanter Endpunkt im Kontext von Gesundheitsentscheidungen, jedoch wurde gezeigt, dass Wissen zu den Optionen, Nutzen und Schaden ein Schlüsselelement ist, wenn ratsuchende Personen Entscheidungen zur Gesundheit treffen (Joseph-Williams et al., 2014; Makoul & Clayman, 2006). Es braucht also offensichtlich entscheidungsrelevantes Wissen, jedoch reicht der Nachweis eines Wissenszuwachses noch nicht als Beleg für die Wirksamkeit von Decision Coaching Interventionen aus.

Decision Coaching mit oder ohne evidenzbasierte Informationen scheint zu keinen adversen Auswirkungen (Angst oder Bereuen der Entscheidung) zu führen. Allerdings ist auch hier die Sicherheit der Evidenz sehr gering.

Zukünftige Studien bedürfen einer angemessenen Stichprobengröße und einer konsistenten Berichterstattung über die Decision Coaching-Intervention, um die Wirksamkeit von Decision Coaching als Intervention zur Vorbereitung von gesundheitlichen Entscheidungen angemessen bewerten zu können. In nachfolgenden Studien sollte die Erhebung der Outcomes möglichst konsistent erfolgen, um die Möglichkeit Meta-Analysen durchzuführen zu fördern. Es müssen weitere Studien durchgeführt werden, um festzustellen, ob Decision Coaching eine Rolle als eigenständige Intervention spielt oder vor allem oder ausschließlich als Teil der Implementierung von evidenzbasierten Informationen wirksam ist. In der Regel wurde Decision Coaching im klinischen Setting integriert eingesetzt, was dafürspricht, dass es gerade in Studien zu komplexeren Entscheidungssituationen kombiniert eingesetzt und untersucht wird.

Angesichts der begrenzten Ergebnisse der Übersichtsarbeit ist es schwierig, Implikationen für die Praxis zu diskutieren. Es ist unwahrscheinlich, dass Decision Coaching nachteilige Auswirkungen hat und es kann zu einigen Vorteilen führen.

Gestützt durch die Analysen dieses Cochrane Reviews und in Übereinstimmung mit einem Cochrane Review zur Wirksamkeit von Entscheidungshilfen (Stacey et al., 2017) sollten Gesundheitsdienstleister*innen Decision Coaching mit evidenzbasierten Informationen, wie Entscheidungshilfen für ratsuchende Personen anbieten.

7.5 Literatur

Belkora, J., Volz, S., Loth, M. et al. (2015). *Coaching patients in the use of decision and communication aids: RE-AIM evaluation of a patient support program*, BMC Health Services Research,

15:209. https://doi.org/10.1186/s12913-015-0872-6.

Belkora, J. (2024). *SCOPED*. Zugriff am 13.01.2021 unter www.scoped.org.

Bennett, C., Graham, I. D., Kristjansson, E. et al. (2010). *Validation of a preparation for decision making scale.* Patient Education and Counseling, 78:130–3. https://doi.org/10.1016/j.pec.2009.05.012.

Elwyn, G., O'Connor, A., Stacey, D. et al. (2006). *Developing a quality criteria framework for patient decision aids: online international Delphi consensus process.* British Medical Journal, 333(7565):417. https://doi.org/10.1136/bmj.38926.629329.AE.

Hoefel, L., O'Connor, A. M., Lewis, K. B. et al. (2020). *20th anniversary update of the Ottawa Decision Support Framework part 1: a systematic review of the decisional needs of people making health or social decisions.* Medical Decision Making, 40(5), S. 555–581.

Joseph-Williams, N., Elwyn, G., Edwards, A. (2014). *Knowledge is not power for patients: a systematic review and thematic synthesis of patient-reported barriers and facilitators to shared decision making.* Patient Education and Counseling, 94 (3), S. 291–309.

Jull, J., Köpke, S., Smith, M. et al. (2021). *Decision coaching for people making healthcare decisions*, Cochrane Database Systematic Reviews, 11(11), https://doi.org/10.1002/14651858.CD013385.pub2.

Jull, J., Köpke, S., Boland, L. et al. (2019). *Decision coaching for people making healthcare decisions.* Cochrane Database of Systematic Reviews, 7, https://doi.org/10.1002/14651858.CD013385

Légaré, F., Adepkpedjou, R., Stacey, D. et al (2018). *Interventions for increasing the use of shared decision making by healthcare professionals.* Cochrane Database of Systematic Reviews, Issue 7. Art. No: CD006732, https://doi.org/10.1002/14651858.CD006732.pub4

Makoul, G., Clayman, M. L. (2006). *An integrative model of shared decision making in medical encounters.* Patient Education and Counseling, 60 (3), S. 301–312.

Rahn, A. C., Jull, J., Boland, L. et al. (2021). *Guidance and/or Decision Coaching with Patient Decision Aids: Scoping Reviews to Inform the International Patient Decision Aid Standards (IPDAS).* Medical Decision Making, 41(7), S. 938–953.

Stacey, D., Kryworuchko, J., Bennett, C. et al. (2012). *Decision coaching to prepare patients for making health decisions: a systematic review of decision coaching in trials of patient decision AIDS,* Medical Decision Making, 32(3), https://doi.org/10.1177/0272989X12443311.

Stacey, D., Légaré, F., Lewis, K. et al. (2017). *Decision aids for people facing health treatment or screening decisions.* Cochrane Database of Systematic Reviews, 12(4), https://doi.org/10.1002/14651858.CD001431.pub5

Stacey, D., Légaré, F., Boland, L. et al. (2020). *20th anniversary Ottawa Decision Support Framework: part 3 overview of systematic reviews and updated framework.* Medical Decision Making, 40(3), S. 379–398.

Zhao, J., Jull, J., Finderup, J. et al. (2022). *Understanding how and under what circumstances decision coaching works for people making healthcare decisions: a realist review.* BMC Medical Informatics Decision Making, 22(265), https://doi.org/https://doi.org/10.1186/s12911-022-02007-0

8 Erfahrungen von Decision Coaches

Juliane Köberlein-Neu, Kerstin Leurs und Sara Söling

8.1 Einführung

Für die versorgungspraktische Umsetzung von Decision Coaching sind vielfältige Ausgestaltungsmodalitäten denkbar, die als Kontextfaktoren den Erfolg eines Coachings bei der Unterstützung des Entscheidungsprozesses bestimmen und für die Erfahrungen der Beteiligten prägend wirken. Unter anderem kann ein Decision Coaching persönlich (z. B. individuell, in der Gruppe) oder unter Verwendung von Kommunikationstechnologien (z. B. Telefon, Internet) durch Angehörige verschiedener Gesundheitsberufe (z. B. Pflegefachpersonen, Apotheker*innen oder Psycholog*innen) erbracht werden. In Deutschland wird diese Rolle im Zuge der Ausweitung pflegefachlicher Aufgaben mit neuen und erweiterten Kompetenzen überwiegend Pflegefachpersonen zugesprochen und in Studien untersucht (siehe für Beispiele Berger-Höger et al., 2019; Danner et al., 2020; Rahn et al., 2018; Witzke et al., 2023).

Organisatorisch kann das Decision Coaching einerseits einrichtungsübergreifend in Beratungsstellen mit regionaler Zuständigkeit oder in Versorgungsinstitutionen selbst angesiedelt sein. Wird das Decision Coaching auf Einrichtungsebene organisiert, sind unterschiedliche Modalitäten für eine Einbettung in die jeweiligen Versorgungsstrukturen und -prozesse möglich. Decision Coaches können beispielsweise als Mitglied eines festen Versorgungsteams einer Station oder Arztpraxis angegliedert sein oder sind teamübergreifend organisiert. Ebenso kann auf Prozessebene ihr Mitwirken explizit geregelt werden, d. h. durch feste Integration in die Ablaufplanung mit konkreter Prozessbeschreibung, geklärten Zuständigkeiten und Kommunikationswegen, oder eher eine implizite Verankerung über informelle Absprachen verfolgt werden. Auf konzeptioneller Ebene sind unterschiedliche Zeitpunkte für das Decision Coaching-Angebot (z. B. unmittelbar nach vorab definierten Ereignissen im Behandlungsprozess), der begleitende Einsatz diverser Materialien oder Formatvariationen (u. a. im Grad der Ortsabhängigkeit, in der Häufigkeit der Coaching-Einheiten, in der Vorabfestlegung des zeitlichen Umfangs der Einzelsitzungen, etc.) möglich.

Im Versorgungsalltag finden Decision Coaching-Gespräche bisher noch wenig Anwendung (Berger-Höger et al., 2017). Erfahrungsberichte als Ausgangspunkt inhaltlicher und struktureller Verbesserungen des Decision Coaching-Angebots sowie als Grundlage für den Austausch auf professioneller Ebene liegen bisher kaum vor. Ziel des folgenden Beitrags ist es daher, Erfahrungen von Decision Coaches bei der Initiierung und Umsetzung von Coachings im Versorgungsalltag aufzuzeigen, um aus diesen für zukünftige Implementierungsbemühungen zu lernen. Dargestellt werden insbesondere Erfahrungsberichte von Decision Coaches, welche gesunde Frauen mit *BRCA1*- oder *BRCA2*-Mutation und einem damit einhergehenden hohen Risiko für Brust- und Eierstockkrebs in ihrem Entscheidungsfindungsprozess unterstützt haben. Die Daten wurden im Rahmen sekundärer Datenanalysen des Projektes EDCP-BRCA gewonnen, welches 2018 bis 2021, gefördert vom Innovationsausschuss des Gemeinsamen Bundesausschusses (G-BA), deutschlandweit an verschiedenen Zentren des Deutschen Konsortiums für familiären Brust- und Eierstockkrebs durchgeführt wurde. Da Erfahrungen nicht nur subjektiver Natur sind, sondern ebenso stark kontextabhängig, d. h. je nach Arbeitsumgebung und der Ausgestaltung des Decision Coaching-Konzeptes differieren können, werden zunächst die Rahmenbedingungen des Projektes EDCP-BRCA kurz skizziert (siehe auch Isselhard et al., 2020 für eine ausführliche Darstellung). Es folgt eine strukturierte Beschreibung der in der Projektlaufzeit berichteten Erfahrungen der Decision Coaches. Abschließend werden die Erfahrungsberichte mit verfügbarer Literatur aus anderen Anwendungsgebieten verglichen.

8.2 Hintergrund

8.2.1 Zusammenfassende Darstellung des Projekts EDCP-BRCA

Frauen mit nachgewiesener *BRCA1/2*-Mutation haben mehrere Optionen zur Prävention von Brust- und Eierstockkrebs, welche je nach Lebenssituation und Persönlichkeit unterschiedlich bewertet werden können (= präferenz-sensible Entscheidungen). So können Frauen im Rahmen der Prävention von Brustkrebs an intensiven Brustkrebsfrüherkennungsmaßnahmen teilnehmen oder sich einer prophylaktischen bilateralen Mastektomie unterziehen. Bei der ersteren Option wird Brustkrebs in den meisten Fällen in einem frühen Stadium entdeckt, jedoch bleibt das Restrisiko einer späten Identifikation der Erkrankung mit den entsprechenden therapeutischen Konsequenzen (z. B. intensive Chemotherapie/Bestrahlung). Bei letzter Option stehen die Nachteile des operativen Eingriffs den Vorteilen gegenüber. Zur Risikoreduktion einer Entwicklung von Eierstockkrebs gibt es im Wesentlichen die Option der prophylaktischen bilateralen Salpingo-Oophorektomie. Schließlich können Frauen sich auch für keine der aufgeführten Optionen entscheiden und zunächst abwarten.

Um dem daraus resultierenden individuellen Unterstützungsbedarf im Entscheidungsprozess nachzukommen, wurde im Projekt EDCP-BRCA (Evaluation eines Decision Coaching Programms zur Entscheidungsunterstützung im Rahmen der Prävention bei *BRCA1/2*-Mutationsträgerinnen) ein Decision Coaching für Frauen mit nachgewiesener *BRCA1/2*-Mutation eingeführt und evaluiert (Isselhard et al., 2020). Dafür wurden im Projekt EDCP-BRCA Pflegefachpersonen in Deutschland, welche an verschiedenen Zentren des Deutschen Konsortiums für familiären Brust- und Eierstockkrebs beschäftigt waren, zu Decision Coaches und damit einhergehend zur Durchführung der Decision Coaching-Gespräche mit geschult. Das verschiedene Module umfassende Training zielte darauf ab, Kompetenzen in den Grundlagen der evidenzbasierten, medizinischen Entscheidungsfindung, der Evidenz von Präventionsmöglichkeiten für gesunde Frauen mit einer *BRCA1/2*-Genmutation, die kritische Beurteilung von Patienteninformationsmaterial basierend auf den Kriterien der evidenzbasierten Gesundheitsinformation sowie Risiko- und wesentliche Kommunikationsfähigkeiten zu vermitteln (Berger-Höger et al., 2022). Zudem erwarben die Teilnehmenden Decision Coaching-Kompetenzen, welche die Erhebung von Entscheidungsbedarfen und Unterstützungsmöglichkeiten bei Entscheidungskonflikten thematisierten. Nach Abschluss der Schulung und der ersten durchgeführten Decision Coachings bestand für die mitwirkenden Pflegefachpersonen die Möglichkeit zur Einholung eines Feedbacks zum Coachingverhalten im Rahmen einer Supervision.

Das Decision Coaching wurde in sechs teilnehmenden Kliniken von November 2019 bis Januar 2022 angeboten. Aufgrund der Covid-19 Pandemie wurde das Angebot kurzzeitig eingestellt, konnte jedoch nach Entwicklung eines Online-Coaching-Angebots situationsabhängig in Präsenz oder als Videokonferenz fortgeführt werden. Das Angebot für ein Decision Coaching erhielten Frauen mit diagnostizierter, eindeutig pathogener *BRCA1/2*-Mutation im Alter von 25 bis 60 Jahren. Der Genbefund sollte idealerweise nicht länger als 12 Wochen zurückliegen.

8.2.2 Erhebung und Auswertung von Erfahrungen der Decision Coaches im Projekt EDCP-BRCA

Insgesamt nahmen 413 Frauen mit nachgewiesener *BRCA1/2*-Mutation und mindestens eine geschulte Pflegefachperson pro Zentrum am Projekt sowie der begleitenden Evaluationsstudie teil. Für die Evaluationsstudie wurden unter anderem qualitative und quantitative Daten zu den Erfahrungen der Pflegefachpersonen gesammelt und analysiert.

Die im Beitrag dargestellten Erfahrungen sind den monatlich ausgefüllten Kurzberichten der Pflegefachpersonen, den zu jedem Decision Coaching dokumentierten Reflexionsbögen sowie den geführten Interviews entnommen. Strukturiert wurden die Wahrnehmungen der Decision Coaches zunächst in Anlehnung an den System Support Mapping Ansatz (Calancie et al., 2020). Dieser wird unter anderem in der Implementierungswissenschaft dazu verwendet, die Rollen einzelner Akteure (z. B. von Pflegefachpersonen im Entscheidungsprozess) und die damit verbundenen Verantwortlichkeiten zusammenzutragen. Jeder Verantwortlichkeit werden anschließend implizit oder explizit geäußerte Bedarfe, (nicht) verfügbare Ressourcen und Wünsche der Personen zur besseren Erfüllung der Verantwortlichkeiten zugeordnet. Die fünf Teilbereiche nehmen aufeinander Bezug und bedingen sich gegenseitig. Abschließend wird bewertet, ob die wahrgenommene Ressourcenverfügbarkeit mit den definierten Bedarfen einer Verantwortlichkeit korrespondiert oder unzureichend ist und somit als hemmender Faktor zu bewerten ist. Ebenso können Aspekte als förderlich bewertet werden, wenn Ressourcen im besonderen Maße Bedarfe erfüllt und in der Ausübung von Verantwortlichkeiten unterstützt haben.

Die im Projekt EDCP-BRCA geschilderten Erfahrungen wurden mit Blick auf die benannten fünf Teilbereiche analysiert und den fünf Teilbereichen der System Support Map deduktiv zugeordnet (z. B. Verantwortlichkeiten und Ressourcen anhand der Interview- und Fragebogendaten herausgearbeitet). Im Anschluss daran wurden Zusammenhänge zwischen den fünf Ebenen dargestellt sowie hemmende und fördernde Einflüsse herausgearbeitet.

Die Visualisierung der Ergebnisse erfolgte im klassischen Design einer System Support Map mit Fokus auf die übergeordneten Themen (Rollen, Verantwortlichkeiten, Bedarfe und Ressourcen) und wurden in den Ringen entsprechend angeordnet. Außerhalb der Ringe wurden geäußerte Wünsche an die Rahmenbedingungen zur Durchführung der Gespräche aufgeführt. Ab- und eingehende Pfeile veranschaulichen das Zusammenwirken

8.2 Hintergrund

einzelner Elemente inkl. ihrer hemmenden oder fördernden Wirkung.

Abbildung 8.1 enthält eine vereinfachte Darstellung der einzelnen Elemente einer System Support Map (▸ Abb. 8.1). Abbildung 8.2 zeigt ihre Anwendung auf die im Projekt EDCP-BRCA dokumentierten Erfahrungen von Decision Coaches (▸ Abb. 8.2).

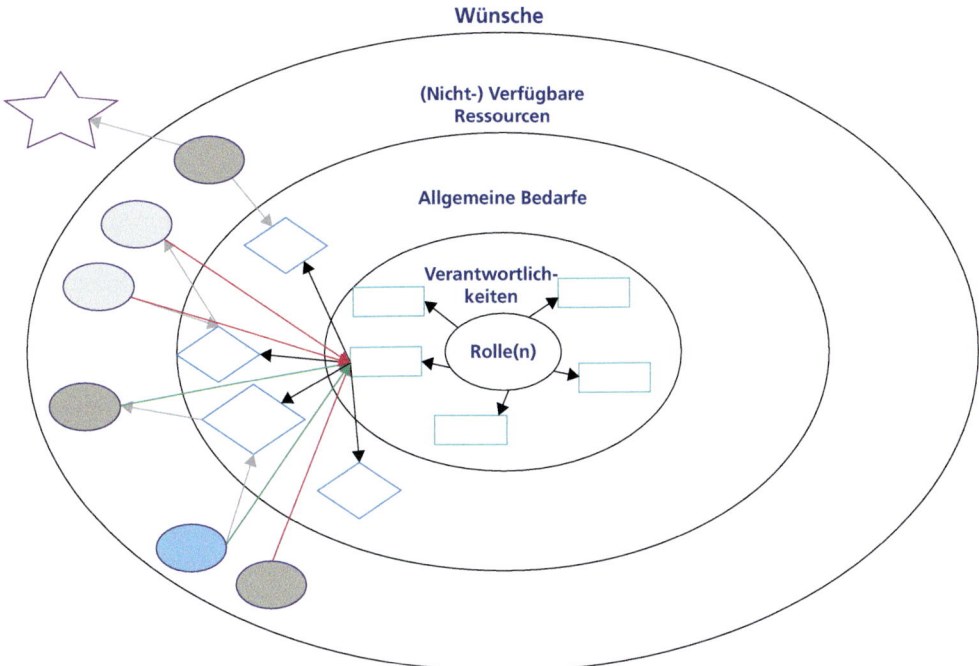

Symbol	Bedeutung	Symbol	Bedeutung
▭	Verantwortlichkeiten	◯	Ressourcen der Ratsuchenden
◇	Bedarfe	☆	Wünsche
●	Organisationale Ressourcen	→	Fördernde Faktoren
		→	Hemmende Faktoren
●	Individuelle Ressourcen der Decision Coaches	→	Ableitungen & Zusammenhänge

Abb. 8.1: Vereinfachte schematische Darstellung einer System Support Map

8.2.3 Kontext der Decision Coaches

Im einführenden Kapitel wurde dargelegt, dass Erfahrungen subjektiver Natur sind und in Abhängigkeit verschiedener Kontextfaktoren stehen. Insbesondere bedingen die Struktur des Coaching-Angebots, das Arbeitsumfeld des Decision Coaches, die Eigenschaften der zu unterstützenden Person sowie der persönliche und berufliche Hintergrund der Decision Coaches, die geschilderten Erfahrungen. Für das Projekt EDCP-BRCA werden nachfolgend diese Kontextbedingungen kurz skizziert.

Struktur des Coaching-Angebots:
Das strukturierte Decision Coaching wurde über ein bis zwei Sitzungen in Ergänzung zu einer Entscheidungshilfe angeboten (Kautz-Freimuth et al., 2021). Die Entscheidungshilfe wurde den Frauen im Vorfeld des Decision Coachings zugesandt. Sie diente der Wissensvermittlung und der Klärung des Verständnisses von Nutzen und Risiken der einzelnen Handlungsoptionen. Die Decision Coachings fanden zunächst vor Ort an den am Projekt teilnehmenden Zentren des Deutschen Konsortiums für familiären Brust- und Eierstockkrebs statt. Im Laufe des Projekts und im Rahmen der Covid-19 Pandemie wurde zusätzlich die Möglichkeit eines Online-Coachings geschaffen. Das Gespräch wurde durch einen Leitfaden (Entscheidungspfad) strukturiert. Die teilnehmenden Frauen und Pflegefachpersonen konnten den Entscheidungsprozess im Leitfaden dokumentieren. Darüber hinaus wurden wichtige Informationen zu Präventionsstrategien über Moderationskarten visualisiert (Isselhard et al., 2020).

Arbeitsumfeld:
Die Mehrheit der am Projekt teilnehmenden Pflegefachpersonen wurde für ihre Rolle als Decision Coach von ihren üblichen Tätigkeiten anteilig in der Klinik freigestellt. Der Umfang variierte zwischen den Einrichtungen. Ebenso heterogen gestaltete sich die Einbindung der Pflegefachpersonen in ihrer Rolle als Decision Coach ins Behandlungsteam der Kliniken.

Eigenschaften der teilnehmenden Frauen:
Am Decision Coaching nahmen überwiegend Frauen teil, welche ihren Wissensstand über die zur Wahl stehenden Präventionsstrategien als gering bewerteten, jedoch nach eigenen Angaben bereits in den Prozess der Entscheidungsfindung eingetreten waren. Letzter Aspekt könnte darauf zurückgeführt werden, dass für mehr als die Hälfte der Frauen zum Zeitpunkt des Decision Coachings der Genbefund mind. 10 Monate zurücklag. Die Frauen zeichneten sich durch ein hohes Partizipationsbedürfnis an der Behandlungsentscheidung aus und verfügten in der Mehrzahl über einen hohen Bildungsabschluss.

Merkmale der Pflegefachpersonen:
Die Pflegefachpersonen, welche die Rolle als Decision Coach in der Versorgung übernommen hatten, berichteten über mehrjährige Erfahrungen im onkologischen Bereich und Weiterqualifikationen wie beispielsweise als Study Nurse. Eine Qualifikation als Breast Care Nurse gaben ein Drittel der teilnehmenden Pflegefachpersonen an. Die Weiterqualifikation zum Decision Coach erfolgte auf Eigeninitiative der Pflegefachpersonen.

8.3 Erfahrungen der Decision Coaches bei der Unterstützung von Frauen mit nachgewiesener *BRCA1/2*-Mutation

Pflegefachpersonen im Projekt EDCP-BRCA berichteten zusätzlich zur Rolle als Decision Coach von weiteren Tätigkeiten, insbesondere als Study Nurse oder Breast Care Nurse. Für die Rolle des Entscheidungscoaches wurden die folgenden fünf Verantwortlichkeiten beschrieben (▶ Abb. 8.2), die mit der Rollenausübung als Coach aus Sicht der Pflegefachpersonen verbunden sind:

- Weiterqualifikation zum Decision Coach,
- Orientierung am Bedarf der betroffenen Frauen,
- Strukturierte Terminvergabe und Vorbereitung der Coachinggespräche,
- Durchführung der Coachinggespräche und
- Optionales Angebot eines digitalen Coachings.

Für jede der fünf Verantwortlichkeiten werden im Folgenden die im Projekt wahrgenommenen Bedarfe zur Ausübung der Tätigkeiten, die erfahrene Verfügbarkeit von Ressourcen sowie die hieraus erwachsene Wahrnehmung mit Blick auf eine förderliche oder hemmende Wirkung der Ressourcen beschrieben.

Weiterqualifikation zum Decision Coach
Die Weiterqualifizierung der Pflegefachpersonen zum Decision Coach erfolgte mit dem Ziel die Gesprächsführungskompetenz zu verbessern. Die Erfahrungsberichte zeigen, dass die Teilnehmenden durch das Training eine praktikable Struktur für die Coachinggespräche erarbeiten konnten und eine Verbesserung ihrer Gesprächsführungskompetenz wahrnahmen. Diese konnten die Teilnehmenden auch auf andere Tätigkeitsbereiche (Rollenausübungen) anwenden und berichteten hierfür von positiven Erfahrungen, die sie sammelten.

Für die Weiterqualifizierung bedarf es sowohl dem organisationalen Angebot einer Schulung, sowie der individuellen Bereitschaft der Pflegefachpersonen, daran teilzunehmen und zu lernen (▶ Abb. 8.2). Mehrheitlich waren die Teilnehmenden bereits im Vorfeld in anderen Bereichen weitergebildet. Die Mitwirkung als Decision Coach im Projekt EDCP-BRCA war freiwillig und resultierte aus eigenem Antrieb der Pflegefachpersonen heraus. Diese hohe individuelle Bereitschaft zur Weiterqualifizierung war für den Lernerfolg förderlich.

Orientierung am Bedarf der Frauen
Ein Merkmal des Decision Coachings ist der nicht-direktive Austausch zwischen Decision Coach sowie ratsuchender Person und damit die Orientierung an den Bedarfen. Die Decision Coaches berichteten, dass der Gesprächsablauf trotz Verwendung eines strukturierten Leitfadens sowie der vorgefertigten Moderationskarten flexibel und individuell an die Bedarfe der Frauen angepasst werden konnte. Im Zeitverlauf und mit wachsender Erfahrung in der Durchführung der Coachinggespräche gelang es den Decision Coaches immer besser und sicherer, diese Anpassungen vorzunehmen.

Es konnte zudem ein variierender Einsatz von entscheidungsunterstützenden Materialien festgestellt werden (z. B. wurden Moderationskarten und Leitfaden häufiger als andere Materialien verwendet). In einigen teilnehmenden Kliniken wurde die Aufklärung der Frau über die Coaching-Inhalte bereits im Vorfeld durch Fachärzt*innen durchgeführt und schon zu diesem Zeitpunkt die Gelegenheit für Anpassungsmöglichkeiten der Coaching-Inhalte an den Bedarf der Frauen genutzt (▶ Abb. 8.2).

8 Erfahrungen von Decision Coaches

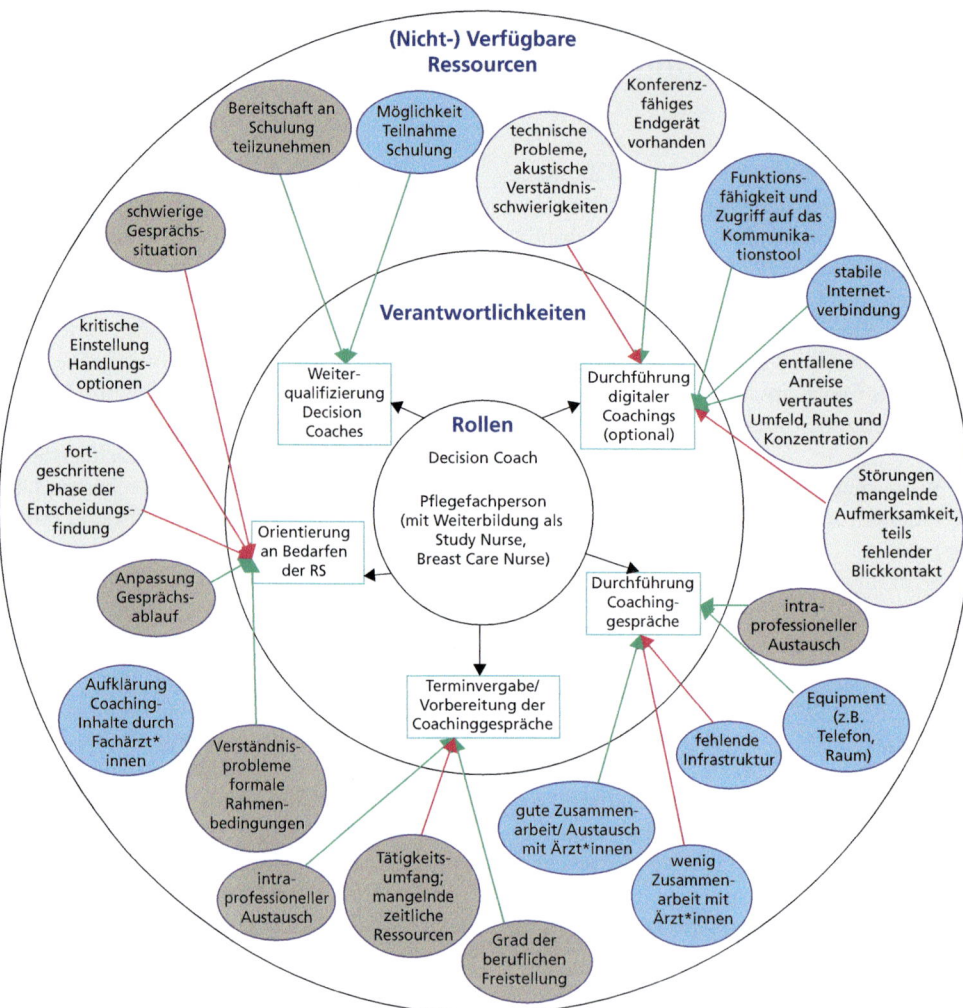

Abb. 8.2: Erfahrungen der Decision Coaches in Form einer System Support Map (Legende: RS = teilnehmende Frau mit nachgewiesener *BRCA1/2* Genmutation)
(Anm. Der Autorinnen: Aus Gründen der Lesbarkeit handelt es sich hierbei um eine reduzierte Darstellung)

Diesen positiven Erfahrungen entgegen stehen jedoch auch Wahrnehmungen der Decision Coaches, die einen Mangel an Techniken zum Umgang mit teilnehmenden Frauen in herausfordernden Situationen beschreiben. Insbesondere wurde der Wunsch nach Hilfsmitteln geäußert, die Orientierung bei der Unterstützung von sehr stark emotional belasteten Frauen bieten oder beim Umgang mit diesen helfen, welche eine geringe Offenheit hinsichtlich des Coaching-Angebots als solches mit sich bringen. Ebenfalls berichteten die Pflegefachpersonen über einen Bedarf an unterstützenden Materialien, welche für die Vermittlung von formalen Rahmenbedingungen des Gesundheitswesens (z. B. zur Erläuterung der Finanzierung von Gesundheitsleistungen) eingesetzt werden können.

Als herausfordernd wurden darüber hinaus Coachingsituationen wahrgenommen, in denen die teilnehmenden Frauen eine sehr kritische Einstellung gegenüber den besprochenen Handlungsoptionen hatten oder sich bereits in einer weit fortgeschrittenen Phase der Entscheidungsfindung befanden. Um sich auch in diesen Situationen bedarfsorientiert verhalten zu können, wünschten sich die Decision Coaches weitere Kenntnisse zu entsprechenden Techniken, welche in derartigen Situationen greifen könnten.

Strukturierte Terminvergabe und Vorbereitung der Coachinggespräche
Die Freistellung der Pflegefachpersonen für die Durchführung der Coachinggespräche wurde als förderlich für die mit der Organisation verbundenen Tätigkeiten berichtet (z. B. konzentrierte Vorbereitung der Gespräche, höhere Flexibilität bei der Terminvergabe). Je höher der Tätigkeitsumfang als Decision Coach formal war, desto mehr wurde das Decision Coaching als legitimer Bestandteil der alltäglichen Rollenausübung eingeschätzt. Ein variierender Tätigkeitsumfang und mangelnde zeitliche Ressourcen wirkten dahingegen hinderlich bei der Zeitplanung und Vorbereitung der Gespräche sowie auf die wahrgenommene Wertschätzung durch Kolleg*innen. So wurde zum Beispiel von Decision Coaches mit geringem Tätigkeitsumfang im Projekt berichtet, dass sich aufgrund von mangelnden Verfügbarkeiten des Decision Coach, aber auch einer beschränkten zeitlichen Flexibilität der teilnehmenden Frauen, Probleme bei der Terminvergabe einstellten (▶ Abb. 8.2). Insbesondere zeitnahe Gesprächszeiten konnten dann kaum angeboten werden. Eine angemessene Vorbereitung auf die Coachingtermine war eher möglich, wenn die Decision Coaches dafür eine berufliche/zeitliche Freistellung von anderen klinischen Aufgaben des Zentrums für diese Tätigkeiten erhielten. Zudem wurde der intraprofessionelle Austausch zwischen den Pflegefachpersonen, insbesondere in der Einführungsphase der Coachinggespräche sowie zur Verbesserung der eigenen Abläufe bei der Vorbereitung der Coachings, als sehr wertvoll und notwendig wahrgenommen.

Durchführung der Coachinggespräche
Die Decision Coaches im Projekt hoben fünf Aspekte für das Gelingen eines guten Coachinggesprächs besonders hervor (▶ Abb. 8.2):

1. Berufserfahrung mit der zu unterstützenden Patient*innengruppe,
2. die Verfügbarkeit ausreichender zeitlicher Ressourcen für die individuelle Gestaltung der Gespräche sowie
3. Equipment,
4. Möglichkeiten zum intraprofessionellen Austausch und
5. Austauschmöglichkeiten mit dem ärztlichen Personal.

Lag bereits Berufserfahrung mit Blick auf die klinischen Abläufe der zu unterstützenden Zielgruppe vor, wurde dies als vorteilhaft wahrgenommen, da die Coachinggespräche eigeninitiativ leichter in die bestehenden Arbeitsabläufe integriert werden konnten.

Als zwingend notwendig für eine qualitativ hochwertige Durchführung der Coachinggespräche wurde die Verfügbarkeit separater Räumlichkeiten empfunden, die ausschließlich für die Coachings zur Verfügung standen. Ergänzend hierzu entlastete das führungsseitig abgegebene Zugeständnis einer gewissen zeitlichen Flexibilität die Decision Coaches bei der Ausgestaltung der Gespräche, wurde als Wertschätzung der Coachingarbeit empfunden und unterstütze die eigene Identifikation mit der neuen Rolle sowie die Akzeptanz dieser Leistung im Team.

Relevant für die kontinuierliche Verbesserung des Coaching-Angebots wurde der intraprofessionelle Austausch im Anschluss an eine Sequenz aus mehreren Gesprächen eingeschätzt, welcher insbesondere für die persönliche Weiterentwicklung und das Hineinwachsen in die Rolle als Decision Coach als sehr wertvoll beschrieben wurde. Ein Teil der Pflegefachpersonen berichtete in Abhängigkeit von ihrer Einbettung in das Versorgungsteam von einer geringen Zusammenarbeit mit Ärzt*innen, was als nachteilig für eine bedarfsgerechte Ausrichtung der Gesprächsinhalte sowie die kontinuierliche Weiterführung des Entscheidungsprozesses gewertet wurde.

Optionales Angebot eines digitalen Decision Coachings
In einigen Zentren des Projekts fanden die Coachinggespräche aufgrund der Covid-19-Pandemie in digitaler Form statt. Diesbezüglich wurde berichtet, dass in den meisten Fällen die technischen und strukturellen Voraussetzungen für eine gelungene digitale Kommunikation während der gesamten Dauer des Coachinggesprächs erfüllt waren. Zu diesen Voraussetzungen zählten auf Organisationsebene nicht nur eine stabile Internetverbindung, sondern ebenso der Zugriff auf das zu verwendende Kommunikationstool inkl. aller geplanten Zusatzmaterialien durch Decision Coaches und der teilnehmenden Frauen (▶ Abb. 8.2).

Das digitale Coachingangebot wurde besonders förderlich für die Erbringung eines regional übergreifenden Coachingangebots erfahren. Frauen mit ungünstigen Anreisekonditionen profitierten ebenso vom digitalen Angebot wie solche, die eine vertraute Umgebung für eine bessere Konzentration während des Coachinggespräches benötigten. Die Erfahrungen im Rahmen eines digitalen Coachingangebots waren jedoch heterogen. So erlebten Pflegefachpersonen teilweise Störungen und Unterbrechungen, ausgelöst durch das häusliche Umfeld der Frauen, die sich negativ auf den Verlauf des Gesprächs und die eigene Konzentration auswirkten.

8.4 Schlussbetrachtung

Der vorliegende Beitrag berichtet über Erfahrungen von Pflegefachpersonen in ihrer Rolle als Decision Coach bei der Unterstützung von Frauen *mit BRCA1/2-Genmutation*. Ziel der Ausführungen war es, über die wahrgenommenen Bedarfe und Ressourcen der Pflegefachpersonen, sowie den Einfluss kontextueller Aspekte auf die Realisierung der verschiedenen Verantwortlichkeiten als Decision Coach zu informieren und zu sensibilisieren.

Erfahrungsberichte der am Entscheidungsprozess beteiligten Akteure stellen eine wichtige Informationsquelle für konzeptuelle, strukturelle und prozessuale Verbesserungen von Coaching-Angeboten dar und können als Ausgangspunkt für die Weiterentwicklung professionsbezogener Rollenkonzepte dienen. Die Zahl an wissenschaftlicher oder grauer Literatur zu Erfahrungen von Decision Coaches ist bisher für alle potentiell relevanten Anwendungsbereiche noch begrenzt. Ein Vergleich der im Projekt EDCP-BRCA gesammelten Erfahrungswerte mit denen aus weiteren Anwendungskontexten ist somit nur bedingt möglich.

Eine Studie aus dem Jahr 2006 untersuchte beispielsweise die Verankerung von Decision Coachings in krankheitsübergreifend beratenden Call-Centern in Kanada. Hervorgehoben wurden in der Studie die Bedeutung einer führungsseitig stattfindenden Legitimation der Rollenausübung als Decision Coach für die Akzeptanz im Behandlungsteam und die weitere Bereitstellung von zeitlichen, personellen und räumlichen Ressourcen (Stacey et al., 2006). Weitere Erfahrungswerte mit Blick auf die institutionelle Verankerung von Decision Coaching finden sich in einer Übersichtsarbeit aus dem Jahr 2012 (Stacey et al., 2012). Aus den dort betrachteten Untersuchungen wurde deutlich, dass indikationsübergreifend agierende Decision Coaches ohne direkte Anbindung an eine Teamstruktur über fehlendes Fachwissen in Coachinggesprächen, ineffiziente Abstimmungsprozesse mit dem restlichen Behandlungsteam sowie einem höheren Koordinationsaufwand berichteten. Ähnliche Aspekte wurden im Projekt EDCP-BRCA von solchen Pflegefachpersonen wahrgenommen, die das Decision Coaching als Parallelstruktur zur routinemäßig stattfindenden Betreuung der Frauen nach Genbefundmitteilung anboten.

Eine 2017 publizierte Studie aus Deutschland zum Einsatz des Decision Coachings bei Frauen mit duktalem Carcinoma in situ führte aus, dass Pflegefachpersonen Behandlungsempfehlungen, welche bereits zum Zeitpunkt der initialen Diagnostik (z. B. Screenings) abgegeben wurden, als hinderlich für eine informierte Entscheidungsfindung einschätzten. Frauen fühlten sich in der Studie zum Teil verpflichtet, diesen Empfehlungen zu folgen und waren weniger offen für das Decision Coaching und ein präferenzorientiertes Vorgehen (Berger-Höger et al., 2017). Aus Anwendungen des Decision Coachings im allgemeinärztlichen Versorgungssetting in den Niederlanden bei Patient*innen mit chronischen Erkrankungen (Lenzen et al., 2018) geht hervor, dass Gesundheitspersonal insbesondere zeitliche Vorgaben als hinderlich für eine angemessene Gesprächsführung bewertete. Wie auch durch weitere Initiativen in Kanada bestätigt (Stacey et al., 2005), sollten für die Realisierung der Coachingeinheiten adäquate Zeitressourcen zur Verfügung stehen, sodass Bedarfe von Frauen in den Gesprächen flexibel adressiert werden können. Dieser Aspekt wurde im Projekt EDCP-BRCA insbesondere von Pflegefachpersonen berichtet, welche für die Ausübung ihrer Rolle als Decision Coach nur begrenzt freigestellt wurden. Die Bewertung von Supervisionen als wertvolle Ressource für die Verbesserung der eigenen Gesprächsführungskompetenz wird durch die Literatur ebenfalls gestützt (Berger-Höger et al., 2017). Auch konnte das Erlernen und Umsetzen einer neuen Rolle Erfahrungsberichten zu Folge zu Veränderungen in der interprofessionellen Zusammenarbeit führen, insbesondere, wenn durch die Rollenerweiterung und damit verbundenen Tätigkeiten eine gesteigerte Wertschätzung erlebt wurde. Hiervon berichteten bespielweise Decision Coaches, welche bei der Versorgung von Patient*innen mit Multipler Sklerose mitwirkten (Rahn et al., 2018).

Zusammenfassend lässt sich festhalten, dass die Erfahrungen der Decision Coaches im Projekt EDCP-BRCA mit den Ergebnissen anderer Studien unterschiedlichster Anwendungskontexte konsistent sind. Im Rahmen des Einführungsprozesses im Projekt EDCP-BRCA wurden insbesondere die Verfügbarkeit zeitlicher, personeller und organisationaler Ressourcen als relevant für eine gelingende Einführung der Rolle als Decision Coach von den Pflegefachpersonen wahrgenommen. Darüber hinaus haben die Decision Coaches in der Anfangszeit der Einführung des Coachings einen intra- und interprofessioneller Austausch, welcher durch die Führungskräfte der Organisation unterstützt wird, als förderlich bewertet.

Für eine organisationsspezifische Einbettung der neuen Rolle in bestehende Strukturen, ist es förderlich folgende aus Sicht der Decision Coaches formulierten relevanten Bedarfe zu berücksichtigen, um das übergeordnete Ziel einer bedarfsorientierten Versorgung der vom Coaching adressierten Personen zu gewährleisten:

1. Erleichterte Bedingungen für die Decision Coaches bezüglich der Nutzung vorhandener organisationaler Strukturen für das Angebot des Coachings (z. B. Verfügbarkeit von Räumlichkeiten, Terminfindung),
2. erweiterte Techniken und Wissen für den Umgang mit erlebten Gesprächssituationen (z. B. geringe Offenheit der Frauen gegenüber dem Decision Coach; emotio-

nal schwierige Themen; erweitertes Wissen zu formal relevanten Themen der Gesundheitsversorgung), und
3. klar geregelte Einbindung der Rolle in vorhandene Teamstrukturen und entsprechende Unterstützung durch Führungspersonen.

Die Berücksichtigung der bisher publizierten Erfahrungen von Decision Coaches kann in zukünftigen Projekten die Einführung erleichtern, sowie den Wissensstand im Bereich der Umsetzung von Decision Coachings durch Pflegefachpersonen, insbesondere im Krankenhaus-Setting erweitern.

8.5 Literatur

Berger-Höger, B., Liethmann, K., Mühlhauser, I. et al. (2019). Nurse-led coaching of shared decision-making for women with ductal carcinoma in situ in breast care centers: A cluster randomized controlled trial. International Journal of Nursing Studies 93, 141–152. https://doi.org/10.1016/j.ijnurstu.2019.01.013

Berger-Höger, B., Liethmann, K., Mühlhauser, I. et al. (2017). *Implementation of shared decision-making in oncology: development and pilot study of a nurse-led decision-coaching programme for women with ductal carcinoma in situ.* BMC Medical Informatics and Decision Making 17, 160. https://doi.org/10.1186/s12911-017-0548-8

Berger-Höger, B., Vitinius, F., Fischer, H. et al. (2022). *Nurse-led decision coaching by specialized nurses for healthy BRCA1/2 gene mutation carriers – adaptation and pilot testing of a curriculum for nurses: a qualitative study.* BMC Nursing 21, 42. https://doi.org/10.1186/s12912-022-00810-8

Calancie, L., Margolis, L., Chall, S. A. et al. (2020). *System Support Mapping: A Novel Systems Thinking Tool Applied to Assess the Needs of Maternal and Child Health Title V Professionals and Their Partners.* J Public Health Manag Pract 26, E42–E53. https://doi.org/10.1097/PHH.0000000000000941

Danner, M., Geiger, F., Wehkamp, K. et al. (2020). *Making shared decision-making (SDM) a reality: protocol of a large-scale long-term SDM implementation programme at a Northern German University Hospital.* BMJ Open 10, e037575. https://doi.org/10.1136/bmjopen-2020-037575

Isselhard, A., Töpper, M., Berger-Höger, B. et al. (2020). *Implementation and evaluation of a nurse-led decision-coaching program for healthy breast cancer susceptibility gene (BRCA1/2) mutation carriers: a study protocol for the randomized controlled EDCP-BRCA study.* Trials 21, 501. https://doi.org/10.1186/s13063-020-04431-x

Kautz-Freimuth, S., Redaèlli, M., Rhiem, K. et al. (2021). *Development of decision aids for female BRCA1 and BRCA2 mutation carriers in Germany to support preference-sensitive decision-making.* BMC Med Inform Decis Mak 21, 180. https://doi.org/10.1186/s12911-021-01528-4

Lenzen, S. A., Daniëls, R., van Bokhoven, M. A. et al. (2018). *What makes it so difficult for nurses to coach patients in shared decision making? A process evaluation.* International Journal of Nursing Studies 80, 1–11. https://doi.org/10.1016/j.ijnurstu.2017.12.005

Rahn, A. C., Köpke, S., Backhus, I. et al. (2018). *Nurse-led immunotreatment DEcision Coaching In people with Multiple Sclerosis (DECIMS) - Feasibility testing, pilot randomised controlled trial and mixed methods process evaluation.* Int J Nurs Stud 78, 26–36. https://doi.org/10.1016/j.ijnurstu.2017.08.011

Stacey, D., Graham, I. D., O'Connor, A. M., et al. (2005). *Barriers and facilitators influencing call center nurses' decision support for callers facing values-sensitive decisions: a mixed methods study.* Worldviews Evid Based Nurs 2, 184–195. https://doi.org/10.1111/j.1741-6787.2005.00035.x

Stacey, D., Kryworuchko, J., Bennett, C. et al. (2012). *Decision Coaching to Prepare Patients for Making Health Decisions: A Systematic Review of Decision Coaching in Trials of Patient Decision Aids.* Med Decis Making 32, E22–E33. https://doi.org/10.1177/0272989X12443311

Stacey, D., O'Connor, A. M., Graham, I. D. et al. (2006). *Randomized controlled trial of the effectiveness of an intervention to implement evidence-based patient decision support in a nursing call centre.* J Telemed Telecare 12, 410–415. https://doi.org/10.1258/135763306779378663

Witzke, T., Stojanov, A., Ristau, J. et al. (2023). *Specialised nursing tasks in cancer care and their effects.* Pflege 36, 20–30. https://doi.org/10.1024/1012-5302/a000927

9 Decision Coaching in der Onkologie

Birte Berger-Höger

9.1 Einleitung

Patient*innen in der Onkologie stehen meist vor einer Vielzahl komplexer Entscheidungen, deren Konsequenzen weitreichende Folgen für ihre Lebensqualität und die Lebenserwartung haben können.

Aus Befragungen ist bekannt, dass onkologische Patient*innen an der Entscheidungsfindung beteiligt werden möchten (Brown et al., 2012; Grabbe et al., 2022; Josfeld et al., 2021). Diesem Wunsch wird allerdings selten entsprochen. Es zeigt sich eine deutliche Diskrepanz zwischen dem Beteiligungswunsch und der tatsächlich wahrgenommenen Beteiligung (Brom et al., 2014). In einer Befragungsstudie von 1.566 Nutzer*innen des deutschen Krebsinformationsdienstes zeigte sich, dass fast die Hälfte (47 %) der Befragten eine gemeinsame Entscheidung mit ihrem Behandlungsteam treffen möchte, etwa 36 % eine aktive Rolle im Entscheidungsprozess einnehmen möchten und nur etwa 16 % eine passive Rolle bevorzugen (Grabbe et al., 2022). Dabei wird das Partizipationsbedürfnis von onkologischen Patient*innen durch verschiedene Aspekte wie deren Alter, Geschlecht, Ethnizität, Krebsart und individuellen Werten und Glauben beeinflusst (Kane et al., 2014). Insbesondere bei Patient*innen, die eine gemeinsame Entscheidungsfindung bevorzugten, konnten nur wenige dies realisieren (24 %) (Grabbe et al., 2022).

Die Gründe für die fehlende Beteiligung sind dabei vielfältig. Manche Patient*innen erleben ein hierarchisches Gefälle zwischen sich und den Ärzt*innen (Joseph-Williams, Elwyn, et al., 2014). Hinzu kommt, dass sich Patient*innen oft gedrängt fühlen, Entscheidungen möglichst innerhalb einer kurzen Zeitspanne zu treffen, um z. B. ein weiteres Fortschreiten der Erkrankung zu verhindern (Kane et al., 2014). Auf Patient*innenebene werden zudem Verständnisschwierigkeiten, Sprachbarrieren und Ablenkung durch Emotionen oder die Erkrankung als Hindernisse für eine Beteiligung an der Entscheidungsfindung wahrgenommen (Steenbergen et al., 2022). Gleichzeitig fehlt auf Seiten des Gesundheitsfachpersonals in der Onkologie neben Zeit auch das Bewusstsein, über Wahlmöglichkeiten zu informieren und ausreichende Kompetenzen, diese Informationen verständlich weiterzugeben (Steenbergen et al., 2022).

Um die Umsetzung zu befördern, hat der Nationale Krebsplan als ein zentrales Ziel die Stärkung der Patientenkompetenz und den aktiven Einbezug von Patient*innen in medizinische Entscheidungen (Shared Decision Making) definiert (Bundesministerium für Gesundheit, 2017). Auch der europäische Verhaltenskodex für die onkologische Versorgungspraxis (The European Code of Cancer Practice) sieht als eines seiner zehn Ziele zur Umsetzung einer patient*innenzentrierten Versorgung Shared Decision Making und das Recht auf vertrauenswürdige evidenzbasierte Informationen vor (Lawler et al., 2021). Für die Umsetzung sollen laut des Nationalen Krebsplans die beteiligten Gesundheitsfachprofessionen durch den Erwerb entsprechender Kompetenzen qualifiziert werden (Bundesministerium für Gesundheit, 2017). Gleichzeitig ist in vielen onkologischen S3-Leitlinien die Umsetzung von Shared Decision Making als ein Versorgungsziel vorgesehen.

Um Patient*innen in der Onkologie eine Beteiligung an der Entscheidungsfindung zu ermöglichen, können sie gezielt durch Maßnahmen zur Entscheidungsunterstützung auf die Gespräche mit dem Behandlungsteam vorbereitet werden (Stacey et al., 2020). Decision Coaching bietet hierzu neben evidenzbasierten Entscheidungshilfen eine Möglichkeit und kann informierte Entscheidungen ermöglichen.

Im folgenden Kapitel werden Rahmenbedingungen für die Umsetzung von Shared Decision Making in der Onkologie beleuchtet. Im Anschluss wird exemplarisch ein Modellprojekt im Bereich Decision Coaching in der Onkologie vorgestellt.

9.2   Entscheidungsfindung in der Onkologie

9.2.1   Entscheidungen im Krankheitsverlauf

Je nachdem an welchem Punkt im Erkrankungsverlauf Patient*innen stehen, sind die Betroffenen mit sehr unterschiedlichen Entscheidungen konfrontiert. In frühen Erkrankungsstadien stehen oft Fragen zur Behandlung mit dem Ziel einer möglichen Heilung (Kuration) im Fokus und im Anschluss daran ergeben sich Fragen zu rehabilitativen Maßnahmen und Nachsorge. Handelt es sich um eine fortgeschrittene Krebserkrankung oder um schwer therapierbare Krebserkrankungen, stehen Fragen zur Ausgestaltung der palliativen Versorgung wie die Symptomlinderung, die Erhaltung der Lebensqualität und das Verzögern des Fortschreitens der Erkrankung im Vordergrund. Zusätzlich können für den Fall, dass die Person selbst nicht mehr eigene Entscheidungen treffen kann, Fragen zur vorausschauenden Versorgungsplanung entstehen (Advanced Care Planning).

Die Abfolge, Beteiligten und Zeitpunkte für Entscheidungen im Krankheitsverlauf sind für Patient*innen und ihre Angehörigen dabei oft intransparent. Von Seiten des Behandlungsteams wird häufig nicht kommuniziert, dass eine Entscheidung ansteht (Steenbergen et al., 2022). Dies stellt sie vor vielfältige Herausforderungen. Eine Vorbereitung auf die Entscheidungsfindung ist dann meist nicht möglich (Stiggelbout et al., 2023). Daher ist es wichtig, bei der Versorgungsgestaltung darauf zu achten, dass Transparenz für Patient*innen und ihre An- und Zughörigen hergestellt wird. Es gibt bereits erste Ansätze des Co-Designs von Versorgungspfaden bei denen die Erfahrungen der Beteiligten im Hinblick auf die Entscheidungsfindung in der Onkologie als eine Folge von ungeplanten Ereignissen vor, während und nach der Konsultation betrachtet und als Grundlage für die Gestaltung der Versorgung genutzt werden (Stiggelbout et al., 2023).

9.2.2   Entscheidungsleitende Kriterien in der Onkologie

Entscheidungen in der Onkologie sind aus mehreren Gründen häufig sehr komplex. Im Rahmen der onkologischen Versorgung spielen Tumorboard-Empfehlungen eine große Rolle bei der Therapieentscheidung. Oftmals berücksichtigen diese aber nicht die individuellen Präferenzen der Patient*innen. Sie können daher nur als eine rein auf medizinischen Befunden gründende Empfehlung verstanden werden (Hahlweg et al., 2017), die vor dem

Hintergrund der individuellen Lebensumstände und Werte gemeinsam mit der Patientin abgewogen werden müssen. Daher kann von Tumorboard-basierten Empfehlungen von den Patient*innen oder den Behandelnden aus verschiedenen Gründen abgewichen werden. Dies ist z. B. möglich, wenn eine mangelnde Therapieadhärenz von Patient*innen erwartet wird oder aufgrund der Entscheidung für *Best Supportive Care* und gegen eine aktive Krebsbehandlung. Dies bedeutet, dass die Versorgung auf die Verbesserung der Lebensqualität statt auf eine Lebenszeitverlängerung abzielt.

Die Kriterien, die dabei für die Entscheidungsfindung herangezogen werden, basieren auf Faktoren der beteiligten Personen, Aspekten, die in der Natur der Entscheidung selbst liegen und Kontextfaktoren, unter denen die Entscheidung getroffen wird (▶ Tab. 9.1) (Glatzer et al., 2020).

Tab. 9.1: Entscheidungsleitende Kriterien bei onkologischen Erkrankungen (in Anlehnung an Glatzer et al., 2020)

Kriterien der Beteiligten (Behandelnde, Patient*innen)	Kriterien, die in der Entscheidung selbst liegen	Kontextfaktoren
Beide: • Überzeugungen / Werte • Erfahrungen • Persönliche Wünsche • Motivation • Professionelle Interaktion *Behandelnde:* • Position innerhalb der Einrichtung • Zeitmangel • Professioneller Hintergrund (Fachrichtung) • Erwartete Adhärenz zur Behandlung *Patient*innen:* • Lebensqualität • Erkrankungsspezifische Symptome • Lebensstil / Lebenssituation	• Zeitdruck • Emotionaler Stress • Alter der Patient*innen • Geschlecht • Ko-Morbidität • Tumorstadium • Physischer Zustand • Behandlungstoxizität • Morphologische / histologische Eigenschaften des Tumors • Biomarker, Laborwerte • Ziel der Behandlung	• Kultur / Religion • Zugang zu Ressourcen und Informationen • Einfluss von An- und Zugehörigen • Kostenerstattung von Diagnostik und Therapie • Zugang zu klinischen Studien • Sozio-ökonomischer Status • Praxisorganisation • Selbsthilfegruppen • Finanzielle Situation • Zugang zu Behandlungseinrichtungen

9.2.3 Informationsbedarfe von onkologischen Patient*innen

Bei europäischen Patient*innen zeigt sich, dass vielfach unzureichende Informationen bereitgestellt werden (Josfeld et al., 2021; Lawler et al., 2018). Bei Patient*innen bestehen häufig unrealistische Erwartungen hinsichtlich des zu erwartenden Nutzens und Schadens von Behandlungsalternativen. In einer Befragung von onkologischen Patient*innen in Österreich unterschätzte die Mehrheit die Wahrscheinlichkeit für das Auftreten von Nebenwirkungen, und die Mehrheit der palliativen Patient*innen war davon überzeugt, durch die

Behandlung eine Heilung erfahren zu können (Minichsdorfer et al., 2021). Insbesondere fehlen Informationen zu den Themenbereichen klinische Studien, mögliche Ursachen von Krebs, medizinische Forschung, Diagnose, Früherkennung, Symptome, Behandlungsmöglichkeiten, Behandlungsempfehlungen, Versorgungsangebote und Komplementärmedizin. Für nicht-medizinische Informationen wie Ernährung, Watchful Waiting, Selbstmanagement, Prävention und emotionale Belange fehlen ebenfalls Informationen (Lawler et al., 2018). Häufig werden Informationen web-basiert angeboten. Der Zugang zu diesen ist dabei für einige Adressatengruppen wie z. B. ältere Menschen, Menschen mit Sprachbarriere und Menschen mit Beeinträchtigungen erschwert (Lawler et al., 2018). Ebenso werden oft wichtige Informationen über Auswirkungen auf die Fertilität und mögliche Fertilitätserhaltende Maßnahmen vernachlässigt (Ussher et al., 2018).

9.3 Modellprojekte in der Onkologie

9.3.1 Beispiele aus der Praxis: Entscheidungscoaching für Frauen mit duktalem Carcinoma in situ und für Frauen mit *BRCA1/2*-Mutation

In Deutschland – aber auch international – gibt es bislang wenige Modellprojekte, die sich mit der Umsetzung von Decision Coaching im onkologischen Bereich auseinandersetzen. Dabei zeigt sich, dass die Aufgabe des Decision Coachings vornehmlich von spezialisierten Pflegefachpersonen durchgeführt wird. Eine zentrale Aufgabe von spezialisierten Pflegefachpersonen in der Onkologie ist die Beratung und Schulung von Patient*innen (Witzke et al., 2023). Als Teil eines interprofessionellen Teams unterstützen sie oftmals bereits unbewusst bei der Umsetzung von Shared Decision Making (Olling et al., 2021). Spezialisierte onkologische Pflegefachpersonen können und möchten zwischen den Professionen, Patient*innen, An- und Zugehörigen im Hinblick auf wichtige aufkommende Fragen vermitteln, bleiben im Hinblick auf die Entscheidung in der Regel non-direktiv und wirken bei der Umsetzung der Entscheidung mit. Pflegende sind daher für die Rolle der Decision Coaches prädestiniert (Olling et al., 2021).

Im Versorgungsbereich Onkologie sind bislang nur wenige randomisiert kontrollierte Studien zur Effektivität von Decision Coaching durchgeführt worden (Jull et al., 2021). In Deutschland wurden bislang zwei Studien (Berger-Höger et al., 2019; Isselhard et al., 2020) abgeschlossen. Eine der beiden Studien (Berger-Höger et al., 2019) soll an dieser Stelle ausführlicher vorgestellt werden. Informationen zur zweiten Studie (Isselhard et al., 2020) finden Sie im ▶ Kap. 8, Erfahrungen von Decision Coaches.

9.3.2 Decision Coaching für Frauen mit einem duktalen Carcinoma in situ

9.3.2.1 Hintergrund

In Deutschland wird jährlich bei mehr als 5.000 Frauen ein duktales Carcinoma in situ (DCIS) diagnostiziert (Krebs in Deutschland für 2015/2016, 2019). Die Diagnose erfolgt meist innerhalb des Mammographiescreeningprogramms und macht dort etwa 20 % der entdeckten

Brustkrebsneuerkrankungen aus. Beim DCIS handelt es sich um eine präinvasive Läsion in den Milchgängen der Brustdrüse, die mit einem erhöhtem Risiko für die Entstehung eines invasiven Mammakarzinoms einhergeht (Hong et al., 2018). Nicht alle Frauen mit einem DCIS erkranken jedoch an einem invasiven Mammakarzinom (Sauder et al., 2023). Bislang gibt es keine zuverlässigen Prädiktoren, die Aufschluss über das Risiko für ein invasives Mammakarzinom geben (Bleyer & Welch, 2012; Fredholm et al., 2021; Martinez-Perez et al., 2017; Sagara et al., 2017). Daher sieht die medizinische S3-Leitlinie zur Therapie des Mammakarzinoms eine Behandlung aller Frauen entweder mit einer brusterhaltenden Operation mit Bestrahlung oder einer Mastektomie vor (Leitlinienprogramm Onkologie – Deutsche Krebsgesellschaft, 2021). Die Unterscheidung von DCIS und invasivem Brustkrebs ist für viele Patientinnen schwierig und die Risiken für Rezidive, Metastasen und Mortalität werden durchgehend überschätzt (Rutherford et al., 2017). Patientinnen mit einem DCIS benötigen daher Unterstützung im Entscheidungsprozess.

9.3.2.2 Die SPUPEO-Intervention

Im Rahmen des vom Nationalen Krebsplans vom Bundesministerium für Gesundheit geförderten Projektes »Spezialisierte Pflegefachkräfte zur Unterstützung einer informierten partizipativen Entscheidungsfindung in der Onkologie – SPUPEO« war es das Ziel eine Intervention bestehend aus einer Entscheidungshilfe und einem Decision Coaching zu entwickeln, die Frauen unterstützt, sich an der Entscheidungsfindung zu beteiligen und informierte Entscheidungen fördert.

Die Intervention wurde basierend auf dem UK-MRC Framework zur Entwicklung, Evaluation und Implementierung komplexer Interventionen entwickelt und mit den jeweiligen Zielgruppen pilotiert (Berger-Höger et al., 2017). In Vorbereitung auf die Intervention erhielten die spezialisierten Pflegefachpersonen ein dreitägiges Training und die Ärzt*innen nahmen an einem zwei-stündigen Workshop teil. Eine ausführliche Beschreibung der Intervention und ihrer Komponenten befindet sich im folgenden Kasten:

> **Eine Beschreibung der SPUPEO-Intervention basierend auf der TIDieR Checkliste (Hoffmann et al., 2014)**
>
> 1. *Kurze Bezeichnung*
>   Decision Coaching durch spezialisierte Pflegefachkräfte zur Unterstützung einer informierten partizipativen Entscheidungsfindung in der Onkologie – SPUPEO
> 2. *Warum*
>   Die Intervention wurde basierend auf dem IP-SDM-Model (Légaré et al., 2010), der Theory of Planned Behaviour (Ajzen, 1991), Forschungsliteratur über Praxisdeterminanten zur Implementierung von Shared Decision Making und Decision Coaching-Interventionen, sowie dem Modell der 6 Schritte der Entscheidungsfindung (Kasper et al., 2012) entwickelt mit dem Ziel, den Einbezug von Frauen mit einem duktalen Carcinoma in situ in die Entscheidungsfindung zu verbessern.
> 3. *Materialien*
>   Basierend auf den Kriterien für evidenzbasierte Gesundheitsinformationen (Lühnen et al., 2017) und den International Patient Decision Aids Standards (IPDAS-)Kriterien (Joseph-Williams, Newcombe, et al., 2014) wurde eine 64-seitige Entscheidungshilfe für Patient*innen entwickelt und mit der Zielgruppe getestet (Berger-Höger et al., 2017; Berger-Höger et al., 2014). Sie enthält Informationen über die Erkrankung, ihren natürlichen Verlauf und Wahrscheinlichkeiten von Nutzen und Schaden der Behandlungsoptionen. Die aktive

Überwachung als Behandlungsoption für das duktale Carcinoma in situ ist Teil einer aktuellen Expertenkontroverse (Davey et al., 2023; Sauder et al., 2023). Aufgrund des Risikos von Überdiagnosen, wünschten sich Patientinnenvertreterinnen, dass die Optionen des Abwarten und Beobachtens und der brusterhaltenden Therapie ohne Bestrahlung in die Entscheidungshilfe aufgenommen wurden. Zudem erhielten die Frauen einen Entscheidungspfad, in dem sie gemeinsam mit den Decision Coaches ihren Entscheidungsprozess dokumentieren konnten. Den Pflegenden standen für das Coaching darüber hinaus Moderationskarten und Informationstafeln zur Verfügung, die die wichtigsten Informationen aus der Entscheidungshilfe enthielten.

4. *Prozeduren*
   A) Erster Kontakt mit dem Decision Coach: Erläuterung des Ablaufs, Aushändigung der Entscheidungshilfe und des Entscheidungspfads an die Patientin und Vereinbarung eines Termins für das Decision Coaching innerhalb einer Woche.
   B) Decision Coaching (45–90 Min.): Basierend auf den Materialien und unter Berücksichtigung der sechs Schritte des Shared Decision Making (Kasper et al., 2012). Die besprochenen Inhalte konnten im Entscheidungspfad festgehalten werden. Falls erforderlich gab es ein weiteres Treffen:
      I. Definition des Problems, das einen Entscheidungsprozess erfordert.
      II. Schlüsselbotschaft des Shared Decision Making: »Es gibt mehr als eine Option und die beste Option hängt davon ab, wie die Patient*innen die Evidenz, den Nutzen und die Nachteile unter Berücksichtigung ihrer Erwartungen und Präferenzen bewerten«.
      III. Informationen über die Optionen, einschließlich Nutzen und Schaden.
      IV. Klärung der Werte und Präferenzen der Patientinnen.
      V. Entscheidungsfindung.
      VI. Absprachen.
   C) Strukturiertes Gespräch mit der Ärztin oder dem Arzt: Wenn eine Frau ihre Behandlungspräferenzen kannte, vereinbarte die Pflegefachperson das Gespräch mit der Ärztin oder dem Arzt, in dem die bevorzugte Option besprochen, offene Fragen geklärt und Vereinbarungen für das weitere Vorgehen zur Umsetzung der Entscheidung, z. B. die weitere Behandlung, getroffen wurden.

5. *Wer intervenierte*
   Spezialisierte Pflegefachpersonen, die eine Fachweiterbildung in der Onkologie oder als Breast Care Nurse hatten, in zertifizierten Brustzentren arbeiteten und vorab in einer dreitägigen Schulung auf ihre neue Aufgabe als Decision Coach vorbereitet wurden. Inhalte des Trainings: Evidenzbasierte Gesundheitsinformationen und Entscheidungshilfen, laienverständliche Risikokommunikation, Shared Decision Making und Vermittlung von Decision Coaching-Kompetenzen.
   Außerdem Ärzt*innen, die an der Beratung zu Behandlungsalternativen von Frauen mit einem duktalen Carcinoma in situ involviert waren und einen zweistündigen Workshop für Ärzt*innen besucht haben (Berger-Höger et al., 2017). Inhalte des Workshops: Grundlagen Shared Decision Making, Einsichten in die im Decision Coaching verwendeten Informationsmaterialien, eigene Rolle im Entscheidungsprozess.

6. *Wie*
   Die Intervention wurde im persönlichen Gespräch im Brustzentrum durchgeführt. Die betroffenen Frauen durften sich von An- oder Zugehörigen begleiten lassen.

7. *Wo*
   Die Intervention wurde in zertifizierten Brustzentren in Deutschland angeboten.
8. *Wann und wie viel*
   Patientinnen mit einem DCIS, die noch keine Primärbehandlung erhalten haben, wurden innerhalb von einer Woche nach dem Erstkontakt 1-2 Decison Coachinggespräche im Zeitumfang von je ca. 60 Minuten angeboten.
9. *Anpassung*
   Die Anzahl und Dauer der Coachinggespräche wurden an die Bedarfe der Patientinnen angepasst. Die Materialien wurden je nach Bedarf genutzt.
10. *Modifikationen*
    Das Training wurde im Verlauf auf 2,5 Tage verkürzt.

9.3.2.3 Evaluation der SPUPEO-Intervention

Im Anschluss wurde die Intervention im Rahmen einer multizentrischen cluster-randomisiert kontrollierten Studie in 16 zertifizierten Brustzentren evaluiert (Berger-Höger et al., 2015; Berger-Höger et al., 2019). Die zentrale Fragestellung der Studie war, ob die SPUPEO-Intervention (Interventionsgruppe) die informierte gemeinsame Entscheidungsfindung für Frauen mit duktalem Carcinoma in situ im Vergleich zur Standardversorgung (Kontrollgruppe) fördert. Als Hauptzielkriterium wurde das Ausmaß der Patient*inneneinbeziehung in die Entscheidungsfindung während des gesamten Entscheidungsprozesses gemessen. Hierfür wurden die videografierten Gespräche der Patientinnen mit den Decision Coaches und Ärzt*innen durch zwei unabhängige Beobachter*innen mit dem Beobachtungsinstrument MAPPPIN'O$_{dyad}$ des MAPPIN'SDM-Inventars für interprofessionelle Entscheidungsprozesse (Kasper & Liethmann, 2023) bewertet. Das Instrument bildet das Shared Decision Making-Verhalten der Beteiligten basierend auf neun Indikatoren ab, die jeweils mit einer Skala von 0–4 bewertet werden (0 = Kompetenz nicht beobachtet; 4 = exzellente Ausführung), und von denen der Mittelwert gebildet wird. Darüber hinaus wurde erhoben, ob Patientinnen informierte Entscheidungen treffen, also die Patientinnen über ausreichendes Wissen über die Behandlungsoptionen und deren Nutzen und Schaden verfügten und ihre jeweils gewählte Behandlungsoption im Einklang mit ihren persönlichen Präferenzen stand. Zusätzlich wurde eine begleitende Prozessevaluation zur Identifikation von förderlichen und hinderlichen Faktoren für eine spätere Implementierung der Intervention durchgeführt. Geplant war es, 16 zertifizierte Brustzentren in die Studie einzuschließen, die jeweils 12 Patientinnen mit einem duktalen Carcinoma in situ (Ersterkrankung, ohne invasive Anteile, >18 Jahre alt) in die Studie einschließen sollten (insgesamt 192 Patientinnen).

9.3.2.4 Ergebnisse

An der Studie nahmen 16 Brustzentren mit insgesamt 53 Ärzt*innen, sowie 31 spezialisierte Pflegefachpersonen teil (Berger-Höger et al., 2019). Von den Zentren wurden im Studienzeitraum insgesamt 64 Patientinnen eingeschlossen, die die Einschlusskriterien erfüllten (Interventionsgruppe: 36; Kontrollgruppe: 28). Aufgrund der unzureichenden Rekrutierung der Studienzentren wurde die geplante Stichprobengröße im Projektzeitraum nicht erreicht. Trotz der niedrigen Rekrutierungszahl erwies sich Decision Coaching durch spezialisierte Pflegefachpersonen als umsetzbar und es zeigte sich ein signifikanter Unterschied im Ausmaß der Patient*inneneinbeziehung in die Entscheidungsfindung. Während in der Interventionsgruppe ein Basisniveau von Shared Decision Making-Kompetenzen beobachtet wurde, zeigte sich, dass in der Kontrollgruppe kaum eine Einbeziehung von Patientinnen in die Entscheidungsfindung stattfand (Mittelwert MAPPIN'O$_{dyad}$: 2,3 vs. 0,4) (Differenz [95% -Konfidenzintervall]: 1,9 [1,3 bis 2,5]; p<0,0001). In der Interventionsgruppe traf etwa die Hälfte aller Frauen eine informierte Entscheidung, in der Kontrollgruppe aufgrund unzureichenden Wissens über die Behandlungsoptionen keine (47,7% vs. 0%) (Differenz 47,7%, 95% -Konfidenzintervall: 0,13-0,83; p = 0,016). Die Dauer des gesamten Entscheidungsprozesses betrug in der Interventionsgruppe 58,1 (SD 13,4) Minuten und in der Kontrollgruppe 24,3 (6,3) Minuten. Die Gespräche mit den Ärzt*innen hingegen waren in der Interventionsgruppe kürzer als in der Kontrollgruppe 12,8 (6,6) im Vergleich zu 24,3 (6,3) Minuten.

Im Rahmen der begleitenden Prozessevaluation konnten fördernde Faktoren und relevante Barrieren für eine Implementierung von Decision Coaching identifiziert werden. Es wirkte sich positiv aus, wenn sich einzelne Beteiligte in den Zentren in besonderem Maße für die Studie engagierten. Zudem erwies es sich als förderlich, wenn die Beteiligten individuell und eng ihre Arbeitsabläufe aufeinander abstimmten. Die Beteiligten berichteten, dass positive Erfahrungen mit dem Coachingkonzept ihre anfänglichen Bedenken reduziert hätten. So wurden Patientinnen als besser informiert wahrgenommen und die spezialisierten Pflegefachpersonen fühlten sich in ihrer Rolle bestärkt. Von den Ärzt*innen wurde die Intervention nur zögerlich angenommen. Einerseits befürworteten sie das Shared Decision Making-Konzept, äußerten aber auch die Sorge, dass Patientinnen möglicherweise eine aus ihrer Sicht falsche Entscheidung treffen könnten, wenn im Rahmen des Decision Coaching weniger invasive Maßnahmen als in der medizinischen S3-Leitlinie empfohlen, thematisiert werden. Befördert wurden diese Bedenken durch strukturelle Fehlanreize. Aus Sicht der Ärzt*innen war eine leitliniengemäße Behandlung zu ihrer eigenen juristischen Absicherung wichtig und um eine Rechtfertigung gegenüber bspw. Zertifizierungsträgern zu vermeiden. Zudem wurden fehlende Zeit- und Personalressourcen als Grund für die geringe Rekrutierung angegeben.

9.4 Ausblick

Decision Coaching in der Onkologie kann Patient*innen unterstützen, sich an der Entscheidungsfindung zu beteiligen und informierte Entscheidungen fördern. Wichtige Voraussetzung ist eine positive Einstellung aller Beteiligten gegenüber Shared Decision Making und Maßnahmen zur Entscheidungsunterstützung. Zudem ist eine Anpassung und Abstimmung der Versorgungsabläufe an den Prozess der gemeinsamen Entscheidungsfindung notwendig.

Es gibt inzwischen ein weiteres erfolgversprechendes Modellprojekt (EDCP-BRCA), in dem gesunde Frauen mit *BRCA1/2*-Mutation in der Interventionsgruppe ein personalisiertes Decision Coaching durch geschulte Pflegefachpersonen und eine Entscheidungshilfe erhielten, um die verschiedenen Präventionsmöglichkeiten hinisichtlich der Entstehung von Brust- und Eierstockkrebs gegeneinander abzuwägen. Für die Intervention wurden Teile der SPUPEO-Intervention angepasst und eine bestehende Entscheidungshilfe für Frauen mit *BRCA1/2* Mutation genutzt (Berger-Höger et al., 2022; Isselhard et al., 2023; Isselhard et al., 2020) (▶ Kap. 8, Erfahrungen von Decision Coaches). Die Intervention wurde in einer randomisiert kontrollierten Studie positiv evaluiert. Inzwischen hat der Gemeinsame Bundesausschuss sich für eine Empfehlung zur Implementierung ausgesprochen.

Perspektivisch wird die Entscheidungsfindung durch die erweiterte molekulare Gendiagnostik und der Möglichkeit zielgerichteter Therapien komplexer. Entscheidungen müssen unter großer Unsicherheit getroffen werden (Grauman et al., 2023; Hinneburg et al., 2023). Daraus wird sich ein größerer Bedarf an Maßnahmen zur Entscheidungsunterstützung ergeben.

Wenngleich Decision Coaching von allen geschulten Gesundheitsfachpersonen durchgeführt werden kann (Jull et al., 2021), zeigt sich in der Praxis, dass diese Aufgabe meist von Pflegefachpersonen übernommen wird (Jull et al., 2021; Rahn et al., 2021; Zhao et al., 2022). Allerdings ist die Verankerung in gegenwärtigen Rollenprofilen noch gering. Daher müssen Pflegende weiterhin daraufhin hinwirken, dass ihr Rollenprofil und die Verantwortlichkeiten stärker darauf ausgerichtet werden. Ein erster Schritt ist die Anpassung von Curricula, wie z. B. Cancer Education Framework der European Oncology Nursing Society (European Oncology Nursing Society (EONS), 2022) und die Aufnahme von Shared Decision Making im Mustercurriculum Kommunikative Kompetenz in der Fachweiterbildung Onkologische Pflege (Darmann-Finck, 2023).

9.5 Literatur

Ajzen, I. (1991). *The Theory of Planned Behavior.* Organisational Behavior and Human Decision Processes, 50(2), 179–211.

Berger-Höger, B., Liethmann, K., Mühlhauser, I. et al. (2015). *Informed shared decision-making supported by decision coaches for women with ductal carcinoma in situ: study protocol for a cluster randomized controlled trial.* Trials, 16(1), 452. Zugriff am 13.12.2024 unter http://www.trialsjournal.com/content/16/1/452

Berger-Höger, B., Liethmann, K., Mühlhauser, I. et al. (2019). *Nurse-led coaching of shared decision-making for women with ductal carcinoma in situ in breast care centers: A cluster randomized controlled trial.* Int J Nurs Stud, 93, 141–152. https://doi.org/10.1016/j.ijnurstu.2019.01.013

Berger-Höger, B., Liethmann, K., Mühlhauser, I., & Steckelberg, A. (2017). *Implementation of shared decision making in oncology: Development and pilot study of a nurse-led decision coaching programme for women with DCIS.* BMC Med Inform Decis Mak, 17(1), 160. https://doi.org/doi: 10.1186/s12911-017-0548-8

Berger-Höger, B., Steckelberg, A., Gerlach, A., & Mühlhauser, I. (2014). *Eine Entscheidungshilfe für Frauen mit einem DCIS.* Zugriff am 13.12.2024 unter https://www.spupeo.de/downloads/Entscheidungshilfe_DCIS_SPUPEO.pdf

Berger-Höger, B., Vitinius, F., Fischer, H. et al. (2022). *Nurse-led decision coaching by specialized nurses for healthy BRCA1/2 gene mutation carriers - adaptation and pilot testing of a curriculum for nurses: a qualitative study.* BMC Nurs, 21(1), 42. https://doi.org/10.1186/s12912-022-00810-8

Bleyer, A., & Welch, H. G. (2012). *Effect of three decades of screening mammography on breast-cancer incidence.* N Engl J Med, 367(21), 1998–2005. https://doi.org/10.1056/NEJMoa1206809

Brom, L., Hopmans, W., Pasman, H. R. et al. (2014). *Congruence between patients' preferred and perceived participation in medical decision-making: a review of the literature.* BMC Med Inform Decis Mak, 14, 25. https://doi.org/10.1186/1472-6947-14-25

Brown, R., Butow, P., Wilson-Genderson, M. et al. (2012). *Meeting the decision-making preferences of patients with breast cancer in oncology consultations: impact on decision-related outcomes.* J Clin Oncol, 30(8), 857-862. https://doi.org/10.1200/JCO.2011.37.7952

Bundesministerium für Gesundheit [Federal Ministry of Health] (2017). Nationaler Krebsplan – Handlungsfelder, Ziele, Umsetzungsempfehlungen und Ergebnisse [National Cancer Plan – action fields, goals and recommendations for implementation]. Zugriff am 13.12.2024 unter www.bundesgesundheitsministerium.de/filead min/Dateien/5_Publikationen/Praevention/Bro schueren/Broschuere_Nationaler_Krebsplan.pdf

Darmann-Finck, I. (2023). *Mit CARO die onkologische Fachweiterbildung gestalten*. Pflegezeitschrift, 76(3), 38-41. https://doi.org/10.1007/s41906-023-2017-6

Davey, M. G., Lowery, A. J., & Kerin, M. J. (2023). *Oncological safety of active surveillance for low-risk ductal carcinoma in situ — a systematic review and meta-analysis*. Irish Journal of Medical Science (1971 -), 192(4), 1595-1600. https://doi.org/10.1007/s11845-022-03157-w

European Oncology Nursing Society (EONS) (2022). *The EONS Cancer Nursing Education Framework*. 5. Aufl. Zugriff am 13.12.2024 unter https://cancernurse.eu/wp-content/uploads/2022/12/Framework_version2_FINAL_Dec052022.pdf

Fredholm, H., Chiorescu, A., Fredriksson, I., & Sackey, H. (2021). *The Natural History of Ductal Carcinoma In Situ of the Breast - An Overview*. Chirurgia (Bucur), 116(500), S7-s14. https://doi.org/10.21614/chirurgia.116.5.suppl.S7

Glatzer, M., Panje, C. M., Siren, C. et al. (2020). *Decision Making Criteria in Oncology*. Oncology, 98(6), 370–378. https://doi.org/10.1159/000492272

Grabbe, P., Gschwendtner, K. M., Gaisser, A. et al. (2022). *Preferred and perceived participation roles of oncological patients in medical decision-making: Results of a survey among users of the German Cancer Information Service*. Z Evid Fortbild Qual Gesundhwes, 172, 40–48. https://doi.org/10.1016/j.zefq.2022.04.026

Grauman, Å., Ancillotti, M., Veldwijk, J., & Mascalzoni, D. (2023). *Precision cancer medicine and the doctor-patient relationship: a systematic review and narrative synthesis*. BMC Med Inform Decis Mak, 23(1), 286. https://doi.org/10.1186/s12911-023-02395-x

Hahlweg, P., Didi, S., Kriston, L. et al. (2017). *Process quality of decision-making in multidisciplinary cancer team meetings: a structured observational study*. BMC Cancer, 17(1), 772. https://doi.org/10.1186/s12885-017-3768-5

Hinneburg, J., Zacher, S., Berger-Höger, B. et al. (2023). *Enhancing Transsectoral Interdisciplinary Patient-Centered Care for Patients With Rare Cancers: Protocol for a Mixed Methods Process Evaluation*. JMIR Res Protoc, 12, e49731. https://doi.org/10.2196/49731

Hoffmann, T. C., Glasziou, P. P., Boutron, I. et al. (2014). *Better reporting of interventions: template for intervention description and replication (TIDieR) checklist and guide*. BMJ : British Medical Journal, 348, g1687. https://doi.org/10.1136/bmj.g1687

Hong, Y. K., McMasters, K. M., Egger, M. E., & Ajkay, N. (2018). *Ductal carcinoma in situ current trends, controversies, and review of literature*. Am J Surg. https://doi.org/10.1016/j.amjsurg.2018.06.013

Isselhard, A., Stock, S., Köberlein-Neu, J. et al. (2023). *Evaluation eines Decision Coaching Programms zur Entscheidungsunterstützung im Rahmen der Prävention bei BRCA1/2 Mutationsträgerinnen - Ergebnisbericht EDCP-BRCA. Förderkennzeichen 01VSF17043*. Zugriff am 13.12.2024 unter https://innovationsfonds.g-ba.de/down loads/beschluss-dokumente/490/2023-12-15_EDCP-BRCA_Ergebnisbericht.pdf

Isselhard, A., Töpper, M., Berger-Höger, B. et al. (2020). *Implementation and evaluation of a nurse-led decision-coaching program for healthy breast cancer susceptibility gene (BRCA1/2) mutation carriers: a study protocol for the randomized controlled EDCP-BRCA study*. Trials, 21(1), 501. https://doi.org/10.1186/s13063-020-04431-x

Joseph-Williams, N., Elwyn, G., & Edwards, A. (2014). *Knowledge is not power for patients: a systematic review and thematic synthesis of patient-reported barriers and facilitators to shared decision making*. Patient Educ Couns, 94(3), 291-309. https://doi.org/10.1016/j.pec.2013.10.031

Joseph-Williams, N., Newcombe, R., Politi, M. et al. (2014). *Toward Minimum Standards for Certifying Patient Decision Aids: A Modified Delphi Consensus Process*. Med Decis Making, 34(6), 699–710. https://doi.org/10.1177/0272989X13501721

Josfeld, L., Keinki, C., Pammer, C. et al. (2021). *Cancer patients' perspective on shared decision-making and decision aids in oncology*. J Cancer Res Clin Oncol. https://doi.org/10.1007/s00432-021-03579-6

Jull, J., Köpke, S., Smith, M. et al. (2021). *Decision coaching for people making healthcare decisions*. Cochrane Database Syst Rev, 11(11), CD013385. https://doi.org/10.1002/14651858.CD013385.pub2

Kane, H. L., Halpern, M. T., Squiers, L. B. et al. (2014). *Implementing and evaluating shared decision making in oncology practice*. CA Cancer J Clin, 64(6), 377–388. https://doi.org/10.3322/caac.21245

Kasper, J., Hoffmann, F., Heesen, C. et al. (2012). *MAPPIN'SDM–the multifocal approach to sharing in shared decision making*. PLoS One, 7(4), e34849. https://doi.org/10.1371/journal.pone.0034849

Kasper, J. MAPPIN'SDM- Guidelines for observation and coding of patient involvement in decision-making Short version for use in training of instructors in shared decision making, Version 2023, Oslo, Norway. https://doi.org/10.17605/OSF.IO/FT6V3

Lawler, M., Oliver, K., Gijssels, S. et al. (2021). *The European Code of Cancer Practice*. J Cancer Policy, 28, 100282. https://doi.org/10.1016/j.jcpo.2021.100282

Lawler, M., Prue, G., Banks, I. et al. (2018). *Mapping the cancer patient information landscape: A comparative analysis of patient groups across Europe and North America*. Eur J Cancer, 92, 88–95. https://doi.org/10.1016/j.ejca.2018.01.074

Légaré, F., Stacey, D., Gagnon, S. et al. (2010). *Validating a conceptual model for an inter-professional approach to shared decision making: a mixed methods study*. J Eval Clin Pract. https://doi.org/10.1111/j.1365-2753.2010.01515.x

Leitlinienprogramm Onkologie (Deutsche Krebsgesellschaft, D. K., AWMF) (2021). *S3-Leitlinie Früherkennung, Diagnose, Therapie und Nachsorge des Mammakarzinoms*. AWMF Registernummer: 032-045OL, Version 4.4. Zugriff am 13.12.2024 unter http://www.leitlinienprogramm-onkologie.de/leitlinien/mammakarzinom/

Lühnen, J., Albrecht, M., Mühlhauser, I., & Steckelberg, A. (2017). *Leitlinie evidenzbasierte Gesundheitsinformation*. Zugriff am 13.12.2024 unter http://www.leitlinie-gesundheitsinformation.de/

Martinez-Perez, C., Turnbull, A. K., Ekatah, G. E. et al. (2017). *Current treatment trends and the need for better predictive tools in the management of ductal carcinoma in situ of the breast*. Cancer Treat Rev, 55, 163–172. https://doi.org/10.1016/j.ctrv.2017.03.009

Minichsdorfer, C., Zeller, O., Kirschbaum, M. et al. (2021). *Expectations and perception of cancer treatment goals in previously untreated patients. The EXPECT trial*. Support Care Cancer, 29(7), 3585–3592. https://doi.org/10.1007/s00520-020-05826-x

Olling, K., Steffensen, K. D., Berry, L., & Stacey, D. (2021). *The Invisible Roles of Oncology Nurses in Shared Decision Making*. Cancer Care Research Online, 1(2), e0007. https://doi.org/10.1097/cr9.0000000000000007

Rahn, A. C., Jull, J., Boland, L. et al. (2021). *Guidance and/or Decision Coaching with Patient Decision Aids: Scoping Reviews to Inform the International Patient Decision Aid Standards (IPDAS)*. Med Decis Making, 41(7), 938–953. https://doi.org/10.1177/0272989X21997330

Robert Koch-Institut (Hrsg) & Gesellschaft der epidemiologischen Krebsregister in Deutschland e. V. (Hrsg) (2019). *Krebs in Deutschland für 2015/2016*.. 12. Ausgabe. https://doi.org/10.25646/5977.3

Rutherford, C., Mercieca-Bebber, R., Butow, P. et al. (2017). *Treatment decision-making in ductal carcinoma in situ: A mixed methods systematic review of women's experiences and information needs*. Patient Educ Couns, 100(9), 1654–1666. https://doi.org/10.1016/j.pec.2017.04.009

Sagara, Y., Julia, W., Golshan, M., & Toi, M. (2017). *Paradigm Shift toward Reducing Overtreatment of Ductal Carcinoma In Situ of Breast*. Front Oncol, 7(192), 192. https://doi.org/10.3389/fonc.2017.00192

Sauder, C. A. M., Abidi, H., & Bold, R. J. (2023). *Shifting paradigms for the treatment of ductal carcinoma in situ: Less is more*. Surgery, 174(1), 129–130. https://doi.org/10.1016/j.surg.2023.02.030

Stacey, D., Légaré, F., Boland, L. et al. (2020). *20th Anniversary Ottawa Decision Support Framework: Part 3 Overview of Systematic Reviews and Updated Framework*. Medical Decision Making, 40(3), 379–398. https://doi.org/10.1177/0272989x20911870

Steenbergen, M., de Vries, J., Arts, R. et al. (2022). *Barriers and facilitators for shared decision-making in oncology inpatient practice: an explorative study of the healthcare providers' perspective*. Support Care Cancer. https://doi.org/10.1007/s00520-022-06820-1

Stiggelbout, A., Griffioen, I., Brands, J. et al. (2023). *Metro Mapping: development of an innovative methodology to co-design care paths to support shared decision making in oncology*. BMJ Evid Based Med. https://doi.org/10.1136/bmjebm-2022-112168

Ussher, J. M., Parton, C., & Perz, J. (2018). *Need for information, honesty and respect: patient perspectives on health care professionals communication about cancer and fertility*. Reprod Health, 15(1), 2. https://doi.org/10.1186/s12978-017-0441-z

Witzke, T., Stojanov, A., Ristau, J. et al. (2023). *Specialised nursing tasks in cancer care and their effects*. Pflege. https://doi.org/10.1024/1012-5302/a000927

Zhao, J., Jull, J., Finderup, J. et al. (2022). *Understanding how and under what circumstances decision coaching works for people making healthcare decisions: a realist review*. BMC Medical Informatics and Decision Making, 22(1), 265. https://doi.org/10.1186/s12911-022-02007-0

10 Decision Coaching in der Pädiatrie

Bonnie Wooten[2]

10.1 Implementation von Decision Coaching im Bereich der Pädiatrie

10.1.1 Fragestellung

Die Einbindung von Patient*innen und Pflegefachpersonen in die Gesundheits- und Sozialfürsorge gewinnt zunehmend an Bedeutung. Dies wird durch eine Reihe kürzlich veröffentlichter Strategien und Rahmenwerke belegt, die die Bedeutung der Einbeziehung von Patient*innen/Familien in ihre eigene Versorgung als informierte Verbraucher*innen von Gesundheits- und Sozialdienstleistungen hervorheben (Stacey et al., 2017). Es hat sich gezeigt, dass Präventions- oder Behandlungsentscheidungen im Gesundheitswesen optimiert werden, wenn Forschungsergebnisse, Patient*innenpräferenzen und klinisches Fachwissen berücksichtigt werden. Jüngste Erhebungen in Ontario, Kanada, zeigen, dass es noch Raum für Verbesserungen gibt, wenn es darum geht, die Fähigkeit der Eltern in Bezug auf informierte Entscheidungen zu verbessern (Légaré et al., 2022).

Gesundheitssysteme und -kulturen müssen die gemeinsame Entscheidungsfindung zwischen Mitgliedern des Gesundheitsteams und Patient*innen kontinuierlich unterstützen. Es gibt Hinweise darauf, dass Patient*innen sich oft nicht ausreichend in ihre gesundheitliche Entscheidungsfindung einbezogen fühlen und paradoxerweise zeigen andere Untersuchungen, dass Anbieter*innen von Gesundheitsdienstleistungen oft frustriert sind, weil sich Patient*innen nicht ausreichend in den Prozess der Gesundheitsversorgung einbringen (Boland et al., 2019).

10.1.2 Hintergrund

Familien tun sich schwer damit, Entscheidungen in der Gesundheitsversorgung zu treffen, und viele Patient*innen und Familien erwarten von den Gesundheitsfachpersonen, dass sie Entscheidungen für sie treffen. In vielen Settings des Gesundheitssystems dominiert weiterhin das paternalistische Paradigma, trotz aller Bemühungen, Voreingenommenheit zu verringern und die Werte, kulturellen Verpflichtungen und das Stressniveau der Patient*innen zu berücksichtigen (Boland, Graham et al., 2019; Boland, Lawson et al., 2019). Die Entscheidungsfindung in der Pädiatrie ist mit zusätzlichen Komplexitäten verbunden, die den Prozess erschweren. Dazu gehören die Dynamik eines sich allmählich verändernden Reifegrads der Kinder und die Möglichkeit, dass mehrere Bezugspersonen in die Entscheidungsfindung einbezogen werden, von denen jede eigene Werte und Behandlungsziele hat. Ein Engagement für die Struktur einer gemeinsamen Entscheidungsfindung (Shared Decision Making) stellt sicher, dass Faktoren, die die Entscheidungsfindung unterstützen, wie z. B. die Prüfung von

---

2 Aus dem Englischen übersetzt von Birte Berger-Höger und Anke Steckelberg.

Evidenz, die Berücksichtigung von Präferenzen und Zielen, die Einbeziehung wichtiger anderer Personen in den Prozess und das Erkennen von Entscheidungsstress, alle zu einer besseren Entscheidung in der Gesundheitsfürsorge beitragen (Boland et al., 2019).

Die Pflege eines kranken Kindes kann für Eltern eine emotionale, verwirrende und herausfordernde Zeit sein. In solchen Situationen teilen sich die Eltern die Rolle der Fürsorgenden mit Ärzt*innen, Pflegefachpersonen und anderen Professionen des Gesundheitswesens. Wenn eine Krankheit oder eine neue Diagnose auftritt, stehen die Familien oft vor einer Vielzahl von Entscheidungen, die mit der akuten Krankheit, den Auswirkungen der Grunderkrankung, der Änderung oder dem Absetzen von Medikamenten und/oder Behandlungen oder Fragen zu den Zielen der Pflege zusammenhängen können. Ein sorgfältiger, sensibler, sicherer und effektiver Umgang mit diesen Entscheidungen ist eine wesentliche Voraussetzung für eine qualitativ hochwertige Gesundheitsversorgung und positive Ergebnisse für das Kind und seine Familie.

Um diesen Bedürfnissen nachzukommen, haben Studien die Entwicklung von evidenzbasierten Interventionen gefordert, die auf die wahrgenommenen und/oder tatsächlichen Barrieren und fördernden Faktoren der Anwendung von Shared Decision Making in der klinischen Routineversorgung zugeschnitten sind.

Shared Decision Making in der Gesundheitsversorgung ist ein kollaborativer Ansatz zwischen Ärzt*innen, Patient*innen und Betreuenden, um Entscheidungen zu treffen; ein wichtiger Grundsatz der personen- und familienzentrierten Versorgung, der die Ergebnisse für Patient*innen und System verbessert (Boland, Graham et al., 2019; Lin, Cohen & Sanders, 2018; Shields et al., 2012). Trotz umfangreicher Belege wird Shared Decison Making jedoch immer noch zu wenig genutzt, insbesondere in der Pädiatrie. Mangelndes Bewusstsein, restriktive Arbeitsabläufe und ungleiche Machtverhältnisse stellen erhebliche Barrieren dar (Shields et al., 2012). Shared Decision Making und Decision Coaching bieten eine Möglichkeit, diese Barrieren in der Versorgung zu beseitigen, indem sie die Patient*innen in Zusammenarbeit mit den Gesundheitsfachpersonen einbeziehen, um auf strukturierte Weise informierte Gesundheitsentscheidungen zu treffen.

Das Decision Coaching ist vor allem deshalb innovativ, weil es eine unparteiische Entscheidungsunterstützung außerhalb des direkten Betreuungsumfelds der Patient*innen ermöglicht und damit eine einzigartige Lücke füllt, die eine zeitnahe, unvoreingenommene und non-direktive Entscheidungsmöglichkeit für alle Patient*innen/Betreuer*innen bietet, die mit einer schwierigen Entscheidung oder einer Entscheidung, die sie nur schwer treffen können, konfrontiert sind. Für Kinder und Jugendliche mit komplexeren Bedürfnissen und ihre Betreuer*innen ist dieses innovative Modell umso wertvoller, da im Laufe des Behandlungsprozesses eine Vielzahl schwieriger medizinischer und nicht-medizinischer Entscheidungen getroffen werden muss. Shared Decision Making ist ein Teil des Angebots ganzheitlicher Unterstützung für unsere Patient*innen und ihre Familien. Damit stellen wir ihnen Werkzeuge und die Ressourcen zur Verfügung, die fundierte, evidenzbasierte Entscheidungen und den Zugang zu den richtigen Ressourcen zur richtigen Zeit erleichtern.

Im Juli 2018 wurden Shared Decision Making und Decision Coaching in einem kanadischen Tertiärzentrum für Pädiatrie als Teil eines neu eingeführten klinischen Programms unter der Leitung des Chefarztes für pädiatrische Neurologie eingeführt. Gefördert wurde das Vorhaben von der Krankenhausstiftung des Tertiärzentrums. Der Förderbetrag ermöglichte die Einstellung eines Decision Coaches als Projektleitung, der ein Konzept für die Umsetzung von Shared Decision Making entwickelte, ein Inventar von

Entscheidungshilfen erstellte, Shared Decision Making-Kompetenzen aufbaute, das Decision Coaching pilotierte und dessen Auswirkungen evaluierte.

Das folgende Kapitel beschreibt im Detail, wie Shared Decision Making und Decision Coaching in einem tertiären pädiatrischen Zentrum umgesetzt wurden. Das Kapitel wird Strategien aufzeigen, wie Teammitglieder in die Planung, Entwicklung, Umsetzung, Bewertung und Erbringung der Dienstleistung unter Verwendung eines Bedarfsanalyseansatzes beteiligt wurden. Es werden die Erfahrungen und Perspektiven der Familien mit Shared Decision Making als innovative, personenzentrierte und evidenzbasierte Praxis beleuchtet. Das Kapitel wird zwei Studien hervorheben, die zeigen, wie die Praxis anhand quantitativer Indikatoren und gesammelter qualitativer Informationen bewertet wurde, wobei eine klare Verbindung zwischen den messbaren Zielen und dem jeweiligen Indikator hergestellt wurde.

10.2 Ziele

Die Ziele des Programms waren: die Aufklärung und Sensibilisierung für die Vorteile von Shared Decision Making; die Investition in die Schaffung eines Umfelds für gemeinsame Entscheidungsfindung, das Patient*innen und Familien Unterstützung bei der Entscheidungsfindung bietet; die Untersuchung von Mustern und Barrieren bei der Nutzung von Entscheidungsressourcen; die Schaffung einer Shared Decision Making-Toolbox, einschließlich des Zugangs zu einem Decision Coach und Entscheidungshilfen, um Familien beim Erwerb von Wissen über Behandlungsoptionen zu unterstützen; und die Durchführung einer Bedarfsanalyse, um zu verstehen, welche Entscheidungsszenarien besonders schwierig sind.

10.3 Methoden

10.3.1 Bedarfsanalyse

Mit Hilfe eines Projektmanagement-Ansatzes wurden in der pädiatrischen Neurologie eine Bedarfsanalyse durchgeführt, um herauszufinden, wo die wesentlichen Veränderungsmöglichkeiten liegen, und um einen Vorschlag für den zukünftigen Status von Shared Decision Making zu erarbeiten. Eine Bedarfsanalyse ist ein systematischer Prozess zur Ermittlung und Erhebung von Bedarfen oder Lücken zwischen den aktuellen Bedingungen und den gewünschten Bedingungen. Eine Bedarfsanalyse wird durchgeführt, bevor die Programm- oder Projektarbeit beginnt, daher spricht man von der Projektinitiierungsphase. Diese half zu klären, was die pädiatrischen Interessenvertretenden und Familien wollten oder brauchten, ob die bestehenden Programme oder Interventionen den Bedarfen derjenigen entsprechen, die davon profitieren sollen, welche Familien Dienstleistungen benötigen und was die besten Alternativen zur Erfüllung dieser Bedarfe sein könnten.

10.3.2 Stichprobe und Datenerhebung

Interviews und Befragungen wurden mit Hilfe eines speziell entwickelten Fragebogens durchgeführt, um Informationen über Meinungen, Einstellungen und Präferenzen der wichtigsten Interessenvertretenden der pädiatrischen Neurologie im Zusammenhang mit der Entscheidungsfindung zu sammeln (Jacobsen & O'Connor, 2013).

Der Schwerpunkt der Bedarfsanalyse lag auf der Frage, was die Patient*innen benötigen, um bessere Entscheidungen treffen zu können, und was die Gesundheitsfachpersonen benötigen, um die Familien bei der Entscheidungsfindung besser unterstützen zu können.

Die Sichtung der Daten aus dem Archiv zum Ottawa Decision Support Framework for Shared Decision Making wurde während des gesamten Prozesses als Ressource für die Vorbereitung und Durchführung der qualitativen Studie genutzt (Ottawa Hospital Research Institute, 2023).

Unsere Studie umfasste:

i. Interviews mit den Haupt-Interessenvertretenden – vier pädiatrische Neurolog*innen und zwei klinische Stipendiat*innen. Ein Fragebogen wurde an eine Pflegefachperson für pädiatrische Neurologie und zwei Shared Decision Making-Elternberater*innen geschickt.
ii. Eine Fokusgruppe mit vier Angehörigen von Gesundheitsfachberufen (Sozialarbeiter*in, Ergotherapeut*in, Physiotherapeut*in, Sprachpatholog*in) aus einem Kindertherapiezentrum.
iii. Persönliche Einzelgespräche mit vier Mitgliedern des Patiententeams eines Ressourcenzentrums für Familien und je einer Person der pädiatrischen Pharmazie, Krankenhausseelsorge, pädiatrischen Sozialarbeit und einer Pflegfachperson für pädiatrische Neurologie.

Die Fragen und Interviews bezogen sich auf Entscheidungen, Entscheidungskonflikte, Faktoren, die zu Entscheidungskonflikten beitragen, Wissen, Werte, Unterstützung und Ressourcen.

10.3.3 Analyse

Die aus Interviews, Umfragen und Diskussionen erfassten Daten wurden analysiert, indem die Informationen in drei Abschnitte gegliedert wurden: Aktueller Stand (wo wir stehen), Lücken (was uns fehlt) und zukünftiger Stand (wo wir hinwollen).

10.3.3.1 Aktueller Stand (wo wir stehen)

Entscheidungen waren eine Herausforderung, die sich aus unzureichendem Wissen, Druck von anderen, widersprüchlichen Meinungen, kulturellen Unterschieden und Überzeugungen, mangelnder Kenntnis der laufenden Forschung, einem wertenden Umfeld, Entscheidungskonflikten und dem Bedarf an mehr Unterstützung auf dem Weg dorthin ergab.

Die Fachkräfte im Gesundheitswesen nannten fehlende Ressourcen als Barrieren für die Unterstützung der Entscheidungsfindung, fehlende Zeit für die Unterstützung der Familien und fehlendes gegenseitiges Vertrauen als zentrale Faktoren für die Entscheidungsfindung.

Patient*innen und Familien nannten dieselben Barrieren und wiesen darauf hin, dass diesen Barrieren bei Klinikbesuchen mehr Zeit gewidmet werden sollte, um ein besseres Verständnis der sozialen Entwicklung und der künftigen Behandlungspläne ihrer Kinder zu erhalten.

10.3.3.2 Lücken (was uns fehlt)

Die Ergebnisse der Bedarfsanalyse zeigten den Bedarf an einem Programm für Shared Decision Making und an Beratungsdiensten für Decision Coaches mit den folgenden Zielen: Sensibilisierung für Bedarfe und potenzielle Interventionen, Definition und Lösung von Entscheidungsproblemen, Verringerung von Entscheidungskonflikten in Familien, Erhöhung des Wissensstandes der Eltern/Patient*innen, Auswirkung auf den Grad der Zufriedenheit und Verbesserung der Behandlungsakzeptanz.

Wo wir hinwollen

Strukturen

1. Eine barrierefreie Online-Toolbox mit Ressourcen, die als eine Sammlung von Wissen, Ressourcen und Entscheidungshilfen für Familien und Gesundheitsfachpersonen dienen würde (Elwyn et al., 2012).
2. Ein Inventar pädiatrischer evidenzbasierter Entscheidungshilfen für Familien und Gesundheitsfachpersonen (Pediatric Decision Aids – Ottawa Hospital Research Institute, 2023).
3. Ein Entscheidungsleitfaden (engl. decision guide) für Familien, der sie durch den Entscheidungsprozess führt und Folgendes enthält: die anstehende Entscheidung, die Gründe für die Entscheidung, wann sie die Entscheidung treffen müssen, was sie über das Thema wissen (Wissensstand), was sie nicht wissen, welche Optionen sie haben, welche Risiken, Nutzen und möglichen Ergebnisse die Optionen haben, wie wahrscheinlich der Nutzen und Schaden der einzelnen Optionen ist, wie sie die Optionen bewerten, mit wem sie sprechen müssen, um mehr zu erfahren, und die Unterstützung von Familie und Freunden (Shepherd, Williams & Patzelt, 2015).
4. Eine zentrale Website mit veröffentlichten Entscheidungshilfen und Leitlinien für ein qualitativ hochwertiges Shared Decision Making sowohl für die Patient*innen als auch für die Gesundheitsfachpersonen.

Prozesse

5. Ein reibungsloser und rechtzeitiger Übergang bei insbesondere anspruchsvollen Entscheidungsfindungen für Familien von pädiatrischen Patient*innen.
6. Keine Bewertung der Entscheidungen der Familie durch Gesundheitsfachpersonen.
7. Nutzung des Wissenstransfers zu Shared Decision Making im Gesundheitswesen.

Outcomes

8. Patient*innenzentrierte Versorgung.
9. Verbesserte pädiatrische Kultur und Umgebung.
10. Vertrauensvolleres Umfeld mit weniger Barrieren und einem geringeren Bereuen von Entscheidungen.
11. Informierte, wertorientierte Entscheidungen.

10.3.3.3 Zukünftiger Stand (wo wir hinwollen)

Als nächstes haben wir den zukünftigen Zustand definiert (siehe vorheriger Kasten). Er beschreibt, was vorhanden sein muss, um die Anforderungen zu erfüllen (dies ist NICHT die Lösung). Es wird beschrieben, was vorhanden sein muss, damit später die passende Lösung identifiziert und implementiert werden kann.

Dies ist wichtig für den Erfolg eines Projekts, denn

1. es bestätigt, dass ein Erfolg erzielt wurde (indem wir das Ende erreichen und das Ergebnis mit dem zukünftigen Status vergleichen),
2. es bestätigt, dass das Ergebnis erreichbar/machbar ist (z. B. hat es keinen Sinn, das Projekt voranzutreiben, wenn die Interessenvertretenden etwas erwarten, das nicht machbar ist),
3. es stellt sicher, dass der Lösungsumfang gut definiert ist und
4. es trägt dazu bei, dass sich die wichtigsten Interessenvertretenden über die Vision einig sind (wenn das nicht der Fall ist, ist das Projekt zum Scheitern verurteilt, da es nicht alle Erwartungen der Interessenvertretenden erfüllen wird) (Adams, 2023).

10.3.4 Stärken und Limitationen der Bedarfserhebung

Zu den Stärken der Bedarfsanalyse zählten, dass zahlreiche archivarische Datenquellen verfügbar waren und die wichtigsten Interessenvertretenden wie die Elternberater*innen und auch die Patient*innen die Gelegenheit zur Teilnahme nutzten; allerdings waren die wichtigsten Interessenvertretenden auf die pädiatrische Neurologie beschränkt.

10.4 Planung/Transformation

Die Entwicklung einer Shared Decision Making-Strategie kann transformativ sein, und die Art und Weise, wie wir das Modell in diesem Tertiärzentrum anwenden, ist innovativ. Damit soll die echte gesundheitliche Entscheidungsfindung in den Mittelpunkt der pädiatrischen Gesundheitsversorgung gerückt werden.

Als Teil der Intervention wurde eine Beratungsgruppe konstituiert, die die Einführung von Shared Decision Making unterstützt. Die Mitglieder dieser Gruppe und weitere am Prozess beteiligte Interessengruppen wurden in die Entwicklung von Lösungsstrategien und Überprüfung der Ziele einbezogen.

Die Ziele und Ergebnisse der Bedarfsanalyse identifizierten wichtige Möglichkeiten für eine Transformation und zeigten auch den Bedarf an einem Shared Decision Making-Programm und Beratungsdienst mit den nachfolgenden Schwerpunkten: Sensibilisierung für Bedarfe und mögliche Interventionen; Definition und Lösung von Entscheidungsproblemen; Verringerung von Entscheidungskonflikten in Familien; Verbesserung des Wissensstands von Eltern und Patient*innen; Steigerung der Zufriedenheit; Erfüllung der Behandlungspläne der Patient*innen. Die Einbeziehung der Patient*innenvertretenden war von großem Nutzen. Dadurch konnten wir ihre Fähigkeiten zur Problemlösung und Wissenserweiterung erschließen und gleichzeitig ihre Eigenverantwortung und ihr Engagement für eine neue Art der Entscheidungsfindung stärken. Darüber hinaus verbesserte sich die Motivation und Zufriedenheit der Gesundheitsfachpersonen, der Aufbau von Beziehungen zu den Familien sowie die Förderung der Zusammenarbeit und der Kommunikation. Die Einbeziehung des Teams verringerte die Unsicherheit, erhöhte das Wissen und die Akzeptanz von Shared Decision Making.

Im Rahmen des klinischen Programms wurde eine Stelle für einen Decision Coach (außerhalb des Pflegebereichs) mit den erforderlichen Fähigkeiten und Schulungen eingerichtet, die sich an den Bedarfen der pädiatrischen Population ausrichtete und erfolgreich umgesetzt wurde. Ein Decision Coach ist eine geschulte Gesundheitsfachperson, die Patient*innen bei der gesundheitlichen Entscheidungsfindung nicht-direktiv unterstützt. In persönlichen oder virtuellen Beratungsgesprächen helfen Decision Coaches den Patient*innen, die Vor- und Nachteile von Optionen besser abzuwägen, evidenzbasierte Gesundheitsinformationen zu verstehen und sich auf Gespräche mit ihrem Behandlungsteam vorzubereiten. Der Einsatz von Decision Coaches hat gezeigt, dass das Wissen verbessert, Entscheidungskonflikte reduziert und die Zufriedenheit mit Entscheidungen erhöht wird (Jull et al., 2021; Rahn et al., 2021). Eine Beschreibung des empfohlenen Ablaufs befindet sich in folgendem Kasten.

> **Empfohlener Prozess (so funktioniert es)**
>
> - Entscheidungsoptionen werden von den Gesundheitsfachpersonen mit den Patient*innen und der Familie besprochen.
> - Wenn die Eltern zustimmen, nimmt die empfehlende Stelle (jeder kann sich an den Decision Coach wenden) per E-Mail, Telefon oder persönlich Kontakt mit dem Decision Coach auf (wenn die Familie die Empfehlung vornimmt, informiert der Decision Coach den Arzt/die Ärztin und das Team per E-Mail über die Empfehlung und die Entscheidungssituation).
> - Der Decision Coach kontaktiert die Familie per Telefon, um die Empfehlung zu bestätigen, vereinbart einen Termin (entweder persönlich oder virtuell) und beginnt mit der Entwicklung der Fähigkeiten des Patienten/der Familie, die Optionen zu verstehen und sich auf ein Beratungsgespräch vorzubereiten.
> - Der Decision Coach erleichtert den Zugang zu evidenzbasierten Informationen der ärztlichen Leitung bei der Bereitstellung einer evidenzbasierten Versorgung unter der Vermeidung von rechtlichen und ethischen Herausforderungen.
> - Mit geeigneten evidenzbasierten Entscheidungshilfen begleitet der Decision Coach die Diskussion mit den Patient*innen/der Familie unter Verwendung des Ottawa Family Decision Guide (Lawson et al., 2020). Zusammen prüfen sie die Optionen, Risiken, Schäden und Nutzen und relativen Wert dieser Auswirkungen, um zu einer bevorzugten Entscheidung zu gelangen.
> - Der Decision Coach bereitet den Beratungsbericht für die betreuende Ärztin oder Arzt und das Team vor.
> - Die Familie kontaktiert die betreuende Ärztin oder den Arzt mit ihrer endgültigen Entscheidung.

Eine visuelle Darstellung von Shared Decision Making kann Patient*innen und Familien helfen, zu verstehen, was zu einer gemeinsamen Entscheidung gehört, welche Schritte oder Komponenten der Prozess umfasst und welche Ergebnisse sie von der Teilnahme an diesem Prozess erwarten können. Die in diesem Kapitel beschriebene Darstellung beruht auf der Ermöglichung eines strukturierten Beratungsprozesses und auf dem Verständnis, dass Entscheidungen dadurch beeinflusst werden sollten, dass »was am wichtigsten« für die einzelne Person ist, ermittelt und respektiert wird.

Dieselben Interessenvertretenden, die während der Datenerhebung befragt wurden, lieferten Beiträge zur Konzeption, Entwicklung, Umsetzung und Evaluierung des Programms.

Während der Implementierung wurden regelmäßig »Lunch and Learn«-Schulungen durch den Decision Coach und die ärztliche Leitung angeboten. Darüber hinaus fanden Webinare und Teampräsentationen statt, um das Wissen und das Verständnis für das Shared Decision Making-Programm zu verbessern. Die wichtigsten Interessenvertretenden nahmen daran teil, ebenso wie Elternberater*innen und Patient*innen, die sich in der Transition befanden und die für die Gelegenheit zur Teilnahme dankbar waren. Die Schulungen wurden von einer Co-Moderation, z. B. einem Mitglied des Teams oder einem Elternteil, das ein Decision Coaching erhalten hat, mit geleitet.

10.5 Bewertung des Erfolgs und Identifikation von Barrieren

10.5.1 Quantitative-retrospektive Analyse von Entscheidungsergebnissen

Innerhalb des Shared Decision Making-Programms wurden zwei quantitative Analysen der Interventionen durchgeführt, die der Decision Coach bei Patient*innen und Familien, die an den Dienst verwiesen wurden, einsetzte. Die Bewertung konzentrierte sich auf die Messung von Entscheidungskonflikten, -zufriedenheit, -bereitschaft und -akzeptanz von Behandlungen vor und nach der Decision Coaching-Intervention.

10.5.1.1 Studie 1 (Wooten & Campbell 2021)

Ziel der ersten Analyse des Programms war es, die Auswirkungen von Shared Decision Making auf die Gesundheitsversorgung und die patientenzentrierte Versorgung zu messen; sie diente als Indikator für die organisatorische Bereitschaft für ein Shared Decision Making-Umfeld (Wooten & Campbell, 2021). Diese Studie beschreibt die Programmevaluierung, die darauf abzielte, die Auswirkungen einer Pflegefachperson zu analysieren, die als Decision Coach für Kinder und deren Familien außerhalb des direkten Pflegebereichs agiert.

Die Studie untersuchte, ob die Dienste des Decision Coaches außerhalb des Pflegebereichs zu dem bekannten Nutzen von Shared Decision Making führen, d. h. zu einer verbesserten Akzeptanz, einer Verringerung von Entscheidungskonflikten und einer erhöhten Entscheidungszufriedenheit, wenn sie in der pädiatrischen Neurologie eingesetzt werden.

Diese Studie umfasste eine kleine Stichprobe mit acht Familien, die von Januar 2019 bis Juni 2019 an Decision Coaching-Sitzungen teilnahmen. Decision Coach-Dienste in einem pädiatrischen Setting wurden in einer beratenden Art und Weise außerhalb der direkten Versorgung angeboten und führten zu dem bekannten Nutzen von Shared Decision Making.

Die Familien standen vor medizinischen Entscheidungen in Bezug auf das Legen einer Gastrostomie-Sonde, Medikamentenwechsel, Operationen zur Hemisphärektomie, Chemo-Versuchsstudien, Festlegung des Versorgungsplans, Operationen zur Behandlung von spinaler Atrophie und Operationen zur Wirbelsäulenfusion.

Das Decision Coaching in der Pädiatrie, das außerhalb des Pflegebereichs auf beratende Weise durchgeführt wurde, führte in beiden Studien zu dem bekannten Nutzen der gemeinsamen Entscheidungsfindung, d. h. zu einer Verringerung von Entscheidungskonflikten und zu größerer Entscheidungszufriedenheit und besserem Wissen. Diese Ergebnisse bestätigen den Nutzen des Decision Coaching.

Zusätzlich zu diesen standardisierten Ergebnismessungen (Wooten & Campbell, 2021) wurden im Rahmen des Instruments »Zufriedenheit mit dem Decision Coach (Eltern)« Erfahrungsberichte von Familien gesammelt. Die Kommentare über den Prozess waren im Allgemeinen positiv und beinhalteten Folgendes:

»Der Decision Coach war sehr hilfreich bei der Klärung unserer Optionen und bei der Erstellung eines Plans für unseren Termin beim Neurologen. Ich schätzte auch die Tatsache, dass sie völlig unvoreingenommen war, sowohl was meine Meinungen/Optionen als auch die der Ärzte betraf. Sie war völlig neutral und hat uns daher weder in die eine noch in die andere Richtung gedrängt.«

»Diese Diskussion war so gut; ich habe mich richtig gefreut. Als der Arzt eine Operation für unseren Sohn empfahl, wussten wir eigentlich nicht genau, was es bedeutete. Nachdem wir diese Information (Entscheidungshilfen) mit den Bildern zu dem Eingriff und die Beschreibung des Nutzens und Risiken erhielten, haben wir ein viel besseres Verständnis darüber, was diese Art von Operation für unseren Sohn bedeutet. Dankeschön.«

»Es war hilfreich, mit jemand anderem zu sprechen und nicht nur mit dem Partner. Man fühlt sich unter Druck gesetzt, wenn man mit dem Arzt spricht.«

10.5.1.2 Studie 2 (Kregel et al., 2023)

Diese Studie wurde konzipiert, um den Familien von Epilepsiepatient*innen mehr Wissen zu vermitteln, und wurde unter Verwendung des Shared Decision Making-Prozesses durchgeführt, um die Familien bei der Entscheidungsfindung während der chirurgischen Eignungsprüfung zu unterstützen (Kregel et al., 2023). Dies wurde mit einem Decision Coach durchgeführt, einer neutralen Gesundheitsfachperson, die 50 Familien mit evidenzbasierten Informationen und Hilfsmitteln versorgt und sie dabei unterstützt, Entscheidungen auf der Grundlage ihrer Werte zu treffen.

Das Verfahren zur Eignungsprüfung für einen epilepsie-chirurgischen Eingriff ist langwierig und belastend für die Betreuenden, weshalb die Entscheidung schwierig sein kann. Es gibt nur wenige Informationen darüber, wie Familien von Kindern mit Epilepsie die stressige Entscheidung während der Eignungsprüfung für einen chirurgischen Eingriff angehen. Schwierige Entscheidungen bergen die Möglichkeit eines erhöhten Entscheidungskonflikts sowohl für das Kind als auch für die Familie.

Die Ergebnisse zeigten, dass 90 % (45 von 50) der Familien, denen ein Beratungsgespräch mit dem Decision Coach angeboten wurde, der Teilnahme zustimmten. Von diesen Familien waren 78 % (35 von 45) nach der Beratung mit dem Eingriff einverstanden und 22 % meinten, mehr Information und eine weitere Prüfung zu benötigen. Zwischen der ersten und der zweiten Beratung kam es zu einer signifikanten Verbesserung bezüglich des Grades des Entscheidungskonflikts, der Unsicherheit und der Wahrnehmung der Vorbereitung auf die Entscheidungsfindung durch die Betreuenden, obwohl 60 % der Familien die

Befragung nach Beendigung des Konflikts nicht ausfüllten.

Der Shared Decision Making-Prozess unterstützte die Familien in ihrem Bedürfnis nach mehr Wissen über Risiken, Nutzen und Behandlungsoptionen, bevor sie eine Entscheidung treffen. Shared Decison Making mit einem unparteiischen Decision Coach außerhalb des direkten Versorgungsbereiches und die individualisierten Aufklärungshilfen zur Epilepsiechirurgie verbessern die Zufriedenheit und entschärfen den elterlichen Entscheidungskonflikt.

Zusätzlich zu den standardisierten quantitativen Ergebnismessungen aus Studie 2 (Kregel et al., 2023) wurden mit Hilfe des Satisfaction with the Decision Coach (Parent) Tools Erfahrungsberichte von Familien gesammelt. Die qualitativen Kommentare der Familien zeigten, dass sie sich mit dem Decision Coach wohlfühlten und mit dem angebotenen Wissen und Service zufrieden waren.

»Der Coach war sehr fachkundig und hat uns zugehört. Sie nahm sich viel Zeit, um unsere Fragen zu beantworten. Als wir um zusätzliche Informationen bezüglich der Untersuchungen im Zusammenhang mit der Betreuung unseres Sohnes baten, hat sie diese Informationen schnell und effizient eingeholt, um uns zu helfen.«

»Wir empfanden es als hilfreich, dass wir einige Zeit von zu Hause weg waren, um ein strukturiertes Gespräch über unsere Ziele, Bedenken usw. mit jemandem zu führen, der die Tragweite unserer Entscheidung verstehen konnte und wusste, warum wir so sehr damit zu kämpfen hatten. Ein Treffen mit dem Decision Coach konnte kurzfristig anberaumt werden, so dass wir froh waren, dass auf unsere Bedürfnisse schnell eingegangen werden konnte.«

Ob es darum geht, Patient*innen/Familien bei der Entscheidung für eine Operation oder eine weniger invasive Behandlung oder bei der Wahl zwischen verschiedenen Medikamenten zu unterstützen, Decision Coaching außerhalb des Versorgungsbereichs stärkt die Familien auf ihrem Weg durch das Gesundheitswesen und entspricht somit dem Schwerpunkt, eine Kultur des Engagements und der Verantwortlichkeit zu schaffen.

10.6 Diskussion

Wir haben gelernt, dass Familien bei der gesundheitlichen Entscheidungsfindung Unterstützung benötigen. Viele der Entscheidungen, mit denen Familien konfrontiert werden, weisen auf eine Vielzahl von Optionen mit vielen Ungewissheiten hin. Es gibt nur unvollständige oder widersprüchliche Erkenntnisse über mögliche Ergebnisse, und die Erwartungen sind oft unrealistisch. Für die mangelnde Umsetzung von Shared Decision Making in der täglichen klinischen Praxis wurden mehrere Gründe angeführt, z. B. Zeitmangel. Die meisten Gründe sind jedoch nicht evidenzbasiert und beruhen oft auf falschen Vorstellungen (Légaré & Thompson-Leduc, 2014; Nye, Brodney, Bowen & Wexler, 2016). Obwohl es bereits frühere Erhebungen und Studien gab, die über die Verbreitung von Shared Decision Making in verschiedenen Bereichen des Gesundheitswesens berichteten, wissen wir aus der Perspektive der Bevölkerung in Kanada nur wenig.

Bei der Unterstützung von Kindern und Familien in herausfordernden Entscheidungsprozessen in kritischen Zeiten, als sie sich nicht wohl genug fühlten, um den Prozess zu bewältigen, hat eine Shared Decision Making-Umgebung eine bessere Qualität der Behandlungs- und Versorgungsentscheidungen ermöglicht. Das Vertrauen, dass die getroffenen Entscheidungen fundiert sind und mit den Werten der Patient*innen und Familien übereinstimmen, wurde ebenfalls gestärkt.

Die Entscheidungsunterstützung birgt das Potenzial, Entscheidungen voranzutreiben, die Familien von der Last nicht getroffener Entscheidungen zu befreien und den Schwerpunkt wieder auf die Genesung und das Vorwärtskommen zu verlagern. Das Bereuen einer Entscheidung kann verringert werden – besonders wichtig in der Pädiatrie, wenn Eltern Entscheidungen im Namen eines Kindes treffen oder wenn junge Erwachsene an der Entscheidungsfindung beteiligt sind. Die Erfahrungen, die durch die Zusammenarbeit mit einem Decision Coach oder einer Ressource (wenn auch nur einmal) gewonnen werden, können Patient*innen und Familien mit einer unschätzbaren Reihe von übertragbaren Fähigkeiten und Instrumenten ausstatten, die sie bei zukünftigen gesundheitlichen, schulischen und sozialen Entscheidungen anwenden können.

Die beiden retrospektiven Studien (Kregel et al., 2023; Wooten & Campbell, 2021), die an einem kanadischen Zentrum für pädiatrische Versorgung durchgeführt wurden, zeigen, dass diese Ansätze Entscheidungskonflikte verringern, das Wissen und das Vertrauen in die Entscheidungsfindung verbessern und die Häufigkeit der Übereinstimmung zwischen den Entscheidungen von Eltern und ihren Kindern erhöhen. Dies stimmt mit mehreren systematischen Übersichten und Primärstudien überein, die gezeigt haben, dass die Einbeziehung von Patient*innen und Familien in den Entscheidungsfindungsprozess viele Vorteile mit sich bringt, unter anderem die Verringerung von Entscheidungskonflikten bei Patient*innen und Familien, die Verbesserung der Erfahrungen von Patient*innen und Familien, die Verbesserung der Therapietreue und die effektivere Nutzung von Gesundheitsressourcen (Stacey et al., 2017).

Wir erfuhren auch, dass Faktoren, die die Beteiligung der Eltern an der Entscheidungsfindung beeinflussten, unter anderem waren: die Ansichten der Fachkräfte, die Kultur in Bezug auf die Einbeziehung der Eltern, organisatorische Aspekte (z. B. die Verfügbarkeit von Behandlungsoptionen), spezifische Besonderheiten bei der Erkrankung des Kindes und elterliche Charakteristika wie ihre Persönlichkeit, Werte, Überzeugungen sowie Vorkenntnisse und Erfahrungen.

Die Einbeziehung der Teams war von großem Nutzen. Sie ermöglichte es uns, die Teamfähigkeiten zu nutzen, um Probleme zu lösen, das Wissen zu erweitern und gleichzeitig ihre Eigenverantwortung und ihr Engagement für einen neuen Weg der Entscheidungsfindung zu stärken. Darüber hinaus wurden ihre Motivation, ihre Zufriedenheit, der Aufbau von Beziehungen zu den Familien sowie die Zusammenarbeit und Kommunikation gefördert. Die Beteiligung des Teams verringerte die Unsicherheit, steigerte ihr Wissen und reduzierte ihren Widerstand gegenüber Shared Decision Making.

Die Bedeutung der Gesundheitskompetenz bei der Entwicklung von Entscheidungshilfen für Patient*innen wird zunehmend anerkannt. Die Gesundheitskompetenz und die sozial benachteiligten Bevölkerungsgruppen müssen stärker berücksichtigt werden, um eine gerechte Entscheidungsunterstützung zu gewährleisten (Muscat et al., 2021).

Trotz der Anerkennung ihres Wertes und des nachgewiesenen Nutzens werden formelle Shared Decision Making-Programme in der Pädiatrie nicht häufig umgesetzt. Der neuartige Charakter von Shared Decision Making und die Gegebenheiten unseres traditionellen Gesundheitssystems stellen Herausforderungen für die Einführung von Shared Decision Making-Plattformen und -Interventionen in der Pädiatrie dar. Bei der Entwicklung unseres Programms stießen wir auf diese Barrieren, einschließlich des geringen Engagements von Gesundheitsfachpersonen und anderen wichtigen Interessenvertretenden, obwohl wir uns intensiv darum bemühten, Kommunikationsstrategien zu entwickeln, die kooperative Wege der Zusammenarbeit unterstützen (z. B. systemweite Verbreitung gemeinsamer Instrumente wie Schulungen, Unterstützung gemeinschaftsgeführter Maßnahmen), um Barrieren zu vermeiden und zeitnah zu reagieren und Patient*innen und Familien direkt zu unterstützen.

Seit der Einführung im Jahr 2018 wurde der Shared Decison Making-Service auf alle pädiatrischen Dienste innerhalb des pädiatrischen Tertiärzentrums ausgeweitet und hat weit über 300 Patient*innen in internen klinischen Programmen sowie externe Patient*innen aus der Gemeinde und der Provinz versorgt. Durch zahlreiche Aufklärungs- und Sensibilisierungsveranstaltungen haben wir neue Bereiche für die Ausweitung des Programms entdeckt. Durch die Erleichterung des Zugangs und der respektvollen Entscheidungsfindung durch einen Decision Coach für Patient*innen, Pflegefachpersonen und Gesundheitsfachpersonen hat das Programm eine neue Dynamik in die Beteiligung von Patient*innen/Familien an ihren gesundheitlichen Entscheidungen gebracht, was den Schwerpunkt einer echten patient*innenzentrierten Versorgung darstellt.

Als Shared Decision Making eingeführt wurde, nutzten die meisten Versorgungsmodelle das direkte Versorgungsteam oder den Versorgungsbereich als Vermittler für die Durchführung der Shared Decision Making-Interventionen (Boland, Graham et al., 2019; Boland, Lawson et al., 2019). Es wurden jedoch Fragen zur Durchführbarkeit dieser Interventionen und Bedenken hinsichtlich wahrgenommener Voreingenommenheit geäußert (Boland, Lawson et al., 2019).

Der Einsatz einer Pflegefachperson als persönlicher Decision Coach hat sich im Krankenhausbereich bei Erwachsenen (Stacey et al., 2012) und Kindern (Boland et al., 2019) (Boland, Lawson et al., 2019) als äußerst nützlich erwiesen. Die Erfahrung, die durch die Arbeit in einer Shared Decision Making-Kultur mit einem Decision Coach gewonnen wird, kann Patient*innen und Familien befähigen, sich zu engagieren und medizinische Entscheidungsträger*innen langfristig zu informieren. Die Ergebnisse der Beteiligung der Familie an den Interventionen stellen eine objektive Messgröße dar, die eine breitere Anwendung von Shared Decision Making in der Pädiatrie unterstützen wird.

Es wird immer noch diskutiert, ob der Decision Coach ein Teil des Teams sein sollte oder eher eine separate, objektive Person. Ein systematischer Review aus dem Jahr 2012 in einem pädiatrischen Tertiärzentrum ergab, dass die Durchführbarkeit des Einsatzes eines Teammitglieds unzureichend war (Stacey et al., 2012). In dieser Studie wurde das Decision Coaching von einem Mitglied des Gesundheitsmanagement-Teams durchgeführt, und es wurde festgestellt, dass die Ressource Zeit neben anderen klinischen Anforderungen eine wesentliche Einschränkung darstellt. In einigen Fällen berichteten die Familien, dass ein Decision Coach aus dem bestehenden Gesundheitsmanagementteam ein Element der Voreingenommenheit in den Prozess einbrachte, was darauf hindeutet, dass ein Decision Coach, der außerhalb des Versorgungsbereichs steht, von Vorteil sein könnte (Gravel, Légaré & Graham, 2006). Angesichts dieser Bedenken haben wir einen unparteiischen Decision Coach außerhalb des direkten Versorgungsbereichs eingesetzt.

10.7 Schlussfolgerungen

Shared Decision Making ist in einem patient*innenzentrierten Versorgungsumfeld besonders wichtig, wenn Eltern im Namen eines Kindes Entscheidungen treffen oder wenn ein junger Erwachsener an der Entscheidungsfindung beteiligt ist. Das Potenzial für Entscheidungskonflikte und Unzufriedenheit, die mit Bedauern bei Patient*innen und Eltern enden, ist hoch. Shared Decision Making speziell für pädiatrische Gesundheitssituationen und Entscheidungen ist relativ neu, und es gibt nur wenige Veröffentlichungen über die tatsächliche Bewertung der Ergebnisse des Decision Coachings in Gesundheitssituationen für Kinder.

Die Entwicklung einer Shared Decision Making-Strategie kann transformativ sein – sie setzt Wissen in die Tat um und macht sich einige der weltweit führenden Expert*innen für Shared Decision Making zunutze. Als Teil all der positiven Bemühungen, die unternommen werden, um gesundheitliche Ungleichheiten zu beseitigen, den Menschen in den Mittelpunkt zu stellen und das Wohlbefinden der Gesundheitsdienstleister*innen zu fördern, ist Shared Decision Making eine wichtige Komponente, die für viele Patient*innen und Familien, die mit schwierigen Entscheidungen im traditionellen Gesundheitssystem zu kämpfen haben, einen wichtigen Unterschied machen wird. Sie wird auch vielen Gesundheitsfachpersonen helfen, die sich in den typischen Gesundheitssystemen schwertun, Entscheidungen in der Gesundheitsfürsorge auf die beste Art und Weise zu treffen.

Der neuartige Charakter von Shared Decision Making und die Gegebenheiten unseres traditionellen Gesundheitssystems stellen Herausforderungen für die Einführung von Shared Decision Making-Plattformen und -Interventionen in der Pädiatrie dar. Es muss mehr in die Entwicklung und Bewertung von Shared Decision Making-Praktiken in Krankenhäusern und Kliniken investiert werden, insbesondere für Kinder mit multiplen Komorbiditäten und komplexen Erkrankungen und deren Eltern/Betreuenden. Gut informierte Patient*innen sind befähigte Patient*innen und befähigte Patient*innen sind der Schlüssel zu einer gesünderen Zukunft.

10.8 Weitere Informationsquellen

1. Ein neues Informationsvideo (https://youtu.be/5sg7IBfPMro, Zugriff am 17.12.2024) über SDM hebt die gemeinsame Entscheidungsfindung und das Decision Coaching als wichtiges Instrument für bessere Versorgung hervor.
2. Für weitere Informationen besuchen Sie unsere Website: www.lhsc.on.ca/shared-decision-making

10.9 Danksagung

Ich möchte meinen aufrichtigen Dank aussprechen an das Children's Hospital, London Health Science Centre (LHSC) und die Children's Health Foundation für ihre anhaltende Unterstützung dieses Programms.

Ich möchte Dr. Craig Campbell (MD, MSc, FRCPC, Chair and Physician Executive, Department of Pediatrics, Head, Division of Child Neurology, LHSC's Children's Hospital, Professor, University of Western Ontario) für seine unerschütterliche und entschlossene Führungsrolle bei der Einführung des Shared Decision Makings und Decision Coachings in der Pädiatrie meinen Dank aussprechen. Seiner Vision, seinem klinischen Denken und seiner unvoreingenommenen Führung ist es zu verdanken, dass die Umsetzung dieses Programms zu einer »neuen« pädiatrischen Praxis geworden ist. Ein Großteil des Inhalts dieses Kapitels spiegelt seine Lehren, Überzeugungen und seine Praxis wider. Dafür bin ich wirklich dankbar, dass ich ein Partner bei einer seiner vielen herausragenden Leistungen sein durfte.

Ich bin Dr. Andrea Andrade (MD, CSCN-EEG, Deputy Division Head of Paediatric Neurology, Director of the Paediatric Epilepsy Program, LHSC's Children's Hospital, Program Director of the Paediatric Epilepsy Fellowship, Schulich School of Medicine & Dentistry, Associate Professor of Paediatrics and CNS, Schulich School of Medicine and Dentistry, Associate Researcher, Lawson Health Research Institute, Associate Scientist, Children's Health Research Institute, Educational Chair, Project ECHO Ontario, »Epilepsy Across the life span«) dankbar, die eine Botschafterin für Shared Decision Making und Decision Coaching war und ist. Als Direktorin trägt sie maßgeblich dazu bei, das Konzept im Bereich der Neurologie zu verbreiten und zu unterstützen, insbesondere das Epilepsieprogramm als einen wichtigen Behandlungspfad für alle ihre Patienten.

Ich danke auch Amanda Taccone (Communications Consultant, Lawson Health Research Institute) and Erinor Jacob-Levine (Communications Consultant, London Health Sciences Centre) für die Erstellung und Überarbeitung des Kapitels.

10.10 Literatur

Adams, R. (Hrsg.). (2023). *Future State (TO-BE) Assessment*. Zugriff am 17.12.2024 unter: https://www.linkedin.com/pulse/future-state-to-be-assessment-roy-adams/

Boland, L., Graham, I. D., Légaré, F. et al. (2019). *Barriers and facilitators of pediatric shared decision-making: a systematic review*. Implementation Science : IS, 14(1), 7. https://doi.org/10.1186/s13012-018-0851-5

Boland, L., Lawson, M. L., Graham, I. D. et al. (2019). *Post-training Shared Decision Making Barriers and Facilitators for Pediatric Healthcare Providers: A Mixed-Methods Study*. Academic Pediatrics, 19(1), 118–129. https://doi.org/10.1016/j.acap.2018.05.010

Elwyn, G., Frosch, D., Thomson, R. et al. (2012). *Shared decision making: a model for clinical practice*. Journal of General Internal Medicine, 27(10), 1361–1367. https://doi.org/10.1007/s11606-012-2077-6

Gravel, K., Légaré, F. & Graham, I. D. (2006). *Barriers and facilitators to implementing shared decision-making in clinical practice: a systematic review of health professionals' perceptions*. Implementation Science : IS, 1, 16. https://doi.org/10.1186/1748-5908-1-16

Jacobsen, M. & O'Connor, A. (2013). *Population needs assessment: A workbook for assessing patients' and practitioners' decision making needs*. Zugriff am 17.12.2024 unter: https://decisionaid.ohri.ca/docs/implement/population_needs.pdf

Jull, J., Köpke, S., Smith, M. et al. (2021). *Decision coaching for people making healthcare decisions.* The Cochrane Database of Systematic Reviews, 11(11), CD013385. https://doi.org/10.1002/14651858.CD013385.pub2

Kregel, M., Evans, N., Wooten, B. et al. (2023). *A Shared Decision-Making Process Utilizing a Decision Coach in Pediatric Epilepsy Surgery.* Pediatric Neurology, 143, 13–18. https://doi.org/10.1016/j.pediatrneurol.2023.02.012

Lawson, Saarimaki, Kryworuchko et al. (2012). *Ottawa Family Decision Guide. Based on the Ottawa Personal Decision Guide © 2012 O'Connor, Jacobsen, Stacey.* University of Ottawa, Ottawa Hospital Research Institute., Children's Hospital of Eastern Ontario Family Decision Services. Zugriff am 17.12.2024 unter: https://decisionaid.ohri.ca/docs/das/OFDG.pdf

Légaré, F., Stacey, D., Forest, P.-G. et al. (2022). *Shared decision-making in Canada: Update on integration of evidence in health decisions and patient-centred care government mandates.* Zeitschrift Fur Evidenz, Fortbildung Und Qualitat Im Gesundheitswesen, 171, 22–29. https://doi.org/10.1016/j.zefq.2022.04.006

Légaré, F. & Thompson-Leduc, P. (2014). *Twelve myths about shared decision making.* Patient Education and Counseling, 96(3), 281–286. https://doi.org/10.1016/j.pec.2014.06.014

Lin, J. L., Cohen, E. & Sanders, L. M. (2018). *Shared Decision Making among Children with Medical Complexity: Results from a Population-Based Survey.* The Journal of Pediatrics, 192, 216–222. https://doi.org/10.1016/j.jpeds.2017.09.001

Muscat, D. M., Smith, J., Mac, O. et al. (2021). *Addressing Health Literacy in Patient Decision Aids: An Update from the International Patient Decision Aid Standards.* Medical Decision Making : an International Journal of the Society for Medical Decision Making, 41(7), 848–869. https://doi.org/10.1177/0272989X211011101

Nye, A., Brodney, S., Bowen, M. & Wexler, R. (2016). *Dispelling myths about the implementation of shared decision making.* In G. Elwyn, A. Edwards & R. Thompson (Hrsg.), *Shared Decision Making in Health Care* (S. 105–110). Oxford University Press. https://doi.org/10.1093/acprof:oso/9780198723448.003.0017

Ottawa Hospital Research Institute. (2023). *Patient decision aids.* Zugriff am 17.12.2024 unter: https://decisionaid.ohri.ca/index.html

Rahn, A. C., Jull, J., Boland, L. et al. (2021). *Guidance and/or Decision Coaching with Patient Decision Aids: Scoping Reviews to Inform the International Patient Decision Aid Standards (IPDAS).* Medical Decision Making: an International Journal of the Society for Medical Decision Making, 41(7), 938–953. https://doi.org/10.1177/0272989X21997330

Shepherd, D. A., Williams, T. A. & Patzelt, H. (2015). *Thinking About Entrepreneurial Decision Making.* Journal of Management, 41(1), 11–46. https://doi.org/10.1177/0149206314541153

Shields, L., Zhou, H., Pratt, J. et al. (2012). *Family-centred care for hospitalised children aged 0-12 years.* The Cochrane Database of Systematic Reviews, 10, CD004811. https://doi.org/10.1002/14651858.CD004811.pub3

Stacey, D., Kryworuchko, J., Bennett, C. et al. (2012). *Decision coaching to prepare patients for making health decisions: a systematic review of decision coaching in trials of patient decision AIDS.* Medical Decision Making : an International Journal of the Society for Medical Decision Making, 32(3), E22-33. https://doi.org/10.1177/0272989X12443311

Stacey, D., Légaré, F., Lewis, K. et al. (2017). *Decision aids for people facing health treatment or screening decisions.* The Cochrane Database of Systematic Reviews, 4(4), CD001431. https://doi.org/10.1002/14651858.CD001431.pub5

Wooten, B. & Campbell, C. (Candian Nurse, Hrsg.). (2021). *How a shared decision-making coach in pediatrics can boost patient confidence, satisfaction, Canadian Nurse.* Zugriff am 17.12.2024 unter: https://www.canadian-nurse.com/blogs/cn-content/2021/06/07/how-a-shared-decision-making-coach-in-pediatrics-c

11 Implementierung von Decision Coaching im Bereich der Nephrologie

Jeanette Finderup[3]

11.1 Einführung

Dieses Kapitel gibt einen Einblick in die Implementierung des Decision Coachings im Bereich der Nephrologie in Dänemark. Das Kapitel enthält Information über die Entwicklung der Intervention, über die Intervention selbst, über die Evaluierung der Intervention und über die Implementierung.

Die gesamte in diesem Kapitel vorgestellte Forschung wurde durch das Medical Research Council Framework – für komplexe Interventionen (Skivington et al. 2021) geleitet. Der Schwerpunkt der Entscheidungsfindung im Bereich der Nephrologie ist die Wahl der Dialyseform.

11.2 Wahl der Dialyseform

Patient*innen mit Nierenversagen und ihr Behandlungsteam wählen gemeinsam zwischen einer Behandlung mit Hämodialyse oder Peritonealdialyse. Sie müssen auch entscheiden, ob die Behandlung zu Hause oder im Krankenhaus stattfinden soll. Dies ist eine komplexe Entscheidung, bei der die verschiedenen Optionen unterschiedliche Auswirkungen auf das physische, psychische und soziale Leben der Patient*innen haben. Basierend auf der vorhandenen Evidenz kann nicht abgeleitet werden, dass die eine Dialysemodalität eindeutig besser ist als die andere. Deshalb wird in nationalen und internationalen Leitlinien empfohlen, dass die Entscheidungen der Patient*innen auf ihren eigenen Werten und Präferenzen basieren sollte (Korevaar et al., 2003; Sundhedsstyrelsen, 2006). Sie empfehlen die Einbeziehung der Patient*innen in den Entscheidungsprozess. Diese Empfehlungen gibt es bereits seit 10 Jahren und noch immer mangelt es an der Einbeziehung der Patient*innen (Erlang et al., 2015). Einige Studien haben Unterschiede im Ausmaß der Patient*innenbeteiligung festgestellt, die auf das Jahr der Messung (Lee et al., 2008; Erlang et al., 2015), auf das Land der Messung (Machowska et al., 2016) und auf die Dialysemodalitäten für die Patient*innen (Robinski et al., 2016) zurückzuführen sind. Daten aus dem nationalen Register in Dänemark zeigen ebenfalls eine mangelnde Beteiligung der Patient*innen an der Entscheidungsfindung bezüglich der Wahl der Dialysebehandlung in Dänemark (Danish Nephrology Register, 2018). Es gibt große Unterschiede in der Verteilung der Dialysemodalitäten zwischen den Zentren in Däne-

---

3 Aus dem Englischen übersetzt von Birte Berger-Höger und Anke Steckelberg.

mark: Ein Zentrum hat 15 % Patient*innen, die eine Heim-Hämodialyse erhalten und ein anderes Zentrum hat 4 %, und ein Zentrum hat 39 % Patient*innen, die eine Peritonealdialyse erhalten und ein anderes Zentrum hat 4 %. Diese großen Unterschiede können nicht nur auf die Präferenzen der Patient*innen zurückzuführen sein, sondern spiegeln vielmehr die Präferenzen der Behandlungsteams wider.

Eine qualitative Studie in einem Krankenhaus in Dänemark, die die Erfahrungen der Patient*innen mit der Beteiligung an der Wahl der Dialysemethoden kurz nachdem sie die Entscheidung getroffen hatten und bevor sie mit der Dialyse begannen untersuchte, zeigte deutlich, dass die Patient*innen, in den Entscheidungsprozess einbezogen werden wollten (Erlang et al., 2015). Die Studie zeigte auch, dass durch mehr Information, Beratung und Dialog die Beteiligungserfahrungen der Patient*innen gestärkt werden konnten. Dies deutete darauf hin, dass eine gemeinsame Entscheidungsfindung (Shared Decision Making) die Erfahrungen der Patient*innen bei der Beteiligung verbessern könnte.

Die folgenden beiden Fälle zeigen, wie komplex die Entscheidungsfindung ist und dass Patient*innen mit Nierenversagen ein Decision Coaching benötigen:

Fall 1

Herr Herskind ist 80 Jahre alt. Als er eine Dialyse benötigte, wählte er die Peritonealdialyse. Er führt jede Nacht eine Dialyse durch, das Dialysegerät steht in seinem Schlafzimmer. Ein Katheter wurde ihm operativ in den Bauchraum gelegt. Als man ihn fragte, warum er sich für die Peritonealdialyse entschieden hatte, sagte er, er wolle sie jeden Tag durchführen und ansonsten den ganzen Tag für sich haben. Er und seine Frau fahren gerne wochenlang mit dem Boot, und das ist mit der Peritonealdialyse kein Problem.

Fall 2

Frau Lundemand ist 64 Jahre alt. Sie hat sich für die Heim-Hämodialyse entschieden. Diese macht sie beinahe jeden Tag, oft am Nachmittag und es dauert ca. 4 Stunden. Vor jeder Dialyse muss sie sich mit zwei Nadeln selbst eine Kanüle setzen. Frau Lundemand gibt drei Gründe für ihre Wahl der Heim-Hämodialyse an. Sie hat keine Einschränkungen bei der Flüssigkeitszufuhr. Sie kann selbst entscheiden, wann sie die Dialyse machen will und die Zeit dafür nutzt sie, um fernzusehen und Hausaufgaben mit ihren Enkelkindern zu machen.

11.3 Die Entwicklung der Intervention

Das von Elwyn und seinen Kollegen entwickelte »Three-Talk-Model« hat unsere ntervention geprägt (Elwyn et al., 2012; Elwyn et al., 2017). Wir haben dieses Modell gewählt, weil es ein Modell für klinische Anwendungen ist und einigen der Entscheidungsbedürfnissen entsprach, die wir bei unserer Patientenpopulation identifiziert hatten, z. B. die Patient*innen darauf aufmerksam machen, dass sie vor einer Wahl stehen (Erlang et al., 2016). Der Zweck des Three-Talk-Models besteht darin, dass die Patient*innen ihre Entscheidungen nicht auf der Grundlage ihrer ursprünglichen Präferenzen treffen, sondern auf der Grundlage ihrer informierten Präferenzen. Dies geschieht in drei Schritten – einem über die Wahlmöglichkeiten, einem über die Optionen und einem über die

11.3 Die Entwicklung der Intervention

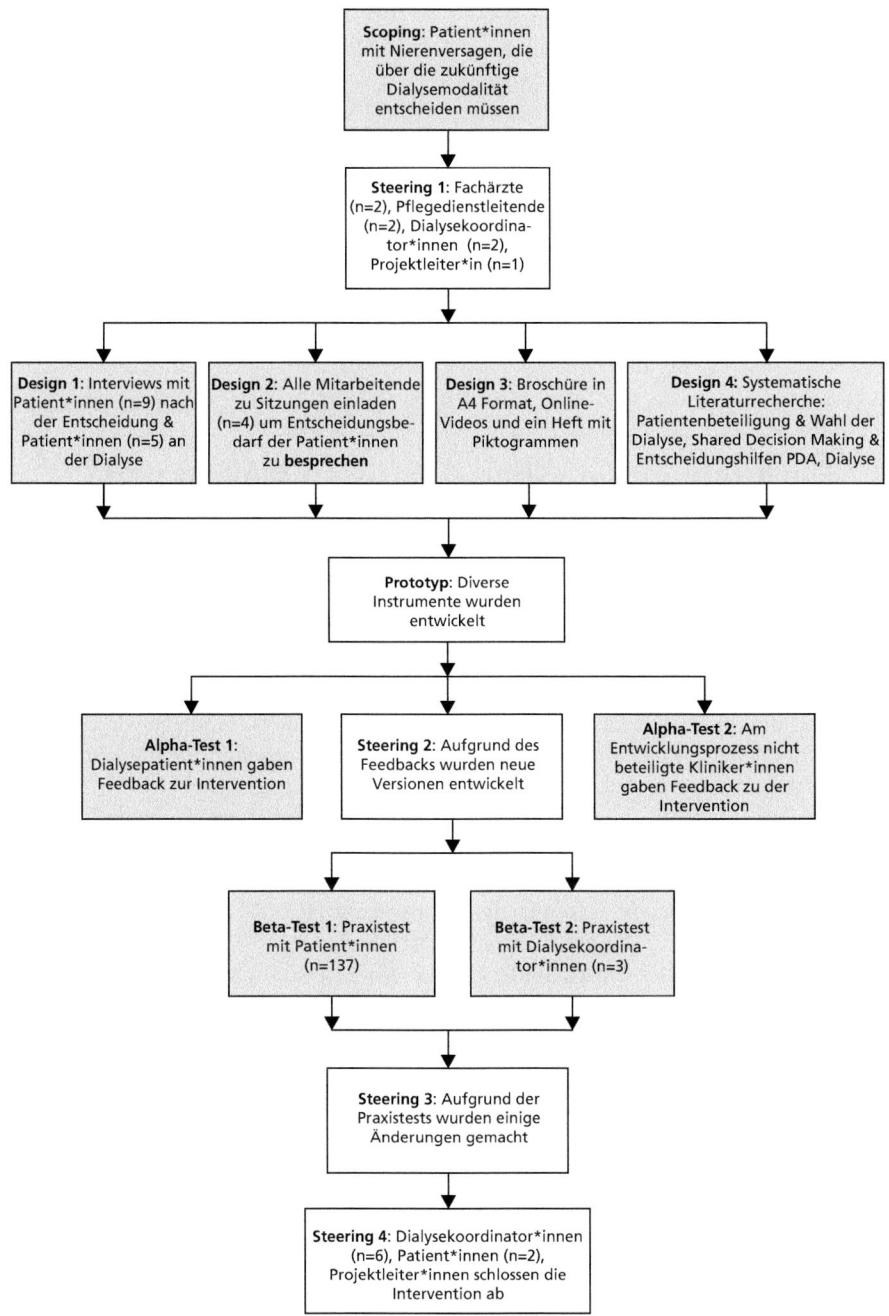

Abb. 11.1: Der Entwicklungsprozess der Intervention (Coulter et al., 2013. Dieses Werk wurde unter der Lizenz CC BY 2.0 DEED veröffentlicht: https://creativecommons.org/licenses/by/2.0/, modifiziert und übersetzt)

Entscheidung. Diese Schritte werden von einem Decision Coaching und einer Entscheidungshilfe unterstützt. Das Three-Talk-Model definiert Shared Decision Making wie folgt:

»Ein Ansatz, bei dem Kliniker und Patienten gemeinsam die besten verfügbaren Informationen nutzen, wenn sie vor der Aufgabe stehen, Entscheidungen zu treffen, und bei dem die Patienten dabei unterstützt werden, Optionen zu erwägen und informierte Präferenzen zu erlangen.« (Elwyn et al., 2012, S. 1361; übersetzt aus dem Englischen)

Es wurde ein systematischer Prozess für die Entwicklung von Interventionen zu Shared Decision Making angewandt (Coulter et al., 2013). Sowohl Patient*innen als auch Gesundheitsfachpersonen (Finderup et al., 2021) waren involviert und es wurden ein Alpha- und ein Beta-Test mit der Intervention durchgeführt. Der Entwicklungsprozess wird in ▶ Abb. 11.1 gezeigt.

11.4 Die Intervention »Shared Decision Making und Dialyseauswahl«

Die Intervention hat den Titel »Shared Decision Making und Dialyseauswahl«, und hat das Ziel, die Patient*innen im Prozess der Entscheidungsfindung bzgl. der Wahl der Dialyse einzubeziehen und auch sicherzustellen, dass die Patient*innen die jeweils am besten geeignete Dialysebehandlung bekommt. Die Intervention wird in ▶ Abb. 11.2 gezeigt. Die Intervention besteht aus einer Entscheidungshilfe für Patient*innen und Gesprächen mit einer Dialysekoordinatorin oder einem Dialysekoordinator, wobei die Besprechungen durch verschiedene Teile der Entscheidungshilfe unterstützt werden. Die Intervention wird von Dialysekoordinator*innen durchgeführt, die speziell ausgebildete Pflegefachpersonen sind. Sie sind darin geschult, die Intervention auf der Grundlage von drei verschiedenen Kommunikationsfähigkeiten durchzuführen: Spiegeln (engl. Mirroring), Aktives Zuhören und werte-klärendes Antworten. Eine detaillierte Beschreibung der aktiven Komponenten der Intervention wurde anhand der TIDieR-Checkliste entwickelt (Hoffmann et al., 2014). Diese Beschreibung ist in ▶ Tab. 11.1 zu finden.

Tab. 11.1: Beschreibung von »Shared Decision Making und Dialyseauswahl« (Hoffmann et al., 2014)

Item	Beschreibung
1. Kurze Bezeichnung	Shared Decision Making und Dialyseauswahl (SDM-DC)
2. Warum	Die Intervention ist eine Shared Decision Making-Intervention und erfüllt die von Makoul & Clayman genannten idealen und essentiellen Elemente des Shared Decision Makings (Makoul & Clayman 2006). Die Intervention basiert auf der ersten Version des Three Talk Models (Elwyn et al., 2012) mit drei Gesprächen, wurde aber auch durch Ottawa Decision Support Framework (Stacey et al., 2020) inspiriert.
3. Materialien	Eine Entscheidungshilfe für Patient*innen, genannt »Dialyseauswahl«, wurde aufgrund der von Coulter et al. vorgeschlagenen Methode entwickelt (Coulter et al., 2013) und versuchte, die Kriterien der International Patient Decision Aids Standards (IPDAS-Kriterien) zu erfüllen. Die Entscheidungshilfe

Tab. 11.1: Beschreibung von »Shared Decision Making und Dialyseauswahl« (Hoffmann et al., 2014) – Fortsetzung

Item	Beschreibung
	besteht aus diversen Instrumenten: Ein Überblick der Symptome, eine Entscheidungs-Map, ein Überblick der Optionen und dem Ottawa Personal Decision Guide in der dänischen Version. Zusätzlich zur Entscheidungshilfe sind auch andere Materialien verfügbar: Vier Videos mit vier unterschiedlichen Patient*innen, ein Heft mit Fotos und Skizzen, ein Katheter für eine Peritonealdialyse und eine Nadel für Hämodialyse. Alle diese Materialien sollen den Patient*innen gezeigt und mit ihnen besprochen werden.
4. Prozeduren	Drei Gespräche, die zwischen Patient*innen, deren Angehörigen und den Dialysekoordinator*innen vereinbart werden müssen. Erstes Gespräch – ein Gespräch über die Auswahl – um ein Verständnis dafür zu schaffen, warum eine Entscheidung über die Dialyseform getroffen werden muss und welche Optionen zur Auswahl stehen. Zweites Gespräch – ein Gespräch über die Optionen – Einblicke in die Optionen, die die Patient*innen für die Dialyse haben, sowie Besprechung der Vor- und Nachteile der einzelnen Dialyseverfahren. Drittes Gespräch – ein Entscheidungsgespräch – zur Unterstützung der Patient*innen bei der Entscheidungsfindung auf der Grundlage der informierten Präferenzen der Patient*innen.
5. Wer intervenierte	Sechs Dialysekoordinator*innen: Erfahrene nephrologische Pflegefachpersonen, die im Hinblick auf das *Warum, Was* und *Wie* in Bezug auf SDM-Decision Coaching geschult wurden. Die erste Schulung dauert zwei Arbeitstage und wird alle sechs Monate mit einer ein- oder zweitägigen Schulung fortgesetzt.
6. Wie	Die Intervention wird persönlich durch die Dialysekoordinator*innen mit den Patient*innen durchgeführt. Die Patient*innen werden ermutigt, ihre Angehörigen zu diesen Sitzungen mitzubringen. Bei den Sitzungen werden die Grundsätze des Shared Decision Making angewandt: 1. Das ideale und essentielle Element von Shared Decison Making, 2. das Three-Talk-Model und 3. das Ottawa Decision Support Framework. Drei Kommunikationsfähigkeiten werden angewandt: 1. Spiegeln (Mirroring), 2. Aktives Zuhören und 3. Werte-Klärung.
7. Wo	Die Intervention wird ambulant im Krankenhaus in einem ruhigen Raum mit einem Computeranschluss durchgeführt. Die Patient*innen, ihre Angehörigen und die Dialysekoordinator*innen sitzen auf Stühlen um einen Tisch. In einem der Krankenhäuser hat der Dialysekoordinator angeboten, eine der Sitzungen bei den Patient*innen zuhause durchzuführen.
8. Wann & wie viel	Den Patient*innen wird die Intervention angeboten, wenn ihre geschätzte glomueruläre Fitrationsrate (eGFR) unter 20 ml/Min. liegt. Für jedes Gespräch wird eine Stunde geplant; falls Dolmetschende benötigt werden, werden 1,5 Stunden eingeplant.
9. Anpassung	Die Intervention wird entsprechend dem Entscheidungsbedarf auf die Patient*innen zugeschnitten. Die Anzahl der Gespräche ist je nach

Tab. 11.1: Beschreibung von »Shared Decision Making und Dialyseauswahl« (Hoffmann et al., 2014) – Fortsetzung

Item	Beschreibung
	den Patient*innen unterschiedlich und liegt zwischen einem und vier Gesprächen. Die Gespräche werden kombiniert, indem die Ziele verschiedener Gespräche in einer Sitzung behandelt werden. Materialien werden bedarfsgerecht eingesetzt.
10. Modifikationen	Von Oktober 2016 bis Februar 2018 existierten nur zwei Videos. Die letzten zwei Videos wurden im Februar 2018 fertiggestellt. Der Ordner mit den Bildern und Skizzen ist seit Januar 2017 gebrauchsfertig.

Die Intervention wurde in das A bis Z-Inventar des Ottawa Hospital Research Instituts aufgenommen (https://decisionaid.ohri.ca/AZsumm.php?ID=1961, Zugriff am 18.12.2024). Sie wurde gemäß International Patient Decision Aids Standards (IPDAS) evaluiert und erhielt eine Punktzahl von 28 von 29. Es fehlte ein Hinweis auf die Evidenz in der Entscheidungshilfe für Patient*innen.

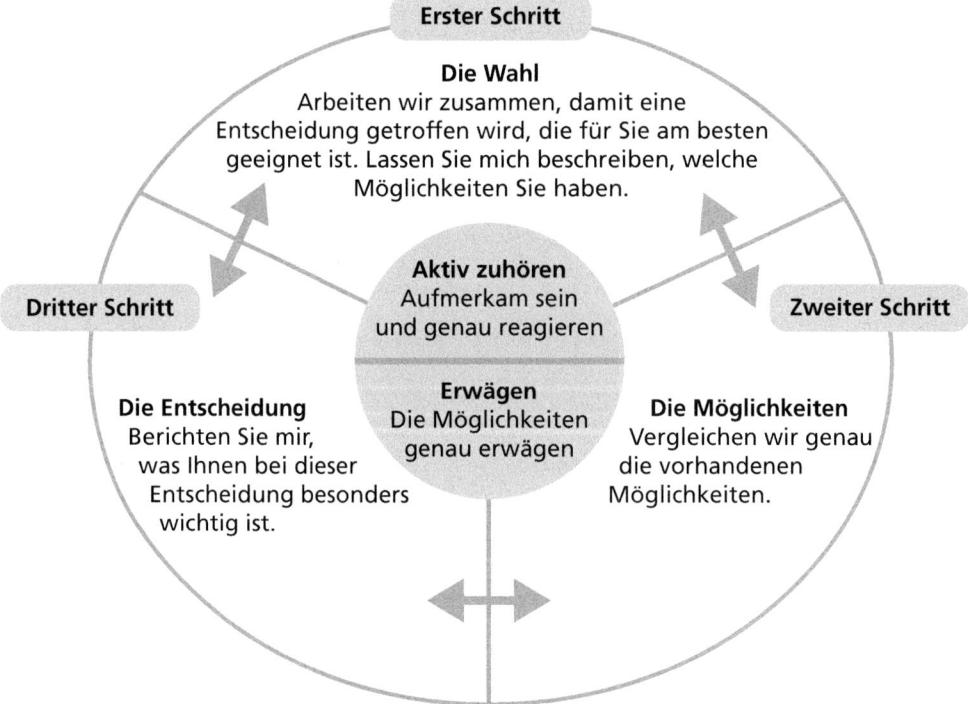

Abb. 11.2: Die Intervention »Shared Decision Making und Dialyseauswahl« (Finderup, 2020, S. 3)

Die Intervention heißt zwar »*Shared Decision Making* und Dialyseauswahl«, schließt aber Decision Coaching mit ein. In dieser Intervention sind Decision Coaching und Shared Decision Making miteinander verflochten. Der Grund dafür, dass es sich bei der Intervention nicht nur um ein Decision Coaching, sondern auch um Shared Decision Making handelt, liegt darin, dass die Entscheidung zwischen den Patient*innen, den Angehörigen und den Dialysekoordinator*innen getroffen wird. Die Dialysekoordinator*innen protokollieren die Entscheidung in der Patientenakte und es ist diese Entscheidung, die durchgeführt wird. In Deutschland muss die Entscheidung von ärztlicher Seite autorisiert werden, falls es sich bei den Koordinator*innen um Pflegefachpersonen handelt.

11.4.1 Der erste Schritt – Gespräch über die Wahlmöglichkeiten

Der erste Schritt in der Intervention ist das Gespräch über die Wahlmöglichkeiten, um ein Verständnis dafür zu schaffen, zwischen welchen Optionen gewählt werden kann. In diesem Schritt wird ein Überblick über die Symptome des Nierenversagens gegeben. Manche Patient*innen mit Nierenversagen glauben nicht, dass sie schon eine Entscheidung darüber treffen müssen, weil sie sich selbst noch nicht so krank sehen. Bei diesem ersten Schritt wird auch eine Entscheidungs-Map eingesetzt (▶ Abb. 11.3). Ein Leben mit Nierenversagen ist mit vielen Entscheidungen verbunden. Die Entscheidungs-Map zeigt einige der Entscheidungen, die Patient*innen mit Nierenversagen treffen müssen. Die Abbildung wird mit einer gestrichelten Linie geteilt. Entscheidungen, die oberhalb der gestrichelten Linie liegen – in grauer Farbe – sind Entscheidungen, die vor der Entscheidung über die Dialyseauswahl liegen. Die Entscheidung über die Dialyseauswahl wird unterhalb der gestrichelten Linie angezeigt.

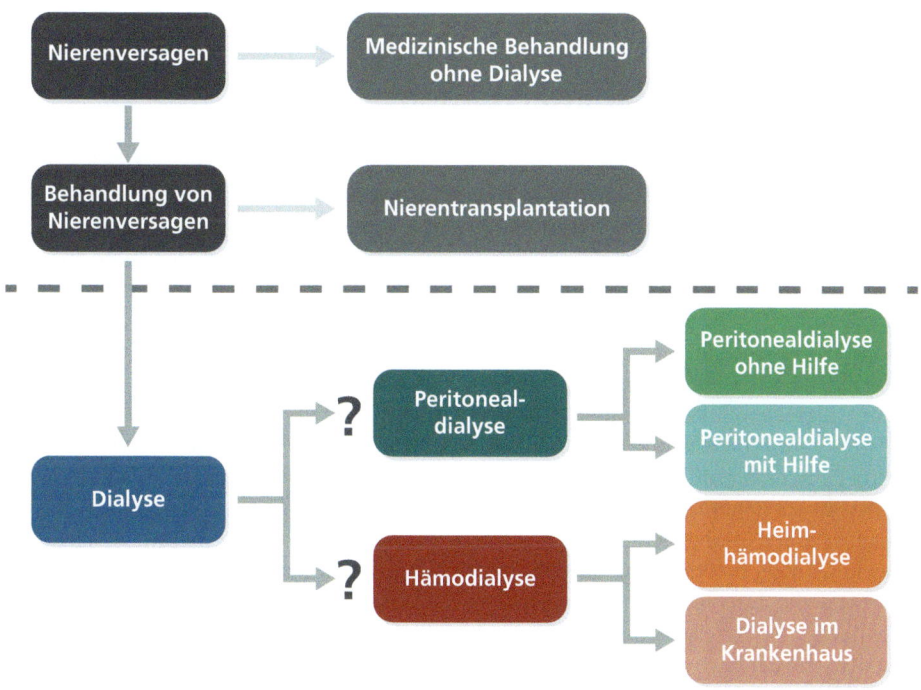

Abb. 11.3: Entscheidungs-Map (Finderup, 2020, S. 6)

11.4.2 Der zweite Schritt – Gespräch über die Optionen

Der zweite Schritt ist das Gespräch über die Optionen und bietet einen Einblick in die Optionen sowie eine Diskussion der Vor- und Nachteile jeder Option. In diesem zweiten Schritt wird eine Übersicht der Optionen gezeigt. Die Übersicht über die Optionen orientiert sich an drei anderen Interventionen zu Shared Decision-Making (Prichard & Thomas, 2012; Fortnum et al., 2015; Winterbottom et al., 2016). Die Übersicht der Optionen besteht aus 13 Fragen, die für Patient*innen wichtig sind, die eine Entscheidung bzgl. Dialyseauswahl treffen müssen. Die gegebenen Antworten sind unterschiedlich, je nachdem welche Dialysemodalität gewählt wird. Wenn möglich, stützen sich die Antworten auf wissenschaftliche Evidenz. Vier Videos mit Patient*innen, die andere Dialysemodalitäten gewählt haben, sind ebenfalls in diesem zweiten Schritt enthalten. Die Patient*innen erzählen, warum sie sich für diese Modalität entschieden haben und wie sie die Vor- und Nachteile erleben.

11.4.3 Der dritte Schritt – Entscheidungsgespräch

Der dritte Schritt ist das Entscheidungsgespräch, das Patient*innen dabei unterstützt, herauszufinden, was für sie am wichtigsten ist. Vor der Sitzung werden Patient*innen gebeten, zusammen mit den Angehörigen ein Instrument zur Klärung von Werten auszufüllen, das bei der nächsten Sitzung besprochen werden soll. Das Instrument ist die Übersetzung der Ottawa Personal Decision Guide (Stacey et al., 2012). Dieses Instrument unterstützt die Gesundheitsfachpersonen dabei, eine wertklärende Antwort zu geben.

11.5 Evaluierung der Intervention

Ein Pilotversuch der Intervention wurde in einem Krankenhaus in Dänemark mit 137 Patient*innen durchgeführt. Nach der Intervention entschieden sich 80 % der 137 Patient*innen für eine häusliche Behandlung, und 91 % dieser Patientengruppe erhielten die gewählte Dialyseform. Insgesamt 73 % haben mit der Heimdialyse begonnen. Es gibt zwei Arten von Patient*innen, die mit der Dialyse beginnen: diejenigen, die vor Beginn der Dialyse in der nephrologischen Abteilung untersucht wurden, und diejenigen, die nicht untersucht wurden. Beide Patient*innengruppen können die Intervention in Anspruch nehmen, aber die letztere Gruppe erhält sie erst nach Beginn der Dialyse. Die Intervention hatte jedoch einen signifikanten Einfluss auf die Gesamtzahl der Patient*innen, die eine Dialyse zu Hause beginnen. Vor der Intervention begannen 32 % aller Patient*innen mit der Heimdialyse; nach der Intervention begannen 56 % mit der Heimdialyse. Durch die Intervention stieg die Zahl der Patient*innen, die eine Heimdialyse einleiteten, um 24 %, wobei der p-Wert bei 0,05 lag (Finderup, Jensen & Lomborg, 2018).

Eine Evaluierung der Intervention wurde in vier Dänischen Krankenhäusern mit 349 Patient*innen durchgeführt. Zwei Drittel der Patient*innen waren männlich, das Durchschnittsalter war 67 Jahre und die mittlere eGFR war 13 ml/Min. Das sind Eigenschaften, die denen der Gesamtpopulation in Dänemark sehr ähnlich sind. Die Intervention sollte nach Bedarf angepasst werden. Die Mehrzahl der Patient*innen hatte zwei Gespräche mit der Dialysekoordinatorin oder dem Dialysekoordinator. 72 % hatten sich für eine Behandlung zuhause entschieden, 25 % für eine Behandlung im Krankenhaus und 2 % waren nach der Intervention unentschieden. Die Intervention wurde qualitativ (Finderup, Jensen & Lomborg, 2019) und quantitativ (Finderup et al., 2020) evaluiert.

11.5.1 Qualitative Evaluierung

Die Patient*innen hatten das Gefühl, die Entscheidung selbst getroffen zu haben. Eine Frau, die sich für Hämodialyse im Krankenhaus entschieden hat, sagte:

> »Ich habe dies selbst entschieden und ich glaube, dass es gut ist, und ich finde es gut, dass nicht nur das Krankenhaus sagt, was ich zu tun habe. Ich hoffe, da ich es selbst entschieden habe, dass ich das Beste daraus machen muss, wenn es gar nicht anders geht. Ich glaube schon, dass es wichtig ist, selbst die Entscheidung zu treffen. Ich bin alt genug um das zu tun. Ich war früher nicht gut darin, nein zu sagen, aber... Es ist mein Leben und meine Entscheidung, und so sollte es auch sein.« (Finderup et al., 2019, S. 4)

Zwei weitere wichtige Ergebnisse waren, dass alle Patient*innen die Gespräche mit den Dialysekoordinator*innen als einen Beitrag zum Entscheidungsprozess erlebten und auch die Entscheidungshilfe nutzten. Ein Patient, der sich für Peritonealdialyse entschieden hatte, sagte zu den Gesprächen:

> »Wenn ich die Entscheidung ohne die Gespräche hätte treffen müssen, wäre es schwierig gewesen. Ich hätte nicht erkennen können, welche Entscheidung die richtige für mich ist.« (Finderup et al., 2019, S. 4)

Und ein anderer Patient, der ebenfalls Peritonealdialyse gewählt hatte, sagte Folgendes über die Entscheidungshilfe:

> »Aber wenn man mit leeren Augen dasitzt und nichts weiß, kann die Entscheidungshilfe sehr hilfreich sein. Auch, dass man mehr Informationen über die Entscheidung bekommt.« (Finderup et al., 2019, S. 4)

Nun zu den letzten wichtigen Ergebnissen. Der Entscheidungsprozess wurde von den Patient*innen als ein iterativer Prozess erlebt. Ein männlicher Patient, der sich für die Heim-Hämodialyse entschieden hat, beschrieb den iterativen Entscheidungsprozess folgendermaßen:

> »Das Schwierige daran ist, dass wir über etwas sprechen, das wir uns vorstellen. Es ist wie eine Reise, auf die wir gehen. Dann hat man gewisse Erwartungen, aber man weiß nicht, wo sie wirklich endet, wir wissen nicht, ob es unterwegs irgendwelche Fragen geben wird, und es wird automatisch Fragen geben.« (Finderup et al., 2019, S. 5)

11.5.2 Quantitative Evaluierung

Der Fragebogen SDM Q9 (Hulbæk et al., 2018) wurde verwendet, um die Erfahrungen der Patient*innen mit der gemeinsamen Entscheidungsfindung zu ermitteln. Insgesamt lag der Mittelwert bei 86 von 100 Punkten, was zeigt, dass die Teilnehmenden stark zustimmten, dass es sich um eine gemeinsame Entscheidungsfindung handelte. Es wurde kein statistisch signifikanter Unterschied zwischen den Teilnehmenden, die sich für eine häusliche oder krankenhausbasierte Behandlung entschieden, festgestellt. Ein Item erhielt jedoch eine niedrigere Punktzahl als die anderen: »Die Dialyse koordinierende Person und ich haben gemeinsam eine Behandlungsoption für die Dialyse ausgewählt«. In den qualitativen Interviews bezeichneten die Teilnehmenden mit einer hohen oder niedrigen Punktzahl bei diesem Item, dass die Entscheidung ihre eigene war (Finderup et al., 2020).

Der Fragebogen DQM (Prichard & Thomas, 2013) wurde angewendet, um das Wissen und die Akzeptanz der Patient*innen festzustellen. Die Teilnehmenden erzielten einen Wissensscore von 82 % und einen Grad der Bereitschaft von 86 %. Diejenigen, die sich für eine Behandlung zu Hause entschieden, hatten einen höheren Wissensscore als diejenigen, die sich für eine Behandlung im Krankenhaus entschieden. Bei der Bereitschaft wurde kein signifikanter Unterschied zwischen den Gruppen festgestellt. Die qualitativen Interviews zeigten, dass einige der Patient*innen Schwierigkeiten hatten, sich an die im Wissenstest ermittelten Informationen zu erinnern. Es wurde ein Konkordanzscore zwischen dem Wissen, der Entscheidung und der Präferenz der Patient*innen berechnet, um die Qualität der Entscheidung zu bewerten. Der Konkordanzscore zwischen der gewählten Option und der »Behandlung zu Hause« zeigte, dass 89 % der Patient*innen eine konkordante Entscheidung getroffen hatten. Es gab keinen statistisch signifikanten Unterschied in den Konkordanzscores für Patient*innen, die sich für eine Behandlung zu Hause oder im Krankenhaus entschieden. Bei einem Wissensscore von über 66 % und in Kombination mit dem Konkordanzscore hatten 83 % der Patient*innen eine Entscheidung von hoher Qualität getroffen (Finderup et al., 2020).

11.5.3 Follow-up Evaluierung

Drei Monate nach Beginn der Dialyse wurden die Patient*innen befragt. Es wurde ein Zusammenhang zwischen der Beteiligung der Patient*innen am Entscheidungsprozess, ihrer Behandlung und ihrem Gesundheitszustand festgestellt. Patient*innen, die sich für eine Behandlung zu Hause entschieden, wurden im Laufe der Zeit stärker in ihre Behandlung und Gesundheit einbezogen als Patient*innen, die sich für eine Behandlung im Krankenhaus entschieden. Ein männlicher Patient an der Peritonealdialyse sagte:

> »Ja, es ist wichtig, weil es wie eine 3-stufige Rakete ist. Und ich stelle mir vor, der beste Weg, an Bord dieser Rakete zu kommen, ist, von Anfang an einzusteigen… Ich bin also vorbereitet und informiert worden, aber ich habe die Entscheidung selbst getroffen.« (Finderup et al., 2021, S. 1882)

Aber die Patient*innen brauchen Unterstützung von ihren Angehörigen und daher war die Beteiligung der Angehörigen auch wichtig. Obwohl die Patient*innen an ihrer Behandlung und ihrer Gesundheit beteiligt waren, brauchten sie dennoch Unterstützung durch Gesundheitsfachpersonen. Ein männlicher Patient an der Peritonealdialyse sagte:

> »Sie bekommen 10 von 10 Punkten. In dem Moment, wo etwas passiert, wenn es Probleme gibt, dann sind sie sofort da. Es ist nicht, als ob ich 50 % habe und sie 50 %. Wir sind beide 100 % und das ist notwendig. Ich muss sagen, sie sind sofort da. Und ich wäre mit weniger nicht einverstanden. Wenn ich wüsste, dass es Probleme gibt, müsste ich anrufen und es könnte einige Stunden dauern, bevor ich eine Antwort bekäme, und ich befände mich in einer Art Schwebezustand. Das ist überhaupt nicht der Fall.« (Finderup et al., 2021, S. 1882)

11.6 Implementierung der Intervention

In 2015 wurde die Intervention in Aarhus entwickelt und pilotiert. Von 2016 bis 2018 wurde die Intervention in Hillerød, Sønderborg, Holstebro und Aarhus evaluiert. Alle vier Standorte setzen die Intervention noch immer ein. Von 2018 bis 2023 wurde die Intervention in Herlev, Rigshospitalet, Roskilde und Nykøbing Falster eingeführt und wurde auch außerhalb von Dänemark eingesetzt. Wie in ▶ Tab. 11.1 gezeigt, wurde eine detaillierte Beschreibung der aktiven Komponenten erstellt. Diese Beschreibung wird benutzt, wenn ein neues Krankenhaus die Intervention einführen möchte, damit sie die Intervention entsprechend ihrer Organisation anpassen können. Ein Krankenhaus möchte nur eine Dialyse koordinierende Person haben, andere möchten gerne drei haben. Manche Krankhäuser möchten eine Pflegefachperson als Dialysekoordinator*in haben, andere wollen eine Ärztin oder einen Arzt.

11.6.1 Verbreitung in einem neuen Krankenhaus

Die Verbreitung erfolgte auf verschiedenen Ebenen und auf unterschiedliche Weise. Meistens wurde das Managementteam mit wichtigen Mitarbeitenden zusammengebracht, und ihnen wurde eine Präsentation gezeigt. Auf die Präsentation folgte eine ausführliche Diskussion, und dann traf das Managementteam eine Entscheidung. Das Managementteam hatte immer die Möglichkeit, ein Feedback zu der Intervention zu geben, was bisher nur zu Verbesserungen der Intervention geführt hat. Die Verbesserungen wurden dann in den anderen Krankenhäusern implementiert. Dann wurden einige Mitarbeitende geschult, die die Intervention durchführen sollten, aber auch der Rest des Personals hat Kenntnisse über die Intervention erlangt und die Möglichkeit erhalten, Feedback zur Intervention zu geben. Auch Patient*innen wurde die Möglichkeit gegeben, Feedback zu den Maßnahmen zu geben.

Die Präsentationen und Schulungen begannen immer mit der Frage nach dem *Warum*, dann dem *Was* und dann dem *Wie*. Diese Struktur spiegelt das 3-Phasen Modell (Model of Change) zur Darstellung sozialer Veränderungen von Kurt Lewin wider (Lewin, 1947). Der erste Schritt besteht darin, alte Strukturen aufzubrechen und den Mitarbeitenden klarzumachen, warum sie ihre Praktiken ändern sollten. Der nächste Schritt ist das Verändern, die Mitarbeitenden müssen genau wissen, was die Intervention ist, und dann die Verstetigung, um die Intervention durchführen zu können. Präsentationen und Schulungen sind zweigleisig angelegt. Die eine Schiene befasst sich mit der gemeinsamen Entscheidungsfindung im Allgemeinen und in der anderen geht es speziell um Shared Decision Making und die Dialyseauswahl.

Innerhalb der Schulung werden den Mitarbeitenden, die die Intervention durchführen werden, zwei verschiedene Möglichkeiten zur Bewertung ihrer Arbeit angeboten. Einmal können sie sich selbst bei der Durchführung der Intervention auf Video aufnehmen und dann ihre Leistungen durch den DSAT-10 bewerten lassen (Stacey et al., 2008). Dieses Bewertungsinstrument wurde gewählt, weil Butow und seine Gruppe gezeigt haben, dass es im Vergleich zu anderen Bewertungsinstrumenten den Kliniker*innn ein detaillierteres Feedback bietet (Butow et al., 2010). Die Mitarbeitenden wurden auch ermutigt, ihre eigene Leistung mithilfe des Bewertungsinstruments zu beobachten. Es wurde ihnen auch angeboten, den SHARED-Fragebogen zu verwenden (Bekker et al., 2012). Dieser misst den gesamten Prozess des Shared Decision Making, besteht aus nur 10 Fragen und wurde zur Messung der Patient*innenbeteiligung in der klinischen Routinepraxis verwendet.

11.6.2 Monitoring der Implementierung

Eine einfache Excel-Tabelle wurde entwickelt, um den Dialysekoordinator*innen und dem Managementteam einen leichten Überblick darüber zu verschaffen, bei wie vielen Patient*innen die Intervention durchgeführt wurde, wie viele Sitzungen für jede Patient*in stattfanden, welche Option die Patient*in gewählt hat usw.

Die Daten des nationalen Patient Reported Experience Measurement (dänische PREM-

Daten, 2020) zur Patient*innenbeteiligung können ebenfalls zur Messung der Implementierung verwendet werden. ▶ Abb. 11.4 zeigt die Bewertung der Patient*innenbeteiligung für die vier Krankenhäuser, die an der Bewertung der Intervention teilgenommen haben.

Die Daten stammen von der gesamten Ambulanz und umfassen mehr Patient*innen als die, die an der Intervention teilgenommen haben. Alle vier Krankenhäuser konnten ihren Gesamtanteil an der Patient*innenbeteiligung erhöhen.

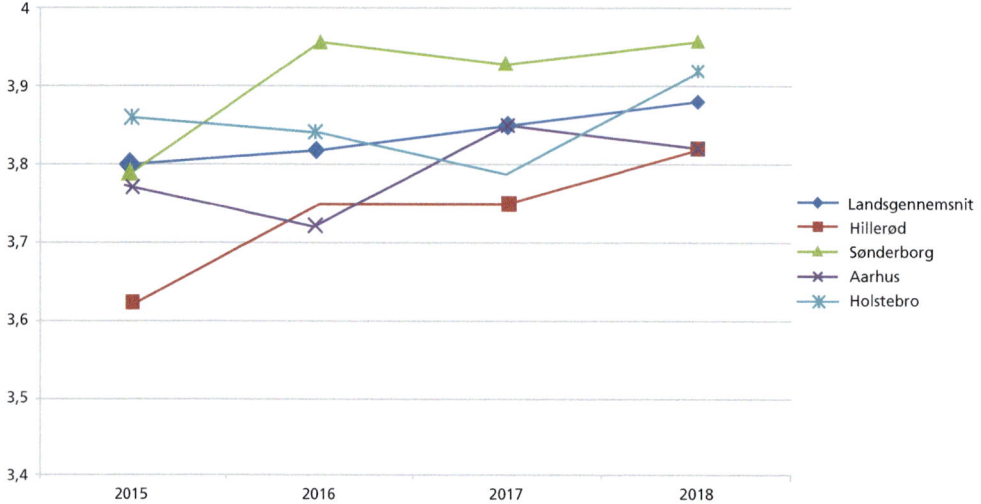

Abb. 11.4: The Patient Reported Experience Measurement – Patient*innenbeteiligung (dänische PREM Data, 2020)

Das dänische Nephrologie-Register liefert Daten über die Prävalenz von Patient*innen, die an den vier Standorten in häuslicher Behandlung sind (Dänisches Nephrologie-Register, 2020). In Dänemark ist die Zahl der Patient*innen, die zu Hause behandelt werden, zwischen 2015 und 2019 von 26,2 % auf 27,4 % leicht gestiegen. Das Krankenhaus in Hillerød hatte eine Steigerung von 23,5 % auf 26,4 %, in Sønderborg von 23,5 % auf 26,3 %, in Holstebro von 17,2 % auf 25,0 % und in Aarhus von 28,0 % auf 31,3 %. In allen Krankenhäusern ist die Zahl der Patient*innen, die sich in häuslicher Behandlung befinden, gestiegen, verglichen mit dem dänischen Durchschnitt.

11.7 Beteiligung der Patient*innen und Kliniker*innen in der Forschung

Patient*innen und Kliniker*innen waren an der Entwicklung dieser Intervention beteiligt, aber auch an allen Phasen des Forschungsprozesses (Finderup et al., 2021). Ein Patient beschrieb seinen Beitrag dazu folgendermaßen:

»Ich denke, dass es [die Intervention] ein großartiges Produkt ist. Es sollte tatsächlich in allen Ambulanzkliniken zur Verfügung stehen, damit alle Patienten die Gelegenheit haben, nicht nur in einigen Kliniken, alle sollen diese Entscheidung treffen dürfen [über Art der Dialyse].« (Finderup et al., 2021, S. 80)

Die Patient*innen, die am Forschungsprozess beteiligt waren, haben die Verbreitung in anderen Krankenhäusern in Dänemark unterstützt und sind so zu Botschafter*innen der Maßnahme geworden. Eine Studie, die die Langzeitnutzung von Entscheidungshilfen für Patient*innen untersuchte (Stacey et al., 2019), zeigte, dass nur 44 % der Entscheidungshilfen für Patient*innen genutzt wurden und dass eine der größten Barrieren die Ablehnung der Entscheidungshilfe durch die Kliniker*innen war. Dies ist ein Grund, warum es auch wichtig ist, Kliniker*innen in die Entwicklung dieser Art von Maßnahmen einzubeziehen.

11.8 Zusammenfassung

Die Intervention »Shared Decision Making und Dialyseauswahl« wurde in einem Krankenhaus entwickelt, in vier Krankenhäusern bewertet und in acht von 14 Krankenhäusern in Dänemark eingeführt. Die Intervention besteht aus einer Entscheidungshilfe für die Patient*innen und Sitzungen mit einer im Decision Coaching geschulten Pflegefachperson oder einer Ärztin oder einem Arzt. Die Evaluierung hat gezeigt, dass diese Intervention Patient*innen bei ihrer Entscheidungsfindung bzgl. Dialyseauswahl einbezogen hat und dass die Intervention wahrscheinlich der Grund dafür ist, dass mehr Patient*innen eine häusliche Behandlung anstatt einer Behandlung im Krankenhaus wählen. Die meisten Patient*innen treffen eine informierte Entscheidung auf der Grundlage ihrer Präferenzen. Die Sitzungen mit den Dialysekoordinator*innen und die Entscheidungshilfe für Patient*innen sind die beiden aktiven Mechanismen, die am meisten zu dem Prozess der Entscheidungsfindung beitragen. Dies ist Teil der Versorgung von Patient*innen mit nephrologischen Erkrankungen in Dänemark.

11.9 Literatur

Bekker, H., Légaré, F., Nye, A., Walker, W. (2023). *SHARED - a patient experience of shared decision making questionnaire 2012*. Zugriff am 18.12.2024 unter https://eprints.whiterose.ac.uk/182477/.
Butow, P., Juraskova, I., Chang, S. et al. (2010). *Shared decision making coding systems: How do they compare in the oncology context?* Patient Education and Counselling; 78:261-268.
Coulter, A., Stilwell, D., Kryworuchko, J. et al. (2013). *A systematic development process for patient decision aids.* BMC Med Informatics Decis Mak. 13(2):1–7.
Danish Nephrology Registry. Annual Report 2018. (2019). Zugriff am 18.12.2024 unter https://nephrology.dk/wp-content/uploads/2021/11/DNSL-Indikatorrapport-2019.pdf
Elwyn, G., Durand, M. A., Song, J. et al. (2017). *A three-talk model for shared decision making: Multistage consultation process.* BMJ (Online), 359. https://doi.org/10.1136/bmj.j4891

Elwyn, G., Frosch, D., Thomson, R. et al. (2012). *Shared decision making: A model for clinical practice.* J Gen Intern Med, 27(10):1361–1367.

Erlang, A. S., Nielsen, I. H., Hansen, H. O. & Finderup, J. (2015). *Patients Experiences of Involvement in Choice of Dialysis Mode.* J Ren Care, 41(4):260–267.

Finderup, J. (2020). *Dialysis choice.* Aarhus University. Zugriff am 14.02.2025 unter https://decisionaid.ohri.ca/AZsumm.php?ID=1961

Finderup, J., Crowley, A., Søndergaard, H., Lomborg, K. (2021). *Involvement of patients with chronic kidney disease in research: A case study.* J Ren Care. 47(2):73–86.

Finderup, J., Jensen, J. D., Lomborg, K. (2018). *Developing and pilot testing a shared decision-making intervention for dialysis choice.* J Ren Care. 152–161.

Finderup, J., Jensen, J. D., Lomborg, K. (2019). *Evaluation of a shared decision-making intervention for dialysis choice at four Danish hospitals: a qualitative study of patient perspective.* BMJ Open. 9(10):e029090.

Finderup, J., Jensen, J. D., Lomborg, K. (2021). *Shared decision-making in dialysis choice has potential to improve self-management in people with kidney disease: A qualitative follow-up study.* J Adv Nurs. 77(4):1878–1887.

Finderup, J., Lomborg, K., Jensen, J. D., Stacey, D. (2020). *Choice of dialysis modality: patients' experiences and quality of decision after shared decision-making.* BMC Nephrol. 21(1):330.

Fortnum, D., Smolonogov, T., Walker, R. et al. (2015). *›My kidneys, my choice, decision aid‹: supporting shared decision making.* J Ren Care. 41(2):81–87.

Hoffmann, T. C., Glasziou, P. P., Boutron, I. et al. (2014). *Better reporting of interventions: template for intervention description and replication (TIDieR) checklist and guide.* BMJ. 7;348:g1687.

Hulbæk, M., Jørgensen, M. J., Mainz, H. et al. (2018). *Danish Translation, Cultural Adaptation and Validation of the Shared Decision Making Questionnaire - Patient Version (SDM-Q-9-Pat).* European Journal for Person Centered Healthcare. 6(3):438–446.

Korevaar, J. C., Feith, G. W., Dekker, F. W. et al. (2003). *Effect of starting with hemodialysis compared with peritoneal dialysis in patients new on dialysis treatment: A randomized controlled trial.* Kidney Int. 64(6):2222–2228.

Lee, A., Gudex, C., Povlsen, J. V. et al. (2008). *Patients' views regarding choice of dialysis modality.* Nephrol Dial Transplant. 23(12):3953–3959.

Lewin, K. (1947). *Frontiers in Group Dynamics: Concept, Method and Reality in Social Science; Social Equilibria and Social Change.* Human Relations. 1: 5–41.

Machowska, A., Alscher, M. D., Reddy Vanga, S. et al. (2016). *Factors influencing access to education, decision making, and receipt of preferred dialysis modality in unplanned dialysis start patients.* Patient Prefer Adherence. 10:2229–2237.

Makoul, G. & Clayman, M. L. (2006). *An integrative model of shared decision making in medical encounters.* Patient Educ Couns. 60(3):301–312.

O'Connor, A. M., Jacobsen, M. J. & Stacey, D. (2002). *An Evidence-Based Approach to Managing Women's Decisional Conflict.* JOGNN. 31(5):570–581.

Prichard, A. & Thomas, N. (2012). *The option grid: a shared decision-making tool for renal patients.* Journal of renal nursing. 5(1):6–11.

Robinski, M., Mau, W., Wienke, A., Girndt, M. (2016). *Shared decision-making in chronic kidney disease: A retrospection of recently initiated dialysis patients in Germany.* Patient Educ Couns. 99(4):562–570.

Skivington, K., Matthews, L., Simpson, S. A. et al. (2021). *A new framework for developing and evaluating complex interventions: update of Medical Research Council guidance.* BMJ. 374:n2061.

Stacey, D., Légaré, F., Boland, L. et al. (2020). *20th Anniversary Ottawa Decision Support Framework: Part 3 Overview of Systematic Reviews and Updated Framework.* Med Decis Making. 40(3):379–398.

Stacey, D., Taljaard, M., Drake, E. R., O'Connor, A. M. (2008). *Audit and feedback using the brief Decision Support Analysis Tool (DSAT-10) to evaluate nurse-standardized patient encounters.* Patient Education and Counselling. 75:519–525.

Sundhedsstyrelsen. (2006). *Dialyse ved kronisk nyresvigt - kan antallet af patienter i udgående dialyse øges?: En Medicinsk Teknologi Vurdering.* Zugriff am 19.12.2024 unter https://www.sst.dk/da/udgivelser/2006/Dialyse-ved-kronisk-nyresvigt---kan-antallet-af-patienter-i-udgaaende-dialyse-oeges---En-Medicinsk-T.

Winterbottom, A. E., Gavaruzzi, T., Mooney, A. et al. (2016). *Patient Acceptability of the Yorkshire Dialysis Decision Aid (YoDDA) Booklet: A Prospective Non-Randomized Comparison Study Across 6 Predialysis Services.* Perit Dial Int. 36(4):374–381.

12 Decision Coaching in der Neurologie

Anne Christin Rahn, Christoph Heesen und Sascha Köpke

12.1 Einleitung Gesundheitsentscheidungen in der Neurologie

Mit mehr als einer Million Behandlungsfällen pro Jahr allein in Krankenhäusern spielt die Neurologie eine wichtige Rolle in der Versorgung von Patient*innen in Deutschland (Gesundheitsberichterstattung des Bundes, 2022). Komplexe chronische neurologische Erkrankungen wie Migräne, Schlaganfall, Morbus Parkinson und Multiple Sklerose gehören zu den häufigsten, und sowohl in der Behandlung wie auch in den resultierenden Folgekosten teuersten, Erkrankungen mit teilweise dramatischen Einschränkungen der Lebensqualität über viele Jahre. Hier können informierte und gemeinsame Behandlungsentscheidungen möglicherweise bereits die Weichen für eine adäquate Langzeitbehandlung in der Neurologie stellen (Trenama et al., 2016, Ben-Zacharia et al., 2018).

Im Verlauf einer neurologischen Erkrankung gibt es vielfältige Entscheidungssituationen zum Management der Erkrankung, wie beispielsweise Entscheidungen zu diagnostischen Tests, Therapieentscheidungen (Beginn, Umstellung oder Beenden von Therapien), ggf. Entscheidungen zur Schwangerschaft, zum Lebensort und Entscheidungen zum Lebensende. Vermehrte Forschungsaktivitäten der letzten Jahre in der Neurologie zum Thema Shared Decision Making sind sicherlich auch auf die Komplexität neurologischer Erkrankungen mit sogenannten präferenz-sensitiven Entscheidungen zurückzuführen. Bei präferenz-sensitiven Entscheidungen liegen in der Regel mehrere Behandlungsoptionen vor, die hinsichtlich der Effektivität nahe beieinanderliegen und wo somit die Bewertung der Vor- und Nachteile der Optionen durch die Betroffenen entscheidend ist. Die Entscheidungen haben oftmals langfristige Auswirkungen für das Leben der Betroffenen mit einer neurologischen Erkrankung oder können in einschneidenden akuten Situationen besonders schwerwiegend für die Betroffenen und deren Angehörigen sein (zum Beispiel schwerer Schlaganfall) (Heesen & Solari, 2023, Schiffmann et al., 2023). Betroffene wünschen sich zum Großteil eine Beteiligung an medizinischen Entscheidungen im Sinne des Shared Decision Making. So bevorzugen beispielsweise Betroffene mit einem Schlaganfall (Riechel et al., 2016), Betroffene mit Morbus Parkinson (Nijhuis et al., 2019) und Migräne (Mathew et al., 2014) eine gemeinsame Entscheidungsfindung.

Betroffene mit Multipler Sklerose bevorzugen ebenfalls eine gemeinsame Entscheidungsfindung. Ein größerer Anteil dieser eher jüngeren Personengruppe (Multiple Sklerose wird in der Regel mit Anfang 30 diagnostiziert) favorisiert jedoch sogar eine eigenständigere Entscheidungsfindung (Giordano et al., 2018), bei der die betroffene Person die Entscheidung weitgehend alleine unter Einbezug der Perspektive der Ärztin oder des Arztes trifft. Dieses verdeutlicht den Einfluss von Alter und weiteren Faktoren auf die Autonomiepräferenzen in Bezug auf Entscheidungen (Braun & Marstedt, 2014). Allerdings kann der Wunsch nach Beteiligung sowohl unterschätzt als auch überschätzt werden, wie Untersuchungen zu den Indikationen Migräne, Multiple Sklerose und Morbus Parkinson gezeigt haben (Hamann et al., 2007; Mathew et al., 2014; Nijhuis et al., 2019), weshalb der Wunsch nach dem Einbezug in die Entscheidungsfindung im Rahmen von Shared Decision Making-Gesprächen individuell thematisiert werden muss.

Shared Decision Making wird als Voraussetzung einer personen- bzw. patient*innenzentrierten Versorgung in verschiedenen Indikationen der Neurologie propagiert (van der Eijk et al., 2013; Rieckmann et al., 2018; Ubbink et al., 2022). In Deutschland gibt es bislang nur wenige evaluierte Interventionen zur Unterstützung der Entscheidungsfindung und diese nur zu wenigen Indikationen (Rahn et al., 2018; Schneider et al., 2022; Stolz-Klingenberg et al., 2023). Die Arbeitsgruppe von Prof. Heesen am Universitätsklinikum Hamburg-Eppendorf widmet sich seit 20 Jahren dem Thema Shared Decision Making im Kontext der Neurologie, initial zur Multiplen Sklerose (Heesen et al., 2004; Köpke et al., 2014), inzwischen auch mit Projektinitiativen im Bereich Schlaganfall (Artmann et al., 2022; BMBF, 2022).

Durch die vielfach komplexen Entscheidungssituationen in der Neurologie mit ausgeprägten individuellen Präferenzen und Bedarfen sowie möglicherweise eingeschränkten kognitiven Voraussetzungen, kann ein Decision Coaching den Entscheidungsprozess unterstützen (▶ Kap. 1, Das Konzept von Decision Coaching). Insbesondere ein Decision Coaching (Rahn et al., 2021) durch spezialisierte Gesundheitsberufe (z. B. Pflegefachpersonen), eingebettet in klinische Versorgungsstrukturen, erscheint hier besonders hilfreich. Das Decision Coaching zur Vorbereitung von ärztlichen Gesprächen wird in der Regel unterstützt durch evidenzbasierte Patienteninformationsmaterialien und Entscheidungshilfen mit Diskussion der Optionen sowie Berücksichtigung der Präferenzen und Werte auf Patient*innenseite. Wichtige Grundlagen sind dabei das Empowerment der Betroffenen durch Partizipation und die dadurch bedingte Förderung der Gesundheitskompetenz (»Health Literacy«). So kann die Versorgung der Betroffenen durch eine individuelle und strukturierte Entscheidungsbegleitung im interprofessionellen Team möglicherweise nachhaltig verbessert werden (Bravo et al., 2015). Zur Einbettung des Decision Coachings in die Strukturen der Versorgung erscheint insbesondere das interprofessionelle Shared Decision Making-Implementierungs-Modell geeignet (Stacey & Légaré, 2015). Dieses Modell berücksichtigt neben den Betroffenen und den Ärzt*innen sowohl Decision Coaches als auch Angehörige im Entscheidungsprozess.

Der Einbezug von Angehörigen in Entscheidungsprozesse hat in der Neurologie oftmals eine besondere Bedeutung, sowohl in der Akutversorgung als auch bei Entscheidungen mit längerfristigen Auswirkungen, wie zum Beispiel bei Betroffenen mit einer dementiellen Erkrankung, bei jungen Betroffenen oder Menschen mit einem schweren Schlaganfall. Insgesamt ist der Decision Coaching-Ansatz in der Neurologie jedoch noch wenig evaluiert. So sind in einem aktuellen Cochrane Review (Jull et al., 2021) zum Decision Coaching nur zwei Studien inkludiert (Rahn et al., 2018, Adam et al., 2019), die eine neurologische Indikation adressieren.

Im Folgenden wird anhand wichtiger neurologischer Indikationen exemplarisch auf die Entscheidungsbedarfe von Menschen mit einer neurologischen Erkrankung eingegangen und diese werden mit Blick auf die Ziele des Decision Coachings beleuchtet. Anschließend wird die Evidenzlage zum Decision Coaching in der Neurologie dargestellt.

12.2 Informationsbedarfe von Menschen mit neurologischen Erkrankungen

Timmins et al. (2006) und Ormandy (2011) definieren Informationsbedarfe als persönlich geäußerte Bedarfe, die nicht von Expert*innen definiert werden, sondern aus der Erkenntnis der Betroffenen resultieren, dass ihr Wissen nicht ausreicht, um ein Ziel zu erreichen in Kontexten bzw. Situationen, in denen sich Betroffene zu einem bestimmten Zeitpunkt befinden. Dabei ist es die zentrale Aufgabe der Expert*innen, die Betroffenen dabei zu unterstützen, Informationsbedarfe zu formulieren und zu präzisieren, und dann die relevanten Informationen bereitzustellen, um den Bedarf oder die Wissenslücke zu decken (Ormandy, 2011). Bei der Suche nach Informationen kann die einzelne Person verschiedene manuelle oder webbasierte Informationssysteme nutzen (z. B. persönlich übermittelte Informationen, gedruckte Broschüren oder das Internet). Informationsbedarfe werden in der Regel durch qualitative Interviews oder Fragebögen ermittelt, in denen die Teilnehmenden gefragt werden, ob sie mit den bereitgestellten Informationen zufrieden sind oder ob sie Informationen zu einem bestimmten Thema benötigen bzw. benötigt hätten. An drei beispielhaften neurologischen Indikationen mit unterschiedlichen Betroffenengruppen, werden die Informationsbedarfe zur Unterstützung von gesundheitlichen Entscheidungen im Folgenden beleuchtet.

12.2.1 Informationsbedarfe von Menschen mit Multipler Sklerose

Multiple Sklerose ist eine entzündliche und degenerative Erkrankung des zentralen Nervensystems, an der circa 280.000 Personen in Deutschland meist im jungen Erwachsenenalter erkrankt sind und die oft zu einer dauerhaften Behinderung führt. Die chronische Erkrankung beginnt oft mit einem schubförmig-remittierenden Verlauf, der durch neu auftretende oder verstärkte bestehende neurologische Störungen gekennzeichnet ist, auf die Episoden der Erholung folgen (Lublin et al., 2014). Die derzeitig 20 verschiedenen zugelassenen Immunmedikamente senken zwar bei aktiver Erkrankung die Schubrate, der langfristige Nutzen auf die bleibende Behinderung ist hingegen nicht gut belegt (Tramacere et al., 2015).

Kurz nach der Diagnosestellung einer schubförmig verlaufenden multiplen Sklerose oder einem Verdacht auf diesen Verlauf, stehen Betroffene vor der Entscheidung, ob sie eine frühe Immuntherapie beginnen möchten. Hier ist ein begleitender Shared Decision Making Prozess von hoher Bedeutung und Betroffene sollten Zugang zu evidenzbasierten Gesundheitsinformationen zur Förderung der Entscheidungsautonomie und des Empowerments erhalten (Cocco et al., 2017). Die Vielfalt der zur Verfügung stehenden Immuntherapien mit unterschiedlichen Risiken und Nebenwirkungsprofilen sowie individuell unterschiedliche prognostische Faktoren, machen die Entscheidungsfindung in einer vulnerablen Lebenssituation hochkomplex und fordern eine individuelle Bewertung der verschiedenen Faktoren, sowohl seitens der Betroffenen als auch des Behandlungsteams (Cocco et al., 2017). Ein gutes Krankheitswissen scheint hier von besonderer Bedeutung, da dies ein wichtiger Einflussfaktor für die Auseinandersetzung mit der Therapie und möglichen Ängsten ist und zu realistischeren Erwartung hinsichtlich der Therapie führt (Kraft & Berger, 2020). Oftmals werden Betroffene über viele Jahre in Multiple Sklerose-Ambulanzen in Kliniken und neurologischen Praxen betreut. Hier gibt es immer wieder präferenz-sensitive Entscheidungen, wie zum Beispiel zur Therapie von

Schüben (Wenzel et al., 2022), zu einem Therapiewechsel oder auch zur Behandlung von Symptomen. Hier stehen beispielsweise Entscheidungen zum Absetzen einer Therapie bei einem Übergang in eine sekundär chronische Multiplen Sklerose an oder zum zukünftigen Lebensort bei zunehmender Beeinträchtigung.

Frauen sind deutlich häufiger von einer schubförmig verlaufenden Multiplen Sklerose Erkrankung betroffen und durch den Zeitpunkt der Diagnosestellung um das dreißigste Lebensjahr, sind Entscheidungen zu Mutterschaft ein relevantes Thema für viele Frauen. Die Informationsbedarfe sind vielfältig (Steinberg et al., 2022) und Entscheidungen werden von Frauen teilweise als herausfordernd beschrieben. Informationsbedarfe betreffen u. a. Informationen zum Umgang mit der Immuntherapie, zum Krankheitsverlauf und insbesondere zum Schubrisiko sowie zu sozialen Aspekten. Hier sollte die Unterstützung den individuellen Anliegen und Edukationsbedarfen folgen (Özkan & Polat Dünya, 2023) und das Thema sollte pro-aktiv angesprochen werden (Fragkoudi et al., 2023). Frauen treffen auf der Suche nach Informationen möglicherweise auf unterschiedliche Aussagen zu einem Thema und Expert*innen zum Thema Mutterschaft bei Multipler Sklerose sind nicht immer verfügbar.

12.2.2 Informationsbedarfe von Menschen mit einem Schlaganfall

Jedes Jahr ereignen sich in Deutschland ca. 270.000 Schlaganfälle, davon sind 50.000 Rezidive. Der Schlaganfall ist weltweit unter den häufigsten Ursachen für Tod und bleibende Behinderung und liegt an dritter Stelle im Hinblick auf die Krankheitslast (Kyu et al., 2018). Aufgrund des hohen Risikos für Rezidivschlaganfälle kommt der Vermeidung weiterer Schlaganfälle, der Rezidivprävention, eine große Bedeutung zu. Hierzu stehen verschiedene evidenzbasierte medikamentöse Behandlungsansätze zur Verfügung, welche vor allem blutverdünnende Medikamente, Blutfettsenker (Statine) und Antihypertensiva umfassen. Diese werden in der aktuellen S2k-Leitlinie empfohlen, da sich hierdurch das Risiko, innerhalb eines Jahres nach Schlaganfall einen erneuten Schlaganfall zu erleiden, deutlich senken lässt (Hamann et al., 2022). Dabei wird die Effektivität der Rezidivprävention teilweise durch eine geringe Adhärenz und nicht ausreichende Dosierungen zum Beispiel von Antihypertensiva und Statinen limitiert, wobei die mangelnde Informiertheit der Patient*innen ein wesentlicher Faktor für die geringe Adhärenz ist (Di Minno et al., 2014).

Reviews zu Bedarfen von Schlaganfall-Betroffenen geben derzeitig eher einen generellen Überblick zu Bedarfen. Zu den am wenigsten adressierten Bedarfen zählen die Informationsbedarfe (Chen et al., 2019; Helbach et al., 2023). Schlaganfall-Betroffene wünschen sich zeitnahe Informationen innerhalb von 24 Stunden inklusive Zugang zu relevanten schriftlichen Informationen. Weiter wünschen sich Betroffene eine Koordination von Informationen durch verschiedene Angehörige der Gesundheitsberufe (zum Beispiel Ärzt*innen und Physiotherapeut*innen) (Wachters-Kaufmann et al., 2005). Zum Thema medikamentöse Rezidivprävention wünschen sich die Betroffenen Informationen zum Nutzen und zu Nebenwirkungen sowie zu spezifischen Aspekten im Zusammenhang mit der Einnahme der Medikamente. Weiter sollen die Informationen laienverständlich, sowie individualisiert sein und sowohl durch die Behandelnden kommuniziert werden als auch nachlesbar zur Verfügung stehen. Zudem ist die Verfügbarkeit auch nach der Akutphase im Krankenhaus von Bedeutung, da sich Betroffene häufig nicht an alles erinnern können (Helbach, 2024). Weitere Informationsbedarfe ergeben sich aus Sicht der Angehörigen u. a. zum Lebensstil mit dem Ziel der Prävention eines weiteren Schlaganfalls (Krishnan et al., 2017). Weitere Entscheidungssituationen in denen Informationsbedarfe auftreten können, sind beispielsweise palliative Situationen nach einem schweren Schlaganfall, wobei sich Angehörige mehr Informationen und einen größeren Einbezug in Entscheidungen zur Versorgung und Behandlung wünschen (Govind et al., 2022) oder zum Lebensort nach einem akuten Schlaganfall.

12.2.3 Informationsbedarfe von Menschen mit Morbus Parkinson

Morbus Parkinson ist nach der Alzheimer Demenz die zweithäufigste neurodegenerative Erkrankung mit etwa 250.000 bis 280.000 betroffenen Menschen in Deutschland und einer mutmaßlichen Verdoppelung der Patient*innenanzahl bis 2030 (Bach et al., 2011). In der Behandlung des Morbus Parkinson ergibt sich ein breites Spektrum an symptomatischen Therapiemöglichkeiten, die idealerweise an die individuell betroffene Person und auch an die soziale Situation angepasst werden müssen. In späteren Stadien der Erkrankung steht meist eine komplexe Entscheidung zu invasiven Therapien an. Derzeit zählen zu diesen Therapiemöglichkeiten die Apomorphin-Pumpe, die Duodopa-Pumpe (Polanski et al., 2011) sowie die tiefe Hirnstimulation (Maass & Reichmann, 2013). Eine Umfrage zeigt, dass obwohl sich die Mehrheit der 121 teilnehmenden Betroffenen mit Morbus Parkinson (77 %) zum Zeitpunkt der Entscheidung zu einer invasiven Therapie informiert fühlte, waren lediglich 41 % alle drei Behandlungsmöglichkeiten bekannt (Nijhuis et al., 2019). Am wichtigsten beurteilten die Betroffenen Informationen zu den Effekten der Medikamente auf die Lebensqualität. Insgesamt zeigte sich, dass Morbus Parkinson-Betroffene die Vor- und Nachteile der Optionen unterschiedlich gewichteten, was den Bedarf an einer individuellen Entscheidungsbegleitung verdeutlicht. Auch der Einbezug von Angehörigen in die Entscheidungsfindung ist bei den fortgeschrittenen Therapieentscheidungen von großer Bedeutung, da hier fehlende Unterstützung eine Barriere, gerade bei vorhandenen kognitiven Einschränkungen der Betroffenen, darstellen kann. Zudem ist das Verhältnis zwischen der betroffenen Person mit Morbus Parkinson und dem behandelnden Arzt oder der behandelnden Ärztin ein wichtiger Faktor im Shared Decision Making-Prozess und klar kommunizierte Präferenzen ärztlicherseits ohne Einbezug der Betroffenen und deren Angehöriger wurde als wichtige Barriere für diesen Prozess identifiziert (Nijhuis et al., 2019).

12.2.4 Vielfache Unterstützungsbedarfe und der Beitrag des Decision Coachings

Die beispielhaft skizzierten Unterstützungsbedarfe unterstreichen den Bedarf an einer individuellen Begleitung, wie dem Decision Coaching. Im Fokus des Decision Coachings steht eine neutrale Entscheidungsbegleitung, die sich an den Entscheidungsbedarfen der betroffenen Personen orientiert (Rahn et al., 2021). So können im Rahmen eines Decision Coachings unter Einbezug des Ottawa Personal Decision Guide (O´Connor et al., 2015), Entscheidungsbedarfe sondiert und adressiert werden (Stacey et al., 2008). Der in den Decision Guide integrierte SURE Test (Légaré et al., 2010) erfasst, ob es noch Bedarfe hinsichtlich des Wissens, der Bewertung der Optionen, der Unterstützung und der Sicherheit mit der Entscheidung gibt. Der Decision Guide gibt auch Hilfestellung zur Adressierung von individuellen Bedarfen, die dann im Gespräch mit einem Decision Coach aufgegriffen und individuell besprochen werden können.

Die oben aufgezeigten Informationsbedarfe zu Wirkungen, Risiken und Nebenwirkungen der Medikamente können durch Entscheidungshilfen und evidenzbasierte Gesundheitsinformationen adressiert werden und ein Decision Coach mit entsprechender Expertise zur jeweilgen Indikation kann Fragen beantworten und die Informationen adressatengerecht vermitteln. Zudem kann der Decision Coach Informationen zu den Präferenzen der Betroffenen sammeln und bei der Bewertung der Informationen unterstützen und dabei ggf. Tools zur Klärung der Werte zur Hilfe nehmen. Ein sich möglicherweise anschließendes ärztliches Gespräch kann der Decision Coach unterstützen, indem er den Betroffenen bei der Vorbereitung von Fragen unterstützt und den Austausch mit weiteren Personen (zum Beispiel Angehörigen) fördert.

Insgesamt verdeutlichen die komplexen Entscheidungssituationen, dass beispielsweise Pflegefachpersonen, die zum Decision Coach weitergebildet wurden, im klinischen Setting geeignet erscheinen, die Bedarfe der Betroffenen mit einer neurologischen Erkrankung adäquat zu adressieren. Zudem erscheint eine weitere Begleitung mit regelmäßigen Überprüfungen der Entscheidungen nach Absprache im interprofessionellen Team sinnvoll. Gerade bei Entscheidungssituationen im späteren Krankheitsverlauf oder zu palliativen Entscheidungen sollte der Einbezug von Angehörigen in die Entscheidungsfindung proaktiv durch den Decision Coach angesprochen und ggf. ermöglicht werden.

12.3 Decision Coaching Ansätze in der Neurologie

Insgesamt gibt es noch wenig evaluierte Decision Coaching-Interventionen in der Neurologie (Jull et al., 2021). Im Folgenden werden einige Decision Coaching-Interventionen zu neurologischen Indikationen vorgestellt.

12.3.1 SHARE TO CARE

SHARE TO CARE ist ein Programm zum Shared Decision Making, welches aus den Modulen Ärztetraining, Decision Coaching, Entscheidungshilfen und Patientenaktivierung besteht. Im Rahmen eines vom Innovationsfond geförderten Projekts wurde das Programm am gesamten Universitätsklinikum Schleswig-Holstein, Campus Kiel implementiert. Eine aktuelle Publikation beschreibt die Ergebnisse der Implementierung in der Neurologie und der Neurochirurgie. Neben 56 trainierten Ärzt*innen und 12 entwickelten Entscheidungshilfen, wurden auch zwei Decision Coaches ausgebildet. Die Intervention führte u. a. zu einer Steigerung des Einbezugs von Patient*innen in medizinische Entscheidungen. Die Rolle der Decision Coaches an diesen Effekten kann jedoch nicht getrennt von den anderen Interventionskomponenten festgelegt werden (Stolz-Klingenberg et al., 2023).

12.3.2 Decision Coaching für Menschen mit Multipler Sklerose

12.3.2.1 Decision Coaching zu Immuntherapien

Die Multiple Sklerose-Arbeitsgruppe am Universitätsklinikum Hamburg-Eppendorf verfügt inzwischen über eine fast zwanzigjährige Erfahrung in der Entwicklung und Evaluierung von Interventionen zur Entscheidungsunterstützung von Menschen mit Multipler Sklerose (Köpke et al., 2014). Die Erkenntnis, dass bei der immer komplexer werdenden Entscheidungsfindung zu Immuntherapien, evidenzbasierte Gesundheitsinformationen nicht für eine informierte Entscheidungsfindung ausreichen (Kasper et al., 2008), hat zu der Entwicklung und Evaluation einer Decision Coaching Intervention geführt (Rahn et al., 2015). Pflegefachpersonen mit einer spezifischen Weiterbildung, sog. MS-Nurses, wurden hier als Decision Coaches qualifiziert, um Betroffene auf Basis von evidenzbasierten Informationen im Entscheidungsprozess zu begleiten und ein Arztgespräch vorzubereiten. Während das Decision Coaching-Programm in der randomisiert kontrollierten Pilot-Studie (RCT) mit 73 Teilnehmenden und einem Cluster-RCT mit 125 Teilnehmenden im Vergleich zur alleinigen Bereitstellung von evidenzbasierten Gesundheitsinformationen informierte Entscheidungen fördern konnte (Rahn et al., 2018), zeigten sich jedoch in der Cluster-RCT auch Implementierungsbarrieren (Rahn et al., 2019). Die Cluster-RCT musste vorzeitig abgebrochen werden. Die Hauptbarriere war die Rekrutierung von Teilnehmenden angesichts der vielfältigen Aufgaben der MS-Nurses. Die Intervention ist inzwischen langfristig in der Multiplen Sklerose-Tagesklinik am Universitätsklinikum Hamburg-Eppendorf implementiert. Insgesamt wurden bereits über 300 Decision Coachings durchgeführt und eine Evaluation mit Fragebögen mit 99 Teilnehmenden zeigt sowohl die Zufriedenheit der Betroffenen als auch der Decision Coaches und Ärzt*innen. Die von Multipler Sklerose Betroffenen geben an, dass Ihnen das Decision Coaching am meisten bei der Entscheidungsfindung geholfen hat, gefolgt von den ärztlichen Gesprächen vor und nach dem Coaching und der evidenzbasierten Informationsplattform.

12.3.2.2 Decision Coaching zum Thema Mutterschaft

Die Pilotierung eines Decision Coaching-Programms und eines Entscheidungshilfe-Tools, um Frauen mit Multipler Sklerose dabei zu unterstützen, informierte Entscheidungen bezüglich ihrer Familienplanung zu treffen, zeigt auf, dass Frauen mit Multipler Sklerose in der Decision Coaching Gruppe möglicherweise zufriedener mit dem Entscheidungsprozess sind und auch ein möglicher Nutzen hinsichtlich der Entwicklung eines geringeren Entscheidungskonflikts deutet sich an (Peper et al., 2022).

12.3.3 Decision Coaching zur medikamentösen Rezidivprävention bei Schlaganfall

Ziel des kürzlich gestarteten StrokeCompass-Projekts ist die Entwicklung und Pilotierung einer Decision Coaching-Intervention, um Schlaganfall-Betroffene bei der Entscheidung zur medikamentösen Rezidivprävention zu unterstützen und nachfolgend die Adhärenz durch die Stärkung der Selbstwirksamkeit zu fördern. Die StrokeCompass-Intervention wird folgende Komponenten umfassen: eine webbasierte Entscheidungshilfe, ein Decision Coaching durch Pflegefachpersonen, ein ärztliches Entscheidungsgespräch und ein Adhärenz Coaching durch Pflegefachpersonen. Ergänzt wird die Intervention um Trainingsmodule für die coachenden Pflegefachpersonen und Ärzt*innen (Bartmann et al., 2023). Das Projekt adressiert somit die Informationsbedarfe zur Rezidivprävention und unterstützt die Betroffenen auch nach der Entlassung aus dem Krankenhaus, mit dem Ziel Informationsbedarfe zu erfüllen und die Adhärenz zu steigern.

Li und Kolleg*innen haben eine pflegegeleitete Empowerment-Intervention entwickelt, um Menschen mit Vorhofflimmern zu Entscheidungen über und im Umgang mit der oralen Antikoagulation zur Vermeidung eines Schlaganfalls zu unterstützen (Li et al., 2022). Die Intervention wird größtenteils als Gruppentraining durchgeführt und ist somit formal kein Decision Coaching (Rahn et al., 2021). Allerdings gibt es auch Interventionsanteile, die im Einzelgespräch durchgeführt werden, wobei inhaltlich dem Decision Coaching Ansatz gefolgt wird. Es ist eine der offenen Fragen, ob und wann ein Coaching in Gruppen als Decision Coaching betrachtet werden kann, da in Gruppeninterventionen auch Elemente des Peer Group Ansatzes zum Tragen kommen und Effekte schwer zuzuordnen sind (Jull et al., 2021). Zudem ist unklar, ob alle Teilnehmenden generell genauso offen über Ihre Bedarfe sprechen, wie in einem geschützteren Einzelgespräch. Die Machbarkeitsstudie zur Intervention zeigt die Akzeptanz und Machbarkeit des Ansatzes und weist auf positive Effekte hinsichtlich des Wissens und der Lebensqualität der Betroffenen hin (Li et al., 2022).

12.3.4 Decision Coaching zu weiteren neurologischen Indikationen

Während es zu Morbus Parkinson noch keine untersuchte Decision Coaching-Intervention gibt, haben Adam et al. (Adam et al., 2019) zu Entscheidungen von Familien zur genetischen Testung früh einsetzender kindlicher Epilepsie eine Decision Coaching-Intervention mit einer entwickelten Entscheidungshilfe verglichen. Im Rahmen des Decision Coachings wurde eine Checkliste mit Vor- und Nachteilen zur Testung genutzt und diskutiert. Die Studie zeigt, dass die Entscheidungshilfe eine genetische Beratung unterstützen kann und unterstreicht den Wunsch eines persönlichen Austausches von vielen Betroffenen.

12.4 Fazit

Insgesamt zeigt sich, dass Decision Coaches konzeptionell als sehr geeignet erscheinen in komplexen neurologischen Entscheidungssituationen den Prozess der Entscheidungsfindung zu unterstützen, idealerweise eingebettet in einen interprofessionellen Shared Decision Making-Prozess. Allerdings gibt es bisher nur sehr wenige evaluierte Interventionen zu neurologischen Erkrankungen. Die exemplarisch aufgezeigten Informationsbedarfe zu verschiedenen neurologischen Erkrankungen unterstreichen den Bedarf der Entwicklung und Evaluation von Decision Coaching-Interventionen mit dem Ziel, das Empowerment der Betroffenen zu fördern. In der Regel erscheint hier eine Kombination mit evidenzbasierten Gesundheitsinformationen bzw. Entscheidungshilfen angebracht, um adäquate Informationen bereitzustellen, auch für die Phasen vor und nach dem Decision Coaching. Für eine Implementierung in klinische Prozesse müssen allerdings in Deutschland Barrieren überwunden werden und entsprechende strukturelle Voraussetzungen, wie beispielsweise eine Abrechnung der Decision Coachings als Leistung, geschaffen werden.

12.5 Literatur

Adam, S., Birch, P. H., Coe, R. R. et al. (2019). *Assessing an interactive online tool to support parents' genomic testing decisions.* Journal of Genetic Counseling 28(1): 10–17. https://doi.org/10.1007/s10897-018-0281-1

Artmann, A., Rahn, A. C., Köpke, S. et al. (2022). *Risk communication in acute stroke patients - from qualitative data to a pilot randomised controlled trial.* Z Evid Fortbild Qual Gesundhwes 169: 19–27. https://doi.org/10.1016/j.zefq.2022.01.001

Bach, J. P., Ziegler, U., Deuschl, G. et al. (2011). *Projected numbers of people with movement disorders in the years 2030 and 2050.* Mov Disord 26 (12): 2286–2290. https://doi.org/10.1002/mds.23878

Bartmann N., Helbach, J., Bourry, R. et al. (2023) *StrokeCompass-Decision-Coaching und Adhärenzunterstützung zur sekundären Schlaganfallprävention – ein Mixed-Methods-Projekt.* Zugriff am 16.10.2023 unter https://www.egms.de/static/en/meetings/ebm2023/23ebm086.shtml

Ben-Zacharia, A., Adamson, M., Boyd, A. et al. (2018). *Impact of Shared Decision Making on Disease-Modifying Drug Adherence in Multiple Sclerosis.* Int J MS Care 20(6): 287–297. https://doi.org/10.7224/1537-2073.2017-070

BMBF-Bundesministerium für Bildung und Forschung (Hrsg.) (2022). *StrokeCoach – Decision Coaching und Adhärenzunterstützung zur sekundären Schlaganfallprävention – ein Mixed-Methods-Projekt.* Zugriff am 16.10.2023 unter https://www.gesundheitsforschung-bmbf.de/de/strokecoach-decision-coaching-und-adharenzunterstutzung-zur-sekundaren-14956.php

Braun, B. & Marstedt, G. (2014). *Partizipative Entscheidungsfindung beim Arzt: Anspruch und Wirklichkeit.* Gesundheitsmonitor: 107–131. Zugriff am 14.02.2025 unter https://www.bertelsmann-stiftung.de/fileadmin/files/BSt/Publikationen/GrauePublikationen/VV-PmW-PEF.pdf

Bravo, P., Edwards, A., Barr, P. J. et al. (2015). *Conceptualising patient empowerment: a mixed methods study.* BMC Health Serv Res 15: 252. https://doi.org/10.1186/s12913-015-0907-z

Chen, T., Zhang, B., Deng, Y. et al. (2019). *Long-term unmet needs after stroke: systematic review of evidence from survey studies.* BMJ Open 9(5): e028137. https://doi.org/10.1136/bmjopen-2018-028137

Cocco, E., Caoci, A., Lorefice, L., Marrosu, M. G. (2017). *Perception of risk and shared decision making process in multiple sclerosis.* Expert review of neurotherapeutics 17(2): 173–180. https://doi.org/10.1080/14737175.2016.1217155

Di Minno, A., Spadarella, G., Tufano, A. et al. (2014). *Ensuring medication adherence with direct oral anticoagulant drugs: lessons from adherence with vitamin K antagonists (VKAs).* Thrombosis research 133(5): 699–704. https://doi.org/10.1016/j.thromres.2014.01.016

Fragkoudi, A., Rumbold, A. R., Grzeskowiak, L. E. (2023). *Family planning and multiple sclerosis: A qualitative study of patient experiences to understand information needs and promote informed decision-making.* Patient Educ Couns 110: 107673. https://doi.org/10.1016/j.pec.2023.107673

Gesundheitsberichterstattung des Bundes (2022). *Daten zu Fachabteilungen, Betten (Anzahl und je 100.000 Einwohner), Fälle, Berechnungs-/Belegungstage (jeweils Anzahl), Nutzungsgrad und Verweildauer in Krankenhäusern. Gliederungsmerkmale: Jahre, Deutschland, Art der Fachabteilung.* Zugriff am 16.10.2023 unter https://www.gbe-bund.de/gbe/pkg_isgbe5.prc_menu_olap?p_uid=gast&p_aid=1047677&p_sprache=D&p_help=3&p_indnr=909&p_indsp=&p_ityp=H&p_fid.

Giordano, A., Liethmann, K., Köpke, S. et al. (2018). *Risk knowledge of people with relapsing-remitting multiple sclerosis - Results of an international survey.* PLoS One 13(11): e0208004. https://doi.org/10.1371/journal.pone.0208004

Govind, N., Ferguson, C., Phillips, J. L., Hickman, L. (2022). *Palliative care interventions and end-of-life care as reported by patients' post-stroke and their families: a systematic review.* European Journal of Cardiovascular Nursing 22(5): 445-453. https://doi.org/10.1093/eurjcn/zvac112

Hamann, G. F., Sander, D., Grau, A., Röther, J. (2022). *S2k-Leitlinie: Sekundärprophylaxe ischämischer Schlaganfall und transitorische ischämische Attacke (TIA) – Teil 1 und Teil 2.* DG Neurologie 5 (5): 369–380.

Hamann, J., Neuner, B., Kasper, J. et al. (2007). *Participation preferences of patients with acute and chronic conditions.* Health Expectations 10(4): 358–363. https://doi.org/10.1111/j.1369-7625.2007.00458.x

Helbach J, Hoffmann F, Hecht N, Heesen C, Thomalla G, Wilfling D, Rahn AC. Information needs of people who have suffered a stroke or TIA and their preferred approaches of receiving health information: A scoping review. Eur Stroke J. 2024 Aug 26:23969873241272744. https://doi.org/10.1177/23969873241272744.

Heesen, C., Kasper J., Segal, J. et al. (2004). *Decisional role preferences, risk knowledge and information interests in patients with multiple sclerosis.* Mult Scler 10(6): 643–650. https://doi.org/10.1191/1352458504ms1112oa

Heesen, C. & Solari, A. (2023). *Editorial: Shared decision-making in neurology.* Front Neurol 14: 1222433. https://doi.org/10.3389/fneur.2023.1222433

Helbach, J., Bartmann, N., Bourry, R. et al. (2023). *Information needs of people who have suffered a stroke or TIA and their preferred approaches of receiving health information: a Scoping Review.* Zugriff am 16.10.2023 unter https://osf.io/2tja8/.

Jull, J., Köpke, S., Smith, M. et al. (2021). *Decision coaching for people making healthcare decisions.* Cochrane Database Syst Rev 11(11): Cd013385. https://doi.org/10.1002/14651858.CD013385.pub2

Kasper, J., Köpke, S., Mühlhauser, I. et al. (2008). *Informed shared decision making about immunotherapy for patients with multiple sclerosis (ISDIMS): a randomized controlled trial.* European journal of neurology, 15(12), 1345–1352. https://doi.org/10.1111/j.1468-1331.2008.02313.x

Köpke S., Solari, A., Khan, F. et al. (2014). *Information provision for people with multiple sclerosis.* Cochrane Database Syst Rev (4), CD008757. https://doi.org/10.1002/14651858.CD008757.pub3

Kraft, A. K. & Berger, K. (2020). *Kernaspekte einer bedarfsgerechten Versorgung von Patienten mit Multipler Sklerose.* Der Nervenarzt 91(6): 503–510.

Krishnan, S., Pappadis, M. R., Weller, S. C. et al. (2017). *Needs of Stroke Survivors as Perceived by Their Caregivers: A Scoping Review.* Am J Phys Med Rehabil 96(7): 487–505. https://doi.org/10.1097/PHM.0000000000000717

Kyu, H. H., Abate, D., Abate, K. H. et al. (2018). *Global, regional, and national disability-adjusted life-years (DALYs) for 359 diseases and injuries and healthy life expectancy (HALE) for 195 countries and territories, 1990–2017: a systematic analysis for the Global Burden of Disease Study 2017.* The Lancet 392(10159): 1859–1922. https://doi.org/10.1016/S0140-6736(18)32335-3

Légaré, F., Kearing, S., Clay, K. et al. (2010). *Are you SURE?: Assessing patient decisional conflict with a 4-item screening test.* Can Fam Physician 56(8): e308–314. Zugriff am 30.01.2025 unter https://www.cfp.ca/content/cfp/56/8/e308.full.pdf

Li, P. W., Yu, D. S., Yan, B. P. (2022). *Nurse-led multicomponent behavioral activation program to improve health outcomes in patients with atrial fibrillation: A mixed-methods study and feasibility analysis.* Eur J Cardiovasc Nurs. https://doi.org/10.1093/eurjcn/zvac104

Lublin, F. D., Reingold, S. C., Cohen, J. A. et al. (2014). *Defining the clinical course of multiple sclerosis: the 2013 revisions.* Neurology 83(3): 278–286. https://doi.org/10.1212/WNL.0000000000000560

Maass, A. & Reichmann, H. (2013). *Sleep and non-motor symptoms in Parkinson's disease.* J Neural Transm (Vienna) 120(4): 565–569. https://doi.org/10.1007/s00702-013-0966-4

Mathew, P. G., Pavlovic, J. M., Lettich, A. et al. (2014). *Education and Decision Making at the Time of Triptan Prescribing: Patient Expectations vs Actual Practice.* Headache: The Journal of Head and Face Pain 54(4): 698–708. https://doi.org/10.1111/head.12308

Nijhuis, F. A. P., van den Heuvel, L., Bloem, B. R. et al. (2019). *The Patient's Perspective on Shared Decision-Making in Advanced Parkinson's Disease: A Cross-Sectional Survey Study.* Frontiers in Neurology 10: 896. https://doi.org/10.3389/fneur.2019.00896

O'Connor, A. M., Stacey, D., Jacobsen, M.J. (2015) *Ottawa Personal Decision Guide For People Making Health or Social Decisions.* Zugriff am 16.10.2023 unter https://decisionaid.ohri.ca/docs/das/OPDG.pdf.

Ormandy, P. (2011). *Defining information need in health - assimilating complex theories derived from information science.* Health Expect 14(1): 92–104. https://doi.org/10.1111/j.1369-7625.2010.00598.x

Özkan, İ. and Polat Dünya, C. (2023). *Motherhood Experiences of Women With Multiple Sclerosis: A Thematic Meta-Synthesis.* Clinical Nursing Research 32(6): 954–970. https://doi.org/10.1177/10547738231177480

Peper, J., Stahl, L., Köpke, S. et al. (2022). *Motherhood choice in MS – feasibility testing and piloting of a web-based decision support tool and decision coaching programme.* Zugriff am 16.10.2023 unter https://www.egms.de/static/en/meetings/dkvf2022/22dkvf322.shtml.

Polanski, W., Reichmann, H., Gille, G. (2011). *Stimulation, protection and regeneration of dopaminergic neurons by 9-methyl-β-carboline: a new anti-Parkinson drug?* Expert review of neurotherapeutics 11(6): 845–860. https://doi.org/10.1586/ern.11.1

Rahn, A. C., Jull, J., Boland, L. et al. (2021). *Guidance and/or Decision Coaching with Patient Decision Aids: Scoping Reviews to Inform the International Patient Decision Aid Standards (IPDAS).* Med Decis Making 41(7): 938–953. https://doi.org/10.1177/0272989X21997330

Rahn, A. C., Köpke, S., Backhus, I. et al. (2018). Nurse-led immunotreatment DEcision Coaching In people with Multiple Sclerosis (DECIMS) - Feasibility testing, pilot randomised controlled trial and mixed methods process evaluation.« Int J Nurs Stud 78: 26–36. https://doi.org/10.1016/j.ijnurstu.2017.08.011

Rahn, A. C., Köpke, S., Kasper, J et al. (2015). Evaluator-blinded trial evaluating nurse-led immunotherapy DEcision Coaching In persons with relapsing-remitting Multiple Sclerosis (DECIMS) and accompanying process evaluation: study protocol for a cluster randomised controlled trial. Trials 16(1): 106. https://doi.org/10.1186/s13063-015-0611-7

Rahn, A. C., Köpke, S., Barabasch, A., Heesen, C. (2019). Nurse-led immunotreatment DEcision Coaching In people with Multiple Sclerosis (DECIMS) - cluster randomised controlled trial and process evaluation (ISRCTN37929939). 35th Congress of the European Committee for Treatment and Research in Multiple Sclerosis. Multiple Sclerosis Journal, 25(2):939–974. https://doi.org/10.1016/j.ijnurstu.2017.08.011

Riechel, C., Alegiani, A. C., Köpke, S. et al. (2016). *Subjective and objective knowledge and decisional role preferences in cerebrovascular patients compared to controls.* Patient Prefer Adherence 10: 1453–1460. https://doi.org/10.2147/PPA.S98342

Rieckmann, P., Centonze, D., Elovaara, I. et al. (2018). *Unmet needs, burden of treatment, and patient engagement in multiple sclerosis: A combined perspective from the MS in the 21st Century Steering Group.* Multiple Sclerosis and Related Disorders 19: 153–160. https://doi.org/10.1016/j.msard.2017.11.013

Schiffmann, I., Rahn, A. C., Heesen, C. (2023). *Arzt-Patienten Beziehung in der Neurologie. Diagnostik und Therapie neurologischer Erkrankungen.* In: Zettl, U. K., Sieb, J. P. (Hrsg.) *State of the Art* (S. 591-616). München: Elsevier.

Schneider, A., Fasshauer, E., Scheiderbauer, J. et al. (2022). *Development and evaluation of evidence-based patient information handbooks about multiple sclerosis immunotherapies.* Mult Scler Relat Disord 60: 103728. https://doi.org/10.1016/j.msard.2022.103728

Stacey, D. & Légaré, F. (2015). *Engaging patients using an interprofessional approach to shared decision making.* Can Oncol Nurs J 25(4): 455–469. Zugriff am 30.01.2025 unter https://canadianoncologynursingjournal.com/index.php/conj/article/view/613/606

Stacey, D., Murray, M. A., Legare, F. et al. (2008). *Decision coaching to support shared decision making: a framework, evidence, and implications for nursing practice, education, and policy.* Worldviews Evid Based Nurs 5(1): 25–35. https://doi.org/10.1111/j.1741-6787.2007.00108.x

Steinberg, L., Peper, J., Köpke, S. et al. (2022). *Motherhood choice in multiple sclerosis (MoMS) development and piloting of patient-reported outcome measures.* Mult Scler Relat Disord 63: 103831. https://doi.org/10.1016/j.msard.2022.103831

Stolz-Klingenberg, C., Bünzen, C., Coors, M. et al. (2023). *Comprehensive Implementation of Shared Decision Making in a Neuromedical Center Using the SHARE TO CARE Program.* Patient Prefer Adherence 17: 131–139. https://doi.org/10.2147/PPA.S388432

Timmins, F. (2006). *Exploring the concept of ›information need‹.* Int J Nurs Pract 12(6): 375–381. https://doi.org/10.1111/j.1440-172X.2006.00597.x

Tramacere, I., Del Giovane, C., Salanti, G. et al. (2015). *Immunomodulators and immunosuppressants for relapsing-remitting multiple sclerosis: a network meta-analysis.* Cochrane Database Syst Rev(9): Cd011381. https://doi.org/10.1002/14651858.CD011381.pub3

Trenaman, L., Selva, A., Desroches, S. et al. (2016). *A measurement framework for adherence in patient decision aid trials applied in a systematic review subanalysis.* J Clin Epidemiol 77: 15–23. https://doi.org/10.1016/j.jclinepi.2016.03.032

Ubbink, D. T., Damman, O. C., de Jong, B. A. (2022). *Shared decision-making in patients with multiple sclerosis.* Frontiers in Neurology 13, 1063904. https://doi.org/10.3389/fneur.2022.1063904

van der Eijk, M., Nijhuis, F. A. P., Faber, M. J., Bloem, B. R. (2013). *Moving from physician-centered care towards patient-centered care for Parkinson's disease patients.* Parkinsonism & Related Disorders 19(11): 923–927. https://doi.org/10.1016/j.parkreldis.2013.04.022

Wachters-Kaufmann, C., Schuling, J., The, H., Meyboom-de Jong, B. (2005). *Actual and desired information provision after a stroke.* Patient Education and Counseling 56(2): 211–217. https://doi.org/10.1016/j.pec.2004.02.012

Wenzel, L., Heesen, C., Peper, J. et al. (2022). *An interactive web-based programme on relapse management for people with multiple sclerosis (POWER@MS2) - development, feasibility, and pilot testing of a complex intervention.* Front Neurol 13: 914814. https://doi.org/10.3389/fneur.2022.914814

13 Ausblick

Rita Schmutzler

Francis Bacon, der englische Philosoph der Aufklärung, brachte es in seinem Hauptwerk Novum Organum Scientiarum bereits 1620 auf den Punkt, »Scientia potentia est«, Wissen ist Macht (Bacon, 1990).

Jahrhundertelang lag dieses Wissen in der Medizin bei Ärzt*innen, die somit für lange Zeit ein paternalistisches Gesundheitssystem prägten, bei dem die gesamte Entscheidungskompetenz auf Seiten der Ärzteschaft lag. Patient*innen waren die Empfänger*innen von Handlungsanweisungen, denen sie Folge zu leisten hatten. Auch wenn dies in bester ärztlicher Absicht geschah, führte es zu einem massiven Gefälle zwischen den Ärzt*innen und Patient*innen, mit Macht auf der einen und Ohnmacht auf der anderen Seite. Neuzeitliche demokratische Entwicklungen mit der Förderung mündiger und selbstbestimmter Bürger*innen rütteln seit langem an diesen Festungen und Verkrustungen und wurden insbesondere in jüngster Zeit aufgegriffen. Als wegweisendes Beispiel in Deutschland sei hier der Nationale Krebsplan unter Leitung des Bundesministeriums für Gesundheit (BMG) genannt, in welchem die Stärkung der Patientenorientierung und -kompetenz als prioritäre Ziele formuliert wurden (BMG, 2008). Konkret wurde die Umsetzung einer partizipativen Entscheidungsfindung als explizite Maßnahme empfohlen. Über die Empfehlungen hinaus bemühte sich das BMG im Rahmen einer begleitenden Ausschreibung um beispielhafte Umsetzungsmaßnahmen in die Praxis. Dies brachte neue und innovative transdisziplinäre Kooperationen auf den Weg und kulminiert nun in Artikeln in diesem Buch, die solche Projekte auf dem Gebiet der partizipativen Entscheidungsfindung darlegen. Dabei konnte z. B. die partizipative Entscheidungsfindung unter Zuhilfenahme von Entscheidungshilfen und Decision Coachings bei familiärem Brustkrebsrisiko nach höchsten Evidenzstandards erfolgreich erprobt und in der Folge sogar vom GBA für die Einführung in die Versorgung empfohlen werden (GBA, 2023). Für die Bedeutung (und auch die Verantwortung) der Politik als Motor für Innovation und Weiterentwicklung ist dies ein herausragendes und erfolgreiches Beispiel.

Über Entscheidungshilfen hinaus ermöglicht ein Decision Coaching neben der Vermittlung des Faktenwissens die Einbeziehung persönlicher Werte und der Lebenssituation als sinnlich-somatisches Wissen für eine präferenzsensitive Entscheidungsfindung. Wie vielfach in dem vorliegenden Buch dargelegt, führt dies im Ergebnis zu einer höheren Zufriedenheit, geringeren Ängsten sowie einer höheren Akzeptanz für die identifizierten medizinischen Maßnahmen. Ein weiteres Novum ist die Einbeziehung von Gesundheitsfachpersonen in ein solches Decision Coaching, dessen erfolgreiche Umsetzung ebenfalls mehrfach belegt werden konnte. Dabei geht es nicht darum, das ärztliche Gespräch zu ersetzen, sondern im Rahmen einer interprofessionellen Teamarbeit Patient*innen auf die Diskussion mit ihrer Ärztin oder ihrem Arzt vorzubereiten und somit den Entscheidungsprozess gemeinsam zu unterstützen.

Wir haben also bereits Vieles und Effektives zur Stärkung der Patientenkompetenz und -partizipation erreicht, aber reicht dies aus, und wenn nicht, wo geht die Reise hin und wo liegen die weiteren Herausforderungen und Ziele?

Kurzfristig geht es darum, die gewonnenen Studienerkenntnisse in die klinische Praxis umzusetzen und evidenzbasierte Entscheidungshilfen durch entsprechende Indikationsstellungen, Leistungsbeschreibungen, Leistungsziffern und Kompetenzerweiterungen der Gesundheitsfachberufe in der Versorgung abzubilden. Es wäre schade, wenn auch hier der berüchtigte Translations-Gap den Zugang der Patient*innen zu Maßnahmen, welche die Gesundheitskompetenz sowie die Akzeptanz für klinische Maßnahmen basierend auf einer informierten Entscheidung betreffen, behindern würde. Optimal wäre es, die Entwicklung dieser Instrumente an die interdisziplinäre Versorgung in spezialisierten und zertifizierten Einrichtungen anzudocken und diese dann an über bereits geschaffene sowie noch zu etablierende sektorübergreifende Kooperationsnetze in die Wissen generierende Versorgung zu disseminieren.

Mittelfristig sollten die gewonnenen Erkenntnisse auf weitere innovative Anwendungsbereiche ausgeweitet werden. Insbesondere auf dem Gebiet der genomischen Risikoprädiktion konnten in jüngster Zeit erhebliche Fortschritte erzielt werden, die sich mit Einführung der Ganzgenomsequenzierung im Rahmen der Nationale Strategie für Genommedizin des BMG in diesem Jahr erwartbar weiter potenzieren werden (BMG, 2024).

> »Ärztinnen und Ärzte können dank der Genommedizin Krankheiten inzwischen immer besser diagnostizieren und behandeln sowie individuell angepasste Präventionsmaßnahmen einleiten. Diese personalisierte, auf das individuelle Erbgut eines Menschen angepasste Medizin bietet erhebliche Vorteile, die möglichst bald allen Bürgerinnen und Bürgern zu Verfügung stehen sollten« (BMG, 2024).

Kehrseite ist, dass diese neuen und vielversprechenden Optionen eine erhebliche Herausforderung für eine adäquate und Zielgruppengerechte Kommunikation darstellen. Es kommt hinzu, dass auch das Zusammenspiel zwischen genetischen und nicht-genetischen Risikofaktoren immer besser verstanden wird und somit die Risiken für die großen endemischen Erkrankungen, d. h. Herzkreislauferkrankungen, Krebserkrankungen und neurologisch-degenerative Erkrankungen, immer besser auf individueller Ebene bestimmbar sind. Gegen Risiken, die man kennt, kann man i. d. R. etwas tun. Auf dem Weg dorthin liegt das Verständnis für die Risiken als Basis für ein risikoverminderndes Verhalten. Diese komplexen Sachverhalte nicht nur in einfacher, sondern auch in leichter Sprache zu vermitteln, um einen sozial gerechten Zugang für alle Bürger*innen zu ermöglichen, ist ein Gebot unseres solidargemeinschaftlich orientierten Gesundheitssystems und eine ebenso große und herausfordernde Aufgabe wie die genombasierte Diagnostik und Therapie selbst. In einer eigenen Feldstudie zur Brustkrebsprädiktion konnten wir eine erschreckend hohe Assoziation zwischen einer hohen Inanspruchnahme genetischer Prädiktionsuntersuchungen und einem niedrigen Deprivationsindex feststellen (Tüchler et al., 2022). Das heißt umgekehrt, dass Personen aus einem ökonomisch und sozial schlechter gestellten Umfeld das Beratungsangebot zu genetischen Risikofaktoren für Brustkrebs signifikant seltener annehmen als Personen aus einem besser gestellten Umfeld. Folgerichtig entgeht ihnen auch die Möglichkeit der Inanspruchnahme zielgerichteter sekundärer Präventionsmaßnahmen.

Zusammenfassend erfordern die immer komplexer werdenden medizinischen Sachverhalte neue und effektive Kommunikationsmaßnahmen, um alle Bürger*innen an diesem Wissen und dem Nutzen darauf basierender Verhaltensweisen und zielgerichteter Präventionsmaßnahmen teilhaben zu lassen. Der erhoffte Shift von der Krankheitsbehandlung zur Krankheitsprävention als effektivste Maßnahme, die Krankheitslast zu reduzieren, stellt eine besondere Herausforderung dar, da das Umsetzen von Wissen und Wollen in Handlungen in der präventiven Situation eine höhere Motivation erfordert als im Krankheitsfall. Es ist meine feste Überzeugung, dass sich die Vision einer solidarischen Gesellschaft, die allen die bestmöglichen Chancen und Zugänge zur Krankheitsprävention bietet, nur in interprofessioneller Teamarbeit mit Fokus auf einer wertschätzenden, motivierenden und partnerschaftlichen Kommunikation mit Bürger*innen verwirklichen lässt, wie sie in diesem Buch aufgeführt ist.

13.1 Literatur

Bacon, Francis : *Neues Organon 1 Reihe*. Philosophische Bibliothek 400/a Deutsch, Lateinisch, Meiner Felix Verlag GmbH, Januar 1990, ISBN 3-7873-0757-5.

Bundesministerium für Gesundheit (Hrsg.) (2008). *Nationaler Krebsplan*. Zugriff am 20.03.2024 unter https://www.bundesgesundheitsministerium.de/themen/praevention/nationaler-krebsplan/handlungsfelder/ziele-des-nationalen-krebsplans/.

Bundesministerium für Gesundheit (BMG) (Hrsg.) (2024). *genomDE- Nationale Strategie für Genommedizin*. Zugriff am 20.03.2024 unter https://www.bundesgesundheitsministerium.de/themen/gesundheitswesen/personalisierte-medizin/genomde-de.

Gemeinsamer Bundesausschuss (GBA) (Hrsg.) (2023). EDCP-BRCA – Evaluation eines Decision Coaching Programms zur Entscheidungsunterstützung im Rahmen der Prävention bei BRCA1/2-Mutationsträgerinnen – Projektbeschreibung. Zugriff am 20.03.2024 unter https://innovationsfonds.g-ba.de/projekte/versorgungsforschung/edcp-brca-evaluation-eines-decision-coaching-programms-zur-entscheidungsunterstuetzung-im-rahmen-der-praevention-bei-brca1-2-mutationstraegerinnen.160.

Tuechler, A., Remy, R., Rhiem, K. et al. (2022). *Urban deprivation and health services uptake: the example of genetic counselling at the Cologne Centre for Familial Breast and Ovarian Cancer*. Oncology Research and Treatment, 45(3), 135–135). Basel: Karger.

Nachwort

Liebe Leser*innen,

die Pflege steht im Mittelpunkt eines dynamischen Wandels, der neue Herausforderungen, aber auch großartige Chancen mit sich bringt. Pflegefachpersonen übernehmen zunehmend zentrale Rollen in Entscheidungsprozessen von Patient*innen – sei es, indem sie die Perspektiven und Bedürfnisse von Patient*innen aktiv ins interprofessionelle Team einbringen, oder Patient*innen direkt bei ihrer Entscheidungsfindung begleiten und stärken. Insbesondere in spezialisierten Versorgungsbereichen zeigt sich, wie wertvoll und unverzichtbar diese Kompetenzen sind.

Mit diesem Buch möchten wir einen Beitrag leisten, diese zentrale Rolle der Pflege weiter zu stärken und zu professionalisieren. Wir sind überzeugt, dass Pflegefachpersonen über das Potenzial verfügen, als zentrale Akteur*innen in der Versorgung zu wirken – nicht nur als Begleitende, sondern als aktive Mitgestaltende. Indem wir die theoretischen Grundlagen und praktischen Ansätze des Decision Coachings aufgreifen, möchten wir Ihnen dabei helfen, Ihre Kompetenzen weiterzuentwickeln und mit noch mehr Sicherheit in diesen Prozessen auch innerhalb interprofessioneller Teams aufzutreten.

Darüber hinaus hoffen wir, dass dieses Buch Sie inspiriert: zum Nachdenken, zum Ausprobieren und zur konkreten Umsetzung in Ihren Berufsalltag. Wir sind uns sicher, dass die in diesem Buch vermittelten Ansätze und Impulse nicht nur die Qualität Ihrer Arbeit bereichern, sondern auch zur Weiterentwicklung unserer Profession beitragen können.

Gleichzeitig wissen wir, dass die Umsetzung dieser neuen Rollen und Aufgaben nicht allein an der Motivation oder den Kompetenzen der Pflegefachpersonen liegt. Es braucht ebenso strukturelle Veränderungen – sowohl auf der Ebene der Organisationen im Gesundheitswesen als auch im gesamten Gesundheitssystem, einschließlich der Verankerung des Themas in den relevanten Curricula. Nur durch die Schaffung geeigneter Rahmenbedingungen und die Anerkennung dieser erweiterten Rollen kann das volle Potenzial der Pflege ausgeschöpft werden. Dabei spielt die Akademisierung eine entscheidende Rolle: Sie stärkt nicht nur die wissenschaftliche Basis unserer Profession, sondern auch die Position der Pflege als gleichberechtigte Partnerin im interprofessionellen Austausch.

Wenn es uns gelungen ist, Ihnen neue Perspektiven zu eröffnen, Ihr berufliches Selbstverständnis zu stärken und Ihnen konkrete Hilfestellungen für die Praxis zu geben, dann haben wir unser Ziel erreicht.

Die Autor*innen

Prof. Dr. Birte Berger-Höger, Juniorprofessorin für Pflegewissenschaft, Gesundheits- und Krankenpflegerin, Leitung der Abteilung Pflegewissenschaftliche Evaluations- und Implementierungsforschung, Institut für Public Health und Pflegeforschung, Fachbereich 11 Human- und Gesundheitswissenschaften, Universität Bremen.

Jeanette Finderup, Clinical Nurse Specialist & Associate Professor, Department of Renal Medicine, Aarhus University Hospital & Department of Clinical Medicine, Aarhus University.

Isabel Hamm, wissenschaftliche Mitarbeiterin (M. Sc. Psychologie), Klinik und Poliklinik für Psychosomatik und Psychotherapie, Universitätsklinikum Köln.

Prof. Dr. med. Christoph Heesen, Facharzt für Neurologie, Oberarzt und Leiter der MS-Ambulanz, Kopf- und Neurozentrum, Klinik und Poliklinik für Neurologie, Institut für Neuroimmunologie und Multiple Sklerose, Universitätsklinikum Hamburg-Eppendorf.

Jana Kaden, Master of Public Health, BA Pflegewissenschaft/Pflegemanagement, RN, wissenschaftliche Mitarbeiterin, Institut für Public Health und Pflegeforschung, Fachbereich 11 Human- und Gesundheitswissenschaften, Universität Bremen.

Prof. Dr. Jürgen Kasper, Professor für Gesundheitskommunikation im Institut für Pflegewissenschaften und Gesundheitsförderung, Gesundheitswissenschaftliche Fakultät an der Universität OsloMet.

Julia Lauberger, M. Sc. Gesundheits- und Pflegewissenschaft und Physiotherapeutin (B. Sc.), wissenschaftliche Mitarbeiterin, Institut für Gesundheits- und Pflegewissenschaft, Martin-Luther-Universität Halle-Wittenberg

Gudrun Kemper, Bibliothekarin an einer wissenschaftlichen Bibliothek, engagierte sich über mehr als 20 Jahre in Organisationen der Frauengesundheitsbewegung, Autorin diverser Beiträge zur Versorgung von Frauen mit Brustkrebs in Fachbüchern und Fachzeitschriften.

Dr. Simone Kienlin, fachlich verantwortlich für die Implementierung von SDM, Regionale Gesundheitsbehörde Süd-Ost, Abteilung Medizin und Gesundheitsversorgung, Hamar, Norwegen.

Prof. Dr. Juliane Köberlein-Neu, Professur für Versorgungsforschung und Gesundheitsökonomische Evaluation, Fakultät für Wirtschaftswissenschaft (Schumpeter School of Business and Economics, Bergische Universität Wuppertal).

Prof. Dr. Sascha Köpke, Institutsleitung und Professur für Pflegeforschung, Institut für Pflegewissenschaft, Universität zu Köln, Medizinische Fakultät und Uniklinik Köln.

Kerstin Leurs, Wissenschaftliche Hilfskraft; Bergisches Kompetenzzentrum für Gesundheitsökonomik und Versorgungsforschung, Fakultät für Wirtschaftswissenschaft (Schumpeter School of Business and Economics, Bergische Universität Wuppertal).

Krystina B. Lewis, RN, MN, PhD Associate Professor, School of Nursing, Faculty of Health Sciences, University of Ottawa, Canada.

Prof. Dr. Julia Lühnen, Juniorprofessorin für Pflegewissenschaft, Gesundheits- und Krankenpflegerin, Institut für Klinische Pflegewissenschaft, Charité, Berlin.

Dr. med. univ. Nicole Posch, MPH, Institut für Allgemeinmedizin und evidenzbasierte Versorgungsforschung, Medizinische Universität Graz.

Prof. Dr. Anne Christin Rahn, Professorin für Forschung und Lehre in der Pflege, Institut für Sozialmedizin und Epidemiologie, Universität zu Lübeck.

Prof. Dr. med. Rita Schmutzler, Direktorin des Zentrums Familiärer Brust- und Eierstockkrebs, Uniklinik Köln und Medizinische Fakultät Universität zu Köln und Koordinatorin des Deutschen Konsortiums Familiärer Brust- und Eierstockkrebs, Köln.

Sara Söling, wissenschaftliche Mitarbeiterin, Bergisches Kompetenzzentrum für Gesundheitsökonomik und Versorgungsforschung, Fakultät für Wirtschaftswissenschaft (Schumpeter School of Business and Economics, Bergische Universität Wuppertal).

Dawn Stacey, RN, PhD, FAAN, FCAHS, FCAN, Distinguished University Professor, School of Nursing, University of Ottawa, Senior Scientist, Ottawa Hospital Research Institute, Canada.

Prof. Dr. Anke Steckelberg, Professorin für Gesundheits- und Pflegewissenschaft, Gesundheits- und Krankenpflegerin, Institut für Gesundheits- und Pflegewissenschaft, medizinische Fakultät, Martin-Luther-Universität Halle-Wittenberg.

PD Dr. med. Frank Vitinius, Chefarzt der Abteilung für Psychosomatische Medizin am Robert Bosch Krankenhaus (RBK), Stuttgart und Mitarbeiter der Klinik und Poliklinik für Psychosomatik und Psychotherapie, Universitätsklinikum Köln. Arzt für Innere Medizin, Arzt für Psychotherapeutische Medizin.

Bonnie Wooten, (RN, BA, MPA) SDM Implementation Consultant/Decision Coach, Children's Hospital, London Health Sciences Centre, London, Ontario, Canada.

Stichwortverzeichnis

B

Bedarfsanalyse 135

D

Decisional Conflict Scale 103

E

Empathie 73
Entscheidungshilfe 15, 38, 45, 71, 84, 101, 114, 122, 162, 166, 168
Entscheidungskonflikt 16, 44, 101, 135
Entscheidungstypen 77
Evidenzbasierte Gesundheitsinformation 37, 65
– Gute Praxis Gesundheitsinformation 39
– International Patient Decision Aid Standard instrument 51
– Leitlinie evidenzbasierte Gesundheitsinformation 39
– MAPPinfo 52
Evidenzbasierte Medizin 76

F

Faktenbox 48
Framework for Decision Coach-Mediated Shared Decision Making 21

G

Gesprächsführungstechnik 97
– Aktives Zuhören 97
– Fragetypen 98
– Spiegeln 99
– Teach Back 98

I

Informationsbedarfe 42, 163–165
Informationsvermittlung 70
Informierte Entscheidung 16, 37, 44, 60, 81, 92, 122, 127, 128, 132, 161
Interprofessional Shared Decision-Making Model 21

K

Komplexe Intervention 42, 147

M

Metakommunikation 69

N

Nephrologie 147
Neurologie 161
Nicht-direktive Beratung 60, 73, 138
Nutzen und Schaden 45, 65

O

Onkologie 121
Ottawa Decision Support Framework 20, 101, 135, 150
Ottawa Personal Decision Guide 72, 84, 86, 154

P

Pädiatrie 132
Patient*innenrelevanter Ergebnisparameter 38
Präferenz 43, 122
Präferenzklärung 66

R

Randomisiert kontrollierte Studie   22, 24, 124, 127
Risikokommunikation
- Absolute Risikomaße   47
- Bezugsgröße   48
- Numerische Angaben   46
- Relative Risikomaße   47
- Verbale Deskriptoren   46

S

Shared Decision Making   15, 62, 133
- Abwägen   66
- Alternativen   65
- Entscheiden   67
- Problemdefinition   62
- Schlüsselbotschaft   63
- Vereinbarungen   68

System Support Mapping   112
Systematische Übersichtsarbeit   39, 44, 46, 49, 51, 143

V

Value Clarification Tool   38, 49, 82
Verständnis, gegenseitiges   70